妊娠中の運動ハンドブック

ジェームズ・クラップ＊著
目崎 登＊監訳

大修館書店

Exercising
Through
Your
Pregnancy

by James F. Clapp III, MD

●
Exercising Through Your Pregnancy
by
James F. Clapp III, MD
●
Copyright © 1998 by James F. Clapp III
Japanese translation rights arranged with Human Kinetics Publishers, Inc.
through Japan UNI Agency, Inc.,Tokyo.

はじめに

　私は，科学的な調査にアプローチする時，型破りな方法を用いたいという好奇心を持っています。コントロールされた環境のもとで1つの変数をとりあげて調査するよりも，むしろ，環境全体のもとで調査すること，そしてその環境のもとで発生する複雑な相互作用を調査し，そこに生じる現象を観察するのが好きです。妊娠時の運動を調査するに当たってもこの調査方式を用い，予測した以上のさまざまな結果を得ました。そこには妊婦や出生児の健康に関わる情報が広範囲に含まれており，そうした情報を妊婦，褥婦，ヘルスケアやフィットネスに関わる人々に伝えることが大切だと考えます。

　本書は，妊娠前，妊娠中，そして出産後も規則的に運動を続けた250名余のグループと，妊娠してから体系的な運動のいくつかを始めた50名余の女性グループに関して私が直接調査，入手したデータについて詳しく述べています。これらの調査は，妊娠前，妊娠中，出産後に規則的な運動を実施した時に，その運動が及ぼすさまざまな影響に焦点をあてた，広範囲で綿密な調査に基づいており，女性および彼女達の運動を指導したり，医療を担当する人々が大きな関心をよせています。調査はこれらの健康な女性が妊娠前，妊娠中，出産後に行なったこと，そしてそのことが，彼女自身およびその妊娠にどのような影響を及ぼしたか，また出生児については出生～5歳までにどのような影響があったのかについて詳述しました。その結果，この調査は女性が妊娠を予定する数カ月間，妊娠中のさまざまな期間，さらに授乳期間などにおいて，規則的な運動による健康管理を開始，継続，あるいは中止した時にその運動自体あるいは出産の過程に及ぼす影響について総合的な情報を提供しています。

　これらの調査結果は，妊娠中に運動することに関して言い古された多くの通念や懸念に大きな疑問を提示しています。また，運動，健康，フィットネスや妊娠の経過，出産が相互に作用し合っている状態について新しい考え方を示しました。これまでは，例えば，活発な女性の多くが規則的に運動していると妊娠しにくくなる恐れがあり，また，流早産や未熟児出産の原因になると忠告されてきました。同様に，医療の専門家の多くは，妊娠後期と分娩後数週間に運動量の多い激しい運動をすることは靭帯や結合織に損傷を与える恐れがあり，それが結合織の安定性，腹筋の動き，膀胱の調整，生殖機能などの慢性的障害

の原因になると信じています．しかし，今回の調査では，現時点で，これらの懸念や他の領域で心配されていることの大部分を否定しています．

　本書は，活発で健康な女性が受胎，妊娠，授乳の各時期に適した運動を計画的に行なうために，規則的な運動が受胎～出産にいたる過程に及ぼす影響を理解するのに必要な知識を提供しています．そればかりでなく，活動的な女性，また彼女たちに深く関与している医療やフィットネスの専門家たち——運動選手のトレーナー，コーチ，フィットネス・インストラクター，看護婦，助産婦，医師，ヘルス・クラブの職員，運動選手の治療専門家，栄養学者など——に対しても有意義な情報を提供しています．本書は，これらの専門家が活発な女性のさまざまなグループに対してどのような運動を指示し，その運動をいかに指導するかを考える時に，また妊婦の診察をする時に，合理的，客観的，個々に即した対応ができるような指導書となっています．また本書は，受胎，妊娠，出産，授乳の各時期に継続的な激しい運動をすることをめぐって，今日までに展開された論争と現在も行われている論議を詳しく考察しました．その結果，妊娠中の運動が母体とその子に与える影響について心配している未来の父親や祖父母を含めた家族にとっても価値ある情報を提供しています．

　本書は三部に分かれ，従来からの通念や懸念について述べ，それらとは明確に切り離して新たな事実に基づく重要な基礎的知識を示しました．さらに，運動処方に焦点を当てた一項目を設けました．第Ⅰ部では，運動や出産をめぐる心配ごとについての情報，そして運動が排卵，妊娠，授乳，産後の回復に及ぼす興味深い相互作用について述べます．第Ⅱ部では，運動が妊孕性，流産，先天性障害，その他の胎児発育異常，分娩，母体，産後の回復，授乳，出生児の成長と幼児期までの発達におよぼす影響について詳述しました．第Ⅲ部では，第Ⅰ部と第Ⅱ部に示された情報をもとに，妊婦がすべてを考慮した上で自分に適した運動プログラムを組み立てるに際し，具体的にどのように進めていけばよいのかを考えるための原則を，分娩にいたるまでの各時期に応じた指導を含め，医療やフィットネスの専門家に私が推奨する処方として定型化しました．

　また本書では，女性と健康のためのフィットネスを指導する専門家を対象に，多種多様なレベル・形式の運動が妊娠から出産までの様々な状況といかに相互に作用しあうかについて，実用的な知識と健康的な生活への展望をあわせて提示しています．ここでは運動する女性を3つのグループ——初心者，レクリエ

ーションとして運動をする人（週3回〜7回，20分〜60分の適度な運動をする人），運動競技者（週8回〜14回，様々な強度の運動を規則的に行なう人）――に分けました。日課として運動を精力的に継続していなくても，時々散歩や庭仕事をしたり，あるいはテニス，ラケットボール，ゴルフなどをする活動的な女性についても詳述しました。本調査では女性が妊娠中期または後期に運動を止めたり中断した時にどうなるかについての実験も紹介・分析しています。

　本書は，女性が適切な運動を実施し，女性の健康およびフィットネス専門家がそれを適切に指導していくための基本的考えと，その運動に必要な器具をいかに組み合わせるかについて考える時に役立つことでしょう。私がここで「適切な」というのは，ある女性が彼女自身の必要性に応じた運動を妊娠期間の全過程（妊娠前，妊娠初期，中期，後期，産後6週間，授乳期）を通じて安全に行なうことを意味しています。第Ⅰ部と第Ⅱ部は，女性と女性の医療およびフィットネスに携わる人々が，ここに示された新たな情報を検討し，自分たちの妊娠期間中にどのように運動を行なっていくかを考える時，具体的に活用できるような基本概念を提示しています。また本書は，読者である活動的な女性と医療関係者がお互いに理解しやすく，そしてより積極的に協力しあえるような情報を提供しています。

　最後に，本書の主題について学び，理解することによって，女性たちが妊娠期間中に継続して規則的に運動することを恐れたり，悪いことであるとの意識を持つことなく，自信をもって運動を行なうようになることを希望しています。

　私は本書を，特に医師や研究者を対象に著したわけではありませんが，読者の関心に応じられるように広範囲の参考文献を付けました。しかし，慢性疾患を持っている女性が行なう妊娠中の運動の意義については，現時点では不明な点が多いので詳細に述べることを意図的に行なっていません。運動処方について述べた章（第Ⅲ部）では，3グループ（初心者，レクリエーションとして運動をする人，運動競技者）すべての健常者である女性に対する運動の禁忌について詳述しましたが，慢性疾患のある女性に対する指示は示しませんでした。また，急病の時の対処法についても述べていません。どちらの場合も通常では必要ない詳細な医療，医学上の検討が必要です。何らかの症状がある女性は規則的な運動を開始，継続する前に主治医または産科医に相談していただきたいと思います。

監訳者まえがき

　本書の著者ジェームズ・クラップ博士は産科婦人科学の教授で、当然の如く、女性の身体的特徴や生殖生理機能、とくに妊娠・分娩による母体の変化や胎児の生理機能について精通しています。博士は、このような経歴を背景として、1980年代初頭から「妊娠とスポーツ」に関する調査・研究を継続して行なっていますが、本書は、その長い研究成果の集大成として執筆されたものです。

　本書は、女性が妊娠を予定する数カ月間、妊娠中の様々な時期、さらに授乳期などにおいて、規則的な運動による健康管理を開始、継続、あるいは中止した時に、その運動自体あるいは出産の経過に及ぼす影響などについて総合的な情報を提供しています。すなわち、運動を実践する女性ばかりでなく、医師や看護職員などの医療従事者、フィットネス・インストラクター、スポーツ選手のサポート・スタッフにも大いに役立つことでしょう。

　本書は3部から構成されており、第Ⅰ部では運動や出産をめぐる心配事についての情報、第Ⅱ部では運動が妊孕性や妊娠経過、出産や授乳、さらに児の発育に及ぼす影響についての情報、第Ⅲ部では妊婦が運動プログラムを作成するに際して考慮するべき原則、について解説しています。なお、その内容の一部は、わが国における妊婦スポーツに対する考え方とは多少異なる見解もありますが、読者にとって有益な情報を提供していると思います。

　翻訳にあたっては、産婦人科医を中心に組織されている「女性スポーツ医学研究会」の役員が分担して行ないました。スポーツを愛し、また理解する産婦人科医が、一般の方々にもわかりやすい翻訳を心がけています。スポーツを行なう女性（妊婦）、およびその指導にたずさわる方々など、多くの方々のお役に立つことと思います。

2000年6月吉日

目崎　登
筑波大学体育科学系

妊娠中の運動ハンドブック・目次

はじめに　1
監訳者まえがき　4

第Ⅰ部　妊娠中に運動するのはなぜ？──────11

第1章　運動と妊娠をめぐる論点を明確にする
初期の研究　14
妊娠中に運動することについての見解　16
論争の起源　20
理論上の論点　23
研究への刺激　25
まとめ　26

第2章　妊娠中に運動することの利点について
心臓と循環器系　30
肺と胎盤のガス交換　39
体温と発汗　45
代謝とホルモンに対する反応　48
筋肉、靭帯そして骨の適応　52
まとめ　55

第Ⅱ部　運動はいかに母親と子どもに役立つか─57

第3章　運動、妊孕性および妊娠初期
まぎらわしい点　60
妊孕性（妊娠する能力）の問題　62
規則的に運動する女性の妊孕性　63
運動しない女性の妊孕性　66

妊娠初期の問題　67
流産や先天的欠陥　67
子宮外妊娠と他の胎盤に関する問題　68
まとめ　69

第4章　運動、早産と胎児──胎盤の発達
肉体的ストレス、胎児発育と妊娠の期間　72
規則的な運動と早産　75
運動の内容　75
研究結果　76
妊娠中にフィットネスプログラムを開始する　78
胎児発育に及ぼす規則的な運動の効果　79
規則的な運動はどのように胎盤の発育に影響するか　83
まとめ　83

第5章　運動、母乳哺育と乳児発育
運動は母乳産生にどのように影響するか　88
母乳哺育中の母体の体重減少　92
母乳哺育と乳児発育　94
授乳中の運動が乳児発育に及ぼす影響　95
まとめ　96

第6章　定期的な運動の母親にとっての有益性
母体体重増加の減少と脂肪蓄積の減少　100
母体の不快感と傷害の減少　106
陣痛や分娩における有益性　111
潜在的な妊娠合併症に対する影響　114
母体の体力と身体能力　115
微妙な有益性　117
肯定的態度　117
免疫機能　121

エネルギーレベル　121
長期的な結果　122
体力　123
体重と身体組成　124
機能状態　124
まとめ　125

第7章　母親の運動が子どもに与える有益性
母親の運動に対する胎児の反応　129
胎児心拍数の反応　129
ストレスの安全限界の決定　132
反応の解釈　134
分娩中の胎児の状態　135
新生児の状態　137
なぜ母親の運動は子どもにとって有益となるのか　139
長期的な結果　141
　1歳児　142
　5歳児　142
まとめ　144

第Ⅲ部　運動処方と管理────145

第8章　運動処方の原則
誰に運動処方が必要か？　149
運動の適量　151
妊娠時期と運動　152
運動の種類　153
運動頻度、時間、強度　154
適切な範囲と量に依存した効果　156
運動量を減らすべき場合　156
運動量を増やすべき場合　158

運動プログラム作成のためのガイドライン　158
伝統的に規定されたガイドライン　159
自由で現実的なアプローチ　160
伝統的なアプローチと自由なアプローチの比較　166
行なって良いこと、行なってはいけないこと　168
運動の禁忌　172
まとめ　174

第9章　妊娠前ならびに妊娠早期
妊娠継続のための4大要素　178
妊娠前の生理学的機能　181
妊娠初期における生理学的機能　182
運動の禁忌　182
運動開始　183
レクリエーションとして運動をする人　192
競技選手　198
運動する女性に必要なその他の事項　211
まとめ　212

第10章　妊娠中期～後期
妊娠中期の生理学的機能　214
妊娠後期の生理学的機能　215
運動の禁忌　216
運動処方　220
トレーニング計画の変更　227
快適性　228
安全面での考察　231
競争　232
まとめ　233

第11章　出産後
出産後の運動と乳汁分泌の生理的変化　236
出産後運動能力の自発的パターン　237
産後6週間　239
運動の禁忌　245
6週間以降　246
6週間以降の運動の禁忌　252
まとめ　253

あとがき　254

索引　255

参考文献　259

装丁：中村友和（ROVARIS）
カバー写真：キーストン通信社（KEYPHOTOS）

第Ⅰ部　妊娠中に運動するのはなぜ？

　学問としてある分野の研究をする時には，その起源から始めるのが賢明です。そうすることによってその学問についての考え方の展開をたどることができ，解明されたこと，不明なこと，重要なこと，そしてなぜそれが重要かということが理解できるからです。この第Ⅰ部では，活動的な女性と女性の健康とフィットネスに関わる専門家に対してこのことを明らかにしました。ここでは妊娠中の運動を扱った研究を歴史に基づいて概観しながら，第Ⅱ部と第Ⅲ部への導入となるように妊娠中の運動に関する生物学的および生理学的に重要な知識を解説しました。第1章では，妊娠中の運動に関する以下の相反する2つの主張の根拠と展開をたどります。

１．妊娠中の運動は母親と児にあまり良くないと思われる。
２．妊娠中の運動は母親と児にとても良いと思われる。

　第1の意見は児の祖母や医師が主張することが多く，妊娠中の女性が運動することを止めたり，制限しがちな姿勢をとります。第2の意見は，自分自身が妊娠している時にあまり制限せずに自由に運動しようとする，生まれつき活動的な女性が主張することが多いようです。運動が妊娠に及ぼす影響について，私が真剣に研究することになったきっかけは，これら2つの主張の明らかな対立でした。第2章では女性が妊娠している時に，あるいは運動している時に種々の組織に生じる生理的な変化の基本について詳述しました。さらに，運動によって生じた変化がなぜ妊娠に有益であるのか，そしてその逆の場合についても論じました。この章で得られる結論は，第Ⅱ部で提示された調査結果とともに，第Ⅲ部で論じられる運動処方を指示する時の基本となっています。

第 1 章

運動と妊娠をめぐる論点を明確にする

1970年代初期のことですが，ヴァーモント大学の広報課から，妊娠初期に登山をすると母体と胎児にどのような影響があるかと地方在住の医師が問い合わせてきたので連絡をとってほしい旨依頼されたことがあります。空気が希薄になって酸素が減少することが胎児の奇形を誘発しないか，登山によって多くのエネルギーを費やすことが子宮への血流量を減少させ，それが流産の原因となることはないか，また登山の装備で身体を圧迫することも流産の原因となるのではないか，などの疑問に答えてほしいというのです。

　これらの質問に即答することはできませんでしたので，すぐに図書館に行きましたが，そこでも解答は得られないことが判明しました。それどころか，妊娠中に種々の運動をレクリエーションとして行なうことは心配ないのかという素朴な疑問の解答すら見出せませんでした。オリンピック級あるいは国代表クラスの女性アスリートが妊娠中に運動したという2，3の事例報告があるだけで，彼女たちの出生児についての記録はなく，もう一件，高度1600m以上の地域に生活する女性の出生児はいくぶん小さくなるという報告があるのみでした。そしてやはり，妊娠と出産を扱った書物の多くは，妊娠中は節制すべき時期であり，女性は妊娠中に新たな運動を始めたり肉体的に困難なことに挑戦すべきではないという見解を表明していました。

初期の研究

　激しい運動が母体や胎児に及ぼす影響についての情報がなぜ乏しいのでしょうか？　われわれが何らかの解答を必要としているのは明白でした。そこで，私は生理学研究室に行き，母親が行なう激しい運動が胎児に対して悪影響を与える恐れがあるかをどうかを測定する実験を開始したのです。以後，数カ月にわたって出産間近の羊のグループをトレッドミル上で運動させ，激しい運動に対する母獣と胎仔の反応を観察しました（1976年）。

　私は最初の実験の始まりを決して忘れないでしょう。雌羊をトレッドミル上の板囲いの中に静かに立たせて測定を開始すると，雌羊は3％の勾配を1時間に1マイルの速度でゆっくりと歩きはじめました。しかし，雌羊の心拍，血圧，呼吸，胎盤および胎児への血流速度には全く何の変化も生じなかったのです。私が速度を倍にすると雌羊は囲い越しに私の方を穏やかに見ただけでした。さらに速度と勾配を上げていきましたが，依然として何の変化もありませんでし

た。聞こえるのはトレッドミルの回転音と雌羊の反芻する音だけです。雌羊は呼吸を荒げることもありません。何か間違っているに違いない。私は立ち上がって，囲い越しにトレッドミルのベルトを見ました。ベルトはかなり早く動いていましたが，雌羊は動いていませんでした。雌羊は，割れた蹄の先でバランスをとり，トレッドミルの床板の5ミリしかないせまい縁に跨っていたのです。

そこで，雌羊が裏をかくことがないように囲いを作りなおしたところ，羊のような穏やかな動物の場合，激しい運動をすると母体の体温がかなり高いレベルまで急速に上昇し，胎盤や胎仔への血液の流れは50％以上も減少することが判明しました (Clapp 1980)。この2つの現象は激しく，有害だと思われましたが，胎内の子羊は母獣が運動している1時間の間巧く順応し，子羊も胎盤も過酷な条件のもとでも調整できることを示しました。羊が人間と異なることは明らかですが，これらの2つのデータはともに（乏しい資料ではありますが）人間に対して行われた実験データと合致し，それを再確認するものであったため，私は関心を他の方向に移しました。

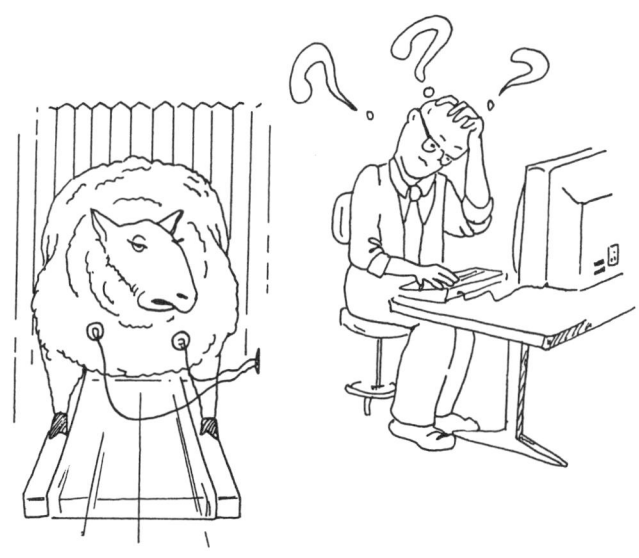

最初の実験──羊に裏をかかれる！

> 初期の動物実験は，妊娠後期の胎仔は運動によって生じる体温や循環系の変化のストレスに十分耐えられることを実証した。

　その数年後，同様の関心をもった他の研究者が妊娠中の雌羊を用いて，さらに詳細な実験を行ないました（Lotgering, Gilbert, and Longo 1983a, 1983b）。彼らは妊娠の時期を変えたり，負荷を様々に変えたりして雌羊に運動させ，これによって生じた母体血液量の減少——それは通常，胎盤や胎仔への血流量を著しく減少させ，胎仔の体温を低下させる——を含めて，他の機能についての測定も加えました。

　その結果，私の実験と同様に血流量の変化は大きく，悪影響を与えると思われましたが，雌羊が出産間際に許容される最大運動量においてさえ，胎内の子羊は明らかな仮死徴候を示しませんでした。他の研究所でも同じ動物モデルを用いて急激な運動に対する心血管系とホルモンの反応についていくつか測定を追加して実験しましたが，同様な結果が出ました。10年後にこれらの実験と他の実験からのデータを総合して二編の科学評論が出版され（Clapp 1987 ; Lotgering, Gilbert, and Longo 1985），以下の3つの結論に達しました。

1．動物実験では，妊娠中の母親が急激な運動をした時，母体の生理機能に激しい変化が生じるが，妊娠後期の胎仔に悪影響をもたらすことはない。
2．ヒトの場合，母親の運動が胎児に与える影響についてわかっていることはほとんどない。ヒトと動物では生物学上の種が異なり，体型（四つ足動物と二足動物），体温調節（呼吸による熱発散と発汗），胎盤のタイプと機能，心血管系の反応も異なることから，母親の運動と胎児の関係も動物とは違うと思われる。
3．大きな動物による実験結果は追試により確認されているが，妊娠中の運動が母親と胎児に安全なのかという多くの疑問に答えるためには，ヒトについての研究が必要である。

妊娠中に運動することについての見解

　今日にいたるまで，規則的に運動することに対する女性の関心が急速に高まった結果，生活上欠かせないものとしてレクリエーション的な運動をする女性

が増えてきました．レクリエーション的運動の様々な形態に関心が広まり，私が住む地域でも1980年代初期にはその関心が爆発的に高まりました．妊娠中に運動することへの問い合わせや心配が絶えることなく増加しつづけ，それらに答えること，あるいは少なくとも信頼できるガイダンスを示す責任が大きくなったのです．医師やヘルスケアに携わる人々は患者に何か具体的なことを告げなければならなくなる一方，活動的な女性は明快な解答を要求しました．明快な解答を示すための過程から，必然的にお互い異なる2つの学派が生まれました．あいにく両派とも科学的な実験による根拠はありませんでしたが，それぞれの主張は理論，推論，逸話風な体験に基づいていました．

　40歳以上の人々および医療関係者の多くはどちらかといえば保守的な，もしくはリスクゼロ（安全第一）の意見を持っていました．彼らの見解は，ACOG（America College of Obstetricians and Gynecologists）によって妊娠時の運動への禁忌とガイドラインとして1985年に出版されたものと，妊娠時の運動を明確に扱った最初の著書（Atral and Wiswell 1986）に表明されました．どちらも母体と胎児への害を理論的見地から述べ，活動的な女性に対して母体と胎児への危険性を最小限にするために妊娠中は運動の種類，期間，程度を厳重に制限するように忠告しました．分娩に関する医療を担当する国の機関がこの見解を支持したことから，それが医師に具体的なガイドラインを与えたことになり，ただちに医療上の基準となりました．このガイドラインは最近改訂され，制約が多少ゆるめられました（ACOG 1994）が，その原理と実際的な面においては基本的に変化していないようです（Atral 1996; Atral and Buckenmeyer 1995）．第8章には，運動に対する禁忌と危険な徴候のリストとともに，これらの伝統的で保守的なガイドラインの概要が述べられています．

　これに反し，より自由な見解は妊娠中も活発な運動を続け，何も問題がなかったことを体験している活動的な女性の多くに支持されました．彼女たちは，保守的で忌避的な態度は歴史的事実に基づいていないと反論し，保守派の人々が勧めた運動よりかなり激しい運動を規則的に続けましたが，害はなく，むしろ妊娠合併症が緩和され，安定した状態になり，陣痛も短縮されて，正常な妊娠をした人々の多くが産後の回復も早かったと主張しました．

　新しい情報が提供されることなく，これら対立する2つの意見が展開されたことで，この問題に関心のある多くの人々が2つの見解のどちらかをとらなけ

ればならなかったことが推測できます。しかし，それでは解決にならなかったのです。むしろ，妊娠を予定している活動的な女性にとっては，かえって矛盾が大きくなり，表面には出ない不安も増してしまいました。彼女たちは一方では自分がしている運動を何ら制限を加えずに続けても，妊娠に悪影響を及ぼすことはないと信じたかったのですが，反面，本当に安全なのか半信半疑でしたし，また，周囲の多くの人々——母親，義母，友人，隣人，そして肉屋さんや八百屋さんの店員さえも——が善意から心配する声で，この疑問は増強されていました。時が過ぎ，多くの新情報がでてきましたが，確信を持つにはまだ充分ではありませんでした（本書の報告がその役を果たすのを望む次第です）。

以下は現在出ている疑問，不安，心配のいくつかを列挙したものですが，本書の後半でその解答を提示してあります。

—動きの激しい（ハイインパクトの）エアロビクスや水泳のフリップターンは胎児に臍帯が巻き付く（臍帯巻絡）原因となるか。
—妊娠初期に走ったり，ジャンプを繰り返したりした時に，その振動で妊卵が子宮壁から剥離することはないか。
—運動が分娩予定日前に破水を引き起こさないか（運動が前期破水の原因とならないか）。
—その他のことによっても胎児が損なわれることがあるか。
—骨盤の筋肉が硬くなることによって分娩時のいきみ時間が長くなり，鉗子分娩を必要とする事態が生じないか。
—激しい運動が原因で母乳の酸味が強くなったり，母乳が出なくなることがあるか。
—産後1，2週間で運動を再開すると腹壁を損傷したり，膀胱，腟，子宮の支持組織を傷つけたりしないか。

私は，臨床医や開業医の立場にある人にとって人生は必ずしも楽なことばかりではないことを指摘しなければなりません。実際に，医師や助産婦は同じ矛盾に直面し，同じように明確に答えられない疑問を持っています。しかも，ACOGが示した基準を超えた運動を許可し，その後妊娠中に母親か胎児のいずれかに害が生じた場合，彼らはその障害が運動に関係したものであるかどう

第 1 章 運動と妊娠をめぐる論点を明確にする　19

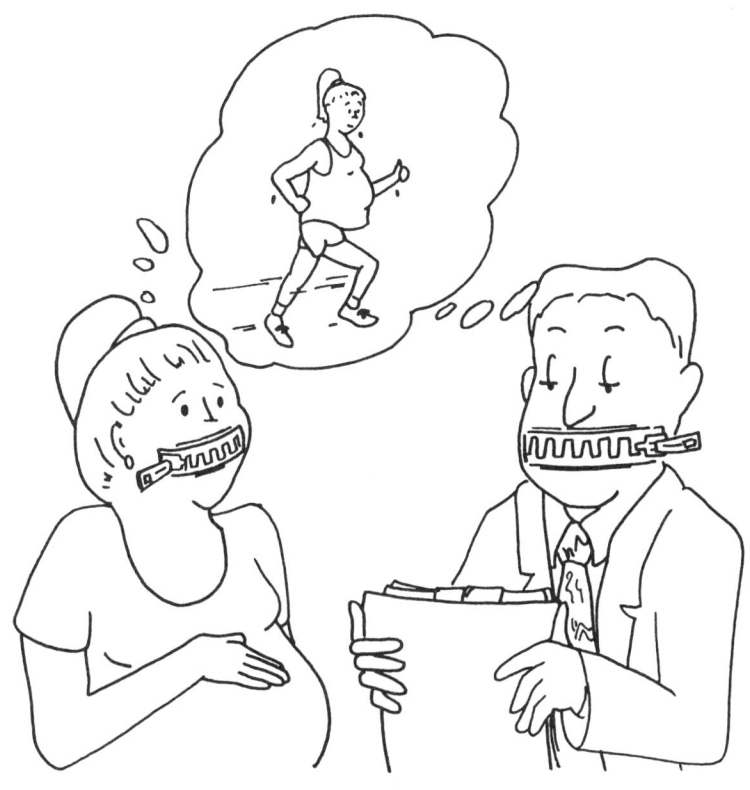

質問するな、伝えるな

かという訴訟問題も抱えることになります。

　読者も推察できるように，このことは活動的な女性と彼女の医療を担当する人間（主治医）との間に，あまり理想的とはいえない関係を作ることになりました。1984年にわれわれの研究所の実習生が，両者の断絶がいかに深刻であるかを示しました（Clapp and Dickstein 1984）。妊娠時の診察を3カ月以上継続して受診したすべての女性を対象に妊娠中に2回面接し，出産後に彼女たちのカルテを検討した結果，妊娠中に週3回あるいはそれ以上運動している女性96名のうち，その担当医8名の誰かと運動について話し合った女性は1人もいなかったのです。そして，医師も誰1人として妊娠中の運動について質問しませんでした。矛盾に対する懸念から，双方とも妊娠時の運動に関して「質問す

るな，伝えるな」という態度をとっていたことは明白です。

論争の起源

私はしばしば直面する問題の現状はどうあるべきかと自問することがあります。運動の有用性についてはいろいろいわれています。歴史的にみても，健康な女性は受胎，妊娠，出産，授乳の時期を通じて，激しい肉体労働をかなり長時間規則的に行ない，特に悪い結果が出るということはありませんでした。哺乳類についても，一般に同様のことがいわれてきました。雌のトラは獲物をあさり，リスは駆け回ったり木に登ったり，鯨は泳いだり潜ったりします。それならば，日常生活の一部として精力的に運動している女性が，妊娠中や授乳期に運動したりトレーニングしたりしようとすると，なぜ大騒ぎになるのでしょうか。答えは社会的側面と生物学的側面から考えられます。

・社会的側面

女性が妊娠中に運動することに対する騒がしい論議や回避的な態度は，未知のリスクに対する伝統的で一般的な反応です。この場合は，運動が妊娠そのものあるいは母体を損傷するという潜在的な恐れを反映しています。馬鹿げているように思えるかもしれませんが，未知なことは避けたいという反応は医学思想および社会思想の双方に深く定着しています。

> 未知のリスクに対する伝統的なアプローチは回避である。

関心があるすべての人々にとって論理はこのような具合に展開します。最初は医学的に根拠のない雑談から始まります。例えば，不妊治療の専門家がある会議で不妊のために診察した多くの女性は運動もしていると発言します。そして，彼女は結論を推測し，それを広く一般に適用するのです（すなわち，規則的に運動している女性の多くは妊娠したい時に妊娠しにくい心配がある）。実際は，規則的に運動する女性が運動しない女性よりも不妊の心配が多いかどうかは誰にもわかりません。同様に普段から精力的に運動をしている人の多くは，女性ランナー，エアロビクスをする人，水泳をする人，ウエイトトレーナーの知り合いがおり，そのなかで流産した人のことも知っています。そのことを誰

も話題にしないにもかかわらず，当の女性を含めて，誰もが激しい運動のために流産したのかもしれないと推察するのです。

しかし，実際流産はしばしばおきることです（少なくとも妊娠5回に1回は流産する）。そして，運動する女性が流産する頻度が高いかどうかは誰にもわかりません。にもかかわらず，女性や開業医の多くは因果関係があると確信し，運動を制限します。

どうしてこの騒ぎがいっそう複雑になるかといえば，それが多くのグループ内で様々な理由から考え出された安全性に関する回避的な態度をも反映しているからです。例をあげれば，毎日誰かが私たちをとりまく環境のなかから，または日常生活に取り入れている物のなかに，われわれの幸せを脅かす新たな物事を見つけたり，あるいは専門家のグループがそのことを出版したりしています。彼らはさまざまなリスクを減らすために，行なうべき最善のこと，してはならないこと，食べるべきもの，食べてはいけないものについていつもわれわれに忠告し，実際，多くのことが最終的には法律で規制されることになります（パッケージの内容表示，シートベルト，ヘルメット，幼児を自転車に乗せる時の規制，等々）。彼らの心配は純粋であり，その忠告は善意から出たもので，しばしば人の命を救う役割を果たしています。

しかし，それらは人生のあらゆる場面で「注意しろ！」という見えないメッセージを送っていることを意味しています。自分を脅かすものはできる限り避けなさい，そうすれば健康で長生きできるというわけです。その結果，多くの人がボトル入りの飲料水を飲み，あらゆる刺激物を避け，空気清浄器を備え付け，できる限りストレスを避けるというご時世になりました。同様の回避的な哲学が医療や産科診療における予防医学面の中心テーマになってきています。

それに加えて，女性の運動，特に妊娠中と授乳期の運動に対する姿勢には世代間のギャップがあります。そのため，この分野の公衆衛生政策が進歩していません。規則的に運動することは健康全般に望ましいことであり，公衆衛生では2000年までに年齢を問わず全女性の90％あるいはそれ以上の女性がレクリエーションとして規則的に運動するようになることを目標にしていますが，政策担当者の大多数は妊娠している女性や授乳中の女性を一般女性とは異なる扱いをしています。例えば，助成金交付の現場視察のさいに，妊娠期間を通じて規則的な運動をしていたグループの妊娠経過と出産について慎重に集めた予備的

データを発表すると，政府の現場視察チームは研究プロジェクトの倫理的問題点を持ち出しました。資料は反対のことを提示したにもかかわらず，彼らは妊娠中の激しい運動は害があるかもしれないと考え，私が特別なことを行なったに違いないとして，倫理的見地から研究の継続は許されるべきではないとしました。それは1980年代半ばのことでしたが，今日でも似たような意見をしばしば耳にします。

・**生物学的側面**

さまざまな論争が生物学的な見地から問題になった発端は，おそらく未来の母親がしたりしなかったりする種々のことが，短期的あるいは長期的に妊娠に影響を及ぼすという否定できない事実があったからです。これは1950年代にDES (diethylstilbestrol) 物語から始まりました。人々は妊娠初期の出血にDESを使用したホルモン治療を行なうと出生児の生殖器奇形の発生率が高く，それは後々，生殖障害や発癌の危険性を高めるということを知って衝撃を受けました。その後，1960年代に海外で一般に処方されている鎮静剤サリドマイドの服用が，心臓や手足の発達に様々な障害の原因となるという報告が発表されました。そして喫煙，飲酒，薬物中毒，栄養不足，等々の害が次々に報告されました。その結果，1970年代後半から1980年代初めになると，女性もその医療関係者もともに「妊娠は正常な生活のなかの一現象である」という観点から，「妊娠は危険である」という見解に移行しはじめたのです。実際，西欧化した社会に暮らす女性たちの多くが，日常生活で普通にしていることや食べているものが，妊娠中も確実に安全であるかどうか心配しています。

> 妊娠中に運動することの懸念は，女性がしたことやしなかった種々のことが出生児に影響を及ぼすことが明らかになった時に増大した。

この見解は，規則的に（週3回以上）1〜2種目以上の運動を持続的に（1回20分以上）激しく（最大運動強度の55％以上）行なうような女性に心理的に強く作用しました。なぜなら，動物実験や男性による実験の結果はともに，このような運動は胎児に害を与える恐れがあることを示唆していたからです。例をあげれば，激しい運動をある時間行なうとその間，男性の体内の器官への血

流量は少なくとも50％減少し，体温はしばしば1.50℃以上高まることが観察されました（Grimby 1965; Rowell 1974; Saltin and Hermansen 1966; Snellen 1969）。また，動物実験では，妊娠後期を通じ，子宮への血流量が極端に減少した時には胎児の発育率が低下しました。さらに，妊娠初期に非常に長い間高熱を持続すると先天性奇形の発生率が増加しました。これらのデータに対して2つの素朴な疑問が持ち上がりました：

—運動中に子宮への血流量が減少するのは一過性のものであるが，それが胎児の発育を遅らせたり，酸素の供給を制限するのか？
—母体の体温が短時間高まることが胎児の奇形を引き起こすのか？

しかし，ごく最近別の研究から新たな疑問が持ち上がりました。その研究結果から，妊娠中，職場での労働による過度の肉体疲労が，未熟児の出産を含めて，妊娠の合併症の発生率が高まることと関連があると示唆されたのです（Clapp 1996c; Luke et al. 1995; Mamelle, Laumon, and Lazar 1984）。そして，多くの人々が「なぜ妊娠中に行なう運動による肉体的疲労が同じ影響を及ぼさないのか？」と推論しました。

同様に，自動車事故のデータから，急激な減速による衝撃または腹部に直接強い衝撃を受けることで，胎児と胎盤に直接損傷を与えることが判明しました。運動中の突然の動きや思いがけない転倒によって受ける強い衝撃が同じ害を与えないとなぜいえるのか？ 最後に，母親自身はどうなのか？ よく知られている妊娠にともなう体重，体型，重心の変化や骨盤の靭帯の弛緩などが，母体へのリスクを高めないか？（Sherer and Schenker 1989）——などといった疑問が新たに持ち上がってきました。

理論上の論点

私が〝連想による罪〟と称するこのタイプの情報とそれがもたらす疑問は，妊娠中の規則的な運動によって様々な分野で起こるかもしれない理論上（考えられる）の問題リストを増加させることになりました。残念ながら，善意の人々は運動から生じた変化の全てを（現在では心配しすぎとみえることも），そのリストにのせてしまうことになったのです。まもなく，そのリストの一部は常

識になりましたが，ほとんどのことは医学やスポーツ科学の世界では根拠のない「知識」となりました。幸いなことに，そのリストは，人々の興味を引く多くのことがらについて，事実関係を明確にする触媒作用を果たしました。すなわち，このリストに掲載された多種多様なことがらに疑問が出てくることによって調査が促され，それによって事実に基づく知識を得て，懸案事項を解決することができたのです。

運動と生殖の分野におけるリストは長いものでした。実際，生殖に関する全ての周期を検討すると，理論上，運動が引き起こしたり，増強したりするかもしれない臨床的障害はその重要な局面で1つ1つに関連づけられました (Clapp 1994a)。

たとえば，規則的な運動が受胎を妨げるという領域は広いものでした。第一に運動中の体温上昇は，男性の精巣の温度を上昇させ，発育途上の精子を弱めてしまうかもしれませんでしたが，女性の卵子にも同様のことがいえたかもしれません。第二に，国内級あるいは国際級の女性運動選手の多くが，大きな競技会のための練習によるストレスで，排卵や月経が長期間停止してしまうことは明白でした。このことはずっと低いレベルでレクリエーションとして運動している女性にも起こったかもしれません。第三に，卵巣の機能やホルモンのレベルでのそれほど重大ではない障害が，子宮の感受性に変化を与え，受精卵が子宮壁に正常に着床するのを妨害したかもしれません。

妊娠後期の女性にとっては，運動をしないという明白な理由を列挙したさらに長いリストがありました。運動と関係があるかもしれない臨床的問題点のなかには背中の痛み，膀胱のコントロール障害，腹壁ヘルニア，早産，前期破水 (PROM)，感染症，胎児の発育不良，脳障害を伴う乳児の酸素欠乏，難産，臍帯が胎児に巻き付くこと，胎児仮死（胎児ジストレス），新生児期の呼吸障害，体温調節障害，代謝障害があげられていました。

一般に，運動によって促進されたり悪化したりすると考えられる臨床的な障害は，出産直後では，まず産婦の障害だと考えられていました。それらの障害には出血多量，貧血，疲労，腹壁や膣のヘルニア，回復不良，関節痛，外傷性関節炎，関節の転位の危険性を伴う靱帯の弛緩が含まれていました。

運動が臨床的障害を引き起こすことについて懸念された最後の領域は授乳期でした。ここでの問題は，運動によって母乳の質と量が低下し，それが引き続

き乳児の成長と発達に悪い影響を及ぼすかもしれないということです。例えば，女性が脱水状態に陥った場合，母乳の量は減少するのか。さらに母乳の脂肪酸含有量が減少し，味が変わるのかなどということでした。

研究への刺激

　1980年代半ばまでは運動と妊娠に関するリストには不明なことが多数あったので，この件に関心がある誰もがその調査を開始しないわけにはいかないという環境が広がった結果，多くのグループが情報の収集を開始しました。

　ほぼ同じ時期に，産科レジデントの研究プロジェクトの結果によって，私の興味は再燃しました。この研究はヴァーモントにおいて，妊娠中あるいは妊娠を予定している女性の約25％が規則的（週3回以上）に1種目以上，持続的（1回20分以上）で激しく（運動最大強度の55％以上），負担が大きい運動をしていることを示したものです（Clapp and Dickstein 1984）。さらに，彼女たちの90％以上が妊娠中にも運動するという日課を継続する予定でした。これらの数字は問題の大きさを強調していました。ACOGが正しければ——ACOGはそのような持続的で激しい運動は妊娠中には有害だとしていた——関係者の全てがそれを急いで知る必要がありました。ACOGが妊娠中の運動は有害であるとしていることが誤りである場合には，われわれはその誤りの根拠を明らかにする必要がありました。

　そこで，レクリエーションとしてランニングをしているベテランランナーとエアロビクスのインストラクターの中から妊娠前の数名を募集し（彼女たちは強い運動をかなり長時間続けて行なうので，リスクが増加する状態にならなければならなかった），小グループをつくりました。また，対照群として，「健康で活動的だが，運動をしていない」女性による第二の群をつくりました。そして，2つの群の妊娠経過と出生児を比較しました。この方法によってわれわれは，2つの群の女性とその乳児について，運動および妊娠によって生じた生理的な変化に焦点を当てながら妊娠前，妊娠中，産後の状態を調べることができました。われわれの目的は，発生した変化を理解するだけではなく，変化が起きたり，起きなかったりすることが同時に起こるのかを理解することでした。

　この第一回の調査結果は第二回，第三回というように引き継がれました。ほぼ10年経過し，10回以上にわたって500名余の女性を対象に調査できた今日，

われわれはその経過を理解し始めたと思います（Clapp 1994a, 1996a）。

　本書がこれから扱う主題は，これらの調査および他の調査から得た知識です。次章では，女性が規則的な運動をする時や妊娠の際にみられる身体機能の適応について検討することから始め，次いで妊娠中に運動した時の身体的機能がどのように適応するか予測してみたいと思います。

まとめ

　私は妊娠中の運動について20年以上前に関心を持ちました。妊娠中に運動することが母体や胎児にどのように影響を及ぼすかについて，まだほとんどわかっていなかったにもかかわらず，多くの女性が妊娠中も運動を継続することを望んだからです。今までは，これについて2つの学派がありました。医療関係者の多くを含む保守派は，妊娠中の運動は悪い影響を及ぼす可能性があると考えたので，妊娠中の健康な女性にも運動を限定して慎重に対処するように勧めました。この見解は母親のライフスタイルの様々な要素が妊娠の結果に影響を与えてきたという報告や，運動によって生じた生理的変化が妊娠に害を及ぼす恐れがあるという知識に基づいています。

　進歩派は，1回またはそれ以上妊娠し，その間も規則的に運動を続けた若い女性が代表です。彼女たちは，妊娠中の精力的な活動は正常であるばかりでなく有益であると考え，妊娠と出産が順調に経過するためにも健康な女性は運動するように勧めました。この見解は，歴史的にみたこと，逸話的，あるいは個人的な経験に基づいていました。これらの対立する2つの見解は，2つのことを生じさせました。第一に，活動的な女性と医療関係者の対立（時には友人や家族との対立も引き起こしました）。第二に，多種多様の研究グループが妊娠中の運動の影響について研究を始めたことです。これらの研究については次章で検討します。

第 2 章

妊娠中に運動することの利点について

この研究を始めた時，私は，妊娠中に運動することが良いことなのか，悪いことなのか，それともまったくどちらでもいいことなのか決めかねていましたし，もっと多くの情報を必要としていました。身体的な活動は人生において不可欠な要素ですから，一方では，それが生殖の過程にどうして悪い影響を与えることができるのか理解に苦しみましたが，また一方で，突然の体温上昇や，子宮への血流量の50%もの低下が，赤ちゃんを育てていることに対して害を与えない，ということもやはり理解しにくいところでした。

　多くの理論上の問題点がある中で，ほとんど事実に基づく知識はなく，そうしているうちにも妊娠中に激しく運動する女性の数は増えてきたので，私は妊娠中も規則的に練習を続けた幾人かのベテラン競技ランナーとエアロビクスインストラクターについて研究をする時だと心を決めました。彼女たちを研究する中で，頻回な（週5回もしくはそれ以上），長時間の（30〜90分），力の限りの（最大の能力65〜90%），荷重負荷運動は，妊娠の経過とその結果に何らかの影響を与えるということがわかりました。幸運なことに，私たちの当初の研究は他の多くの条件も客観的に計れるように作られていたので，最初から重要なことを見逃すのを避けることができました。

　このアプローチ法は関係者すべてに莫大な時間と努力を要求しましたが，すぐに報われました。彼女たちの最初の10人の情報を分析しようとした時に，私たちは驚き，興奮しました。妊娠することで，彼女たちの運動に対する身体の反応が変わってきていたのです！

　妊娠の本当に初期の段階で，彼女たちの心拍数は休息中も，運動を行なっている最中も，突然驚くくらい早くなったのです(Clapp 1985b; Clapp and Capeless 1991a; Clapp, Steward, 等 1988)。その変化は，あまりにも早く劇的でさえあったので，彼女たちの何人かは，危険だと感じましたが，それは単に事前には気づかなかった健康な妊娠の早期のしるしであったことがわかりました。妊娠が進むと，運動中の彼女たちの心拍数は元に戻りました。

　妊娠の後期には，運動の量がいつもと同じか激しいぐらいであるにもかかわらず，彼女たちの心拍数が妊娠以前に記録されていたレベルにまで早くなることが難しくなりました。新陳代謝が改善された（Clapp 1989b）ことを受けて，運動中に必要とされるエネルギーも少なくなりました。そして，突然彼女たちの直腸温が休息中か運動中かにかかわらず急激に低下したのです(Clapp 1991;

Clapp, Wesley, and Sleamaker 1987)。最終的に，彼女たちの血糖値は妊娠中，運動中とその後低下しました。それは，妊娠前と逆の現象です(Clapp and Capeless 1991 a; Clapp, Wesley, and Sleamaker 1987)。

　これらの予期せぬ劇的な変化は，われわれをわくわくさせるものでした。なぜなら，それらは，運動が妊娠経過と結果に及ぼす影響を理解することが，それほど複雑なものではないかもしれないことを意味したからです。妊娠によるホルモンの信号により引き起こされた機能的な変化が，あたかもまだ生まれぬ赤ちゃんを守るように，運動に反応して起こるさまざまなことを緩和するように見え，また，運動によって起こる心血管系，代謝系のトレーニングによる影響も，同様に保護的に，妊娠の機能的な変化を向上させるように見えました。この一連の考えは，結局少し素朴過ぎましたが，早期の理解に向けての基本的な要件を与えてくれました。また，大変健康で活動的な女性であればこのレベルの身体活動を妊娠中を通して危険なく行なうことができると確信させてくれた実験を計画する助けにもなりました。

　引き続く何年かで，私たちは妊娠によって引き起こされた変化と，運動によって引き起こされる変化の間の相互作用について，さらに多くの実験を行ないました。次第に，私たちはどれくらい規則正しく，どのくらいの回数で（1週間に3回以上），継続した（1回に20分かもっと長く），中くらいから激しい，荷重負荷運動であれば，妊娠している母親と胎児の経過と結果に影響を及ぼすかという問いに対する理解を導く，いくつかの相互に働く重要な要因を見出しました。いいかえれば，このことは私たちが妊娠中の女性に全体的で，個別的な運動プログラムを作成するためのガイドラインに用いることのできるいくつかの合理的な原則を作り出すことを可能にしてくれました。

　実際，一度通常の運動と妊娠の間の生理的な相互作用に基づく基本的な原則がわかれば，妊娠を考えている，あるいはすでに妊娠している健康な女性のために適切な，個別の運動方法を考えることは簡単なことです。本章では，そのゴールに向けてのスタートを考えましょう。それは，あなた自身が，妊娠中の運動に関して何が良くて，何が悪く，あるいは何が大した違いをもたらさないのかを決める助けとなるでしょう。

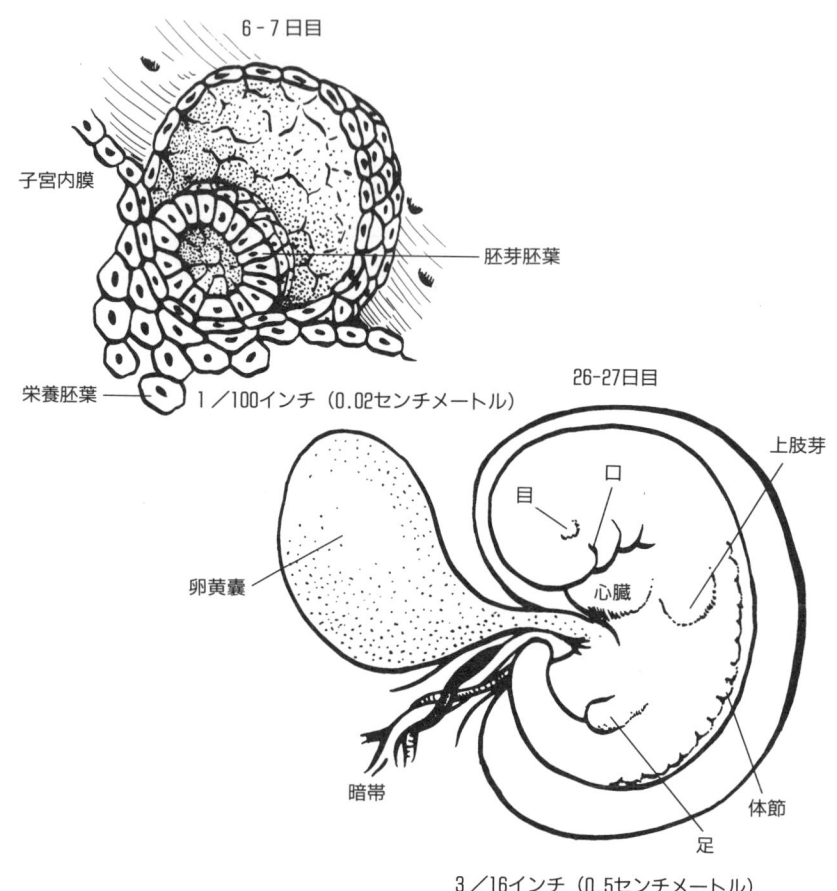

図2.1 循環系の妊娠への適応

心臓と循環器系

　妊娠も運動も，女性の心臓と循環器の機能にさまざまなレベル，方法で影響を与えます。妊娠による変化は胎芽や胎児，胎盤からのホルモンの信号に仲介されて起こり，一方，運動による変化はより良い機能を要求するためのストレスによって起こります。

・妊娠への適応

　妊娠中には，女性の身体からの要求と，子供を育むために増大する要求に答えようと，循環器系全体が劇的に変化します（図2.1）。しかし，不幸なことに，これらの変化はまた，妊娠の不快な兆候，たとえば，ふらつき，吐き気，信じられない疲労感，渇望，便秘，むくみ，頻回の尿意，等々の原因にもなります。これらの兆候は，耐えがたいものではありますが，そういったことが起こるのは通常健全な妊娠を意味してもいます。

　これらの適応は実際は妊娠の大変初期――受精卵が子宮の壁に着床した時，あるいはおよそそのころ――から始まります。胎盤になる運命の細胞の外縁は，放出されたホルモンの信号により，変化し始めます。それは，女性の血管の中の，全部ではないにしてもほとんどの筋肉の細胞の弛緩と反応の低下を引き起こします（Duvekotら 1993；Hartら 1986）。その結果として，循環器系全体（心臓，動脈，静脈）の弾力性とその量が実質上一夜にして増加します。

　このことは大きな問題を引き起こします。突然，循環器を一杯にするのに必要な血液の量が十分でなくなるのです。心臓にある血液量と心臓が送り出す血液量が減少するのと同様に，心臓に戻る血液量も減ります。結果として，特に妊娠した女性が立ち上がった時に，血圧が低下します。心臓の血液量の変化と低血圧により，身体は血管系が十分に満たされていないと感じます。それに反応することは，身体から腎臓を通して塩分と水分を排泄することを減少させるいくつかのホルモンを，心臓と副腎から放出させる引き金となります。残っている余分な塩分と水分は，不足の問題を解決しながら，血管系の中の血漿中に急速に広がり，心臓に戻る血液をより多くし，心臓が送り出す量（心拍出量）をもっと多くします。それにより動脈圧と臓器に行き渡る血液の流れが改善されます。次第に，最初のホルモンの合図に対する反応は，平均的に心臓の量（房室容積および拍出の量，それが一回の拍動で押し出される血液の量になります）を15〜20%増加させます。血液の量も，心臓の働きも，ともに約40%増加します（Capeless and Clapp1989；Clapp, Sewardら 1988）。

　しかしながら，これらには時間がかかります。女性はそれほどひどくない脱水や，出血の時に通常感じる循環量の不足の兆候をしばらく経験するでしょう。

――突然襲ってくる疲労の波

―頻脈
―吐き気
―蒼白
―発汗
―めまい（特に急に立ち上がった時や静かに起立している時に起こりやすい）

　最初，これらの兆候は心配ですが，血液の量が増加していくにつれてだんだんと改善され，妊娠4カ月目の終わりには通常なくなってしまいます。
　妊娠に対する循環器の適応は，運動を含むさまざまなストレスに反応するス

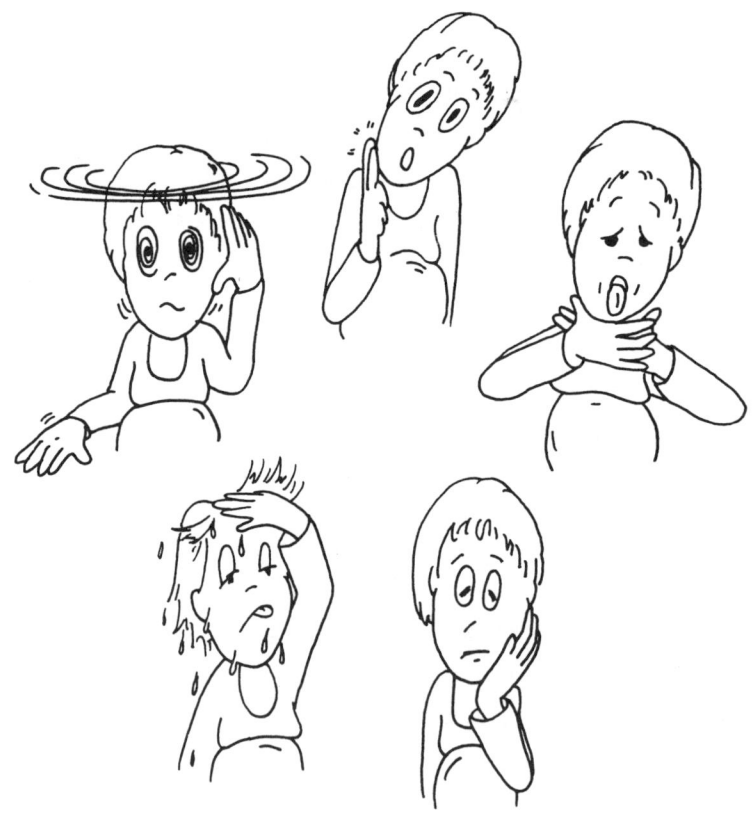

妊娠に伴う様々な兆候

トレスホルモンのエピネフリンとノンエピネフリンのゆっくりとした放出です（Clapp and Capeless 1991a）。血管壁がこれらのホルモンに反応し，また同様の薬の効果も弱めます（Nesell, Hjemdahl, Linde 1985）。

　これらの適応は次第に比較的強い抵抗の，通常の量の，普通の流れの循環システムから，母親の体内の胎児の成長と発達を保持するために必要な，弱い抵抗の，多い量の，強い流れに変わっていきます。血管の弛緩や拡張が起こっている程度に匹敵するほどには心臓から押し出される血液の量がまだ十分ではないので，動脈の抵抗は比較的低いままです。血管の弛緩と拡張は，主に皮膚，腎臓や生殖の組織に供給される血管において顕著です。結果として，追加の血液の大部分はこれらの組織にいくことができ，その血液の流れは妊娠前に比べ劇的に（2〜20倍）増えます。

　血液の流れの，これらの部分的な変化は赤ちゃんを守りますが，妊婦にはいくつかの不快な兆候をもたらします。たとえば，皮膚の血液の流れが良くなることは皮膚温を上昇させます。これは女性の熱を下げる能力を高める一方，暑く感じ，またほてっているように見えます（特に，手のひらと顔面）。腎臓の血流量が増加することは老廃物の排出を良くし，それは，赤ちゃんの成長に伴って増える代謝老廃物を腎臓が処理することを可能にします。しかしながら，それはまた，結果として尿量を増加させ，大きくなった子宮からも押されて刺激を受けて，頻回に排尿が必要となります（長距離ランナーにとって大きな問題です）。最終的に生殖組織への血流量が増加することは，大きくなる胎盤と胎児に十分な酸素と栄養分を送ることを可能にしますが，同時に骨盤と下腹部がいっぱいであるというあまり気持ちの良くない感触も引き起こします。

・運動への適応

　運動に対する循環器系の適応を明らかにした古典的な研究の多くは，1960年の終わりから70年代の初めにかけて行なわれました（Saltinら1968；Saltin and Rowell 1980）。それによると，定期的な，活発な運動のトレーニングは，血液量，心臓の大きさ，一回の拍動で押し出される血液量，そして最大心拍出量を改善することができる，と明確に証明しています。また，骨格筋の中の血管の密度と成長や，エネルギーを産出する筋肉細胞の中のいくつかの要因を増加させます。それらに加え，運動は発汗と皮膚の血流量の増加を生み出すのに

必要な体温を下げる能力を増加させることにより，熱を放散する個人の能力を改善します。これらの変化は心血管系の能力や運動の能力，そして多くの面での効率性を高めます。たとえば，内部の器官から筋肉への血液の流れをシフトする必要性は，身体的な仕事に対する心拍数，血圧，熱産生を低下させます。これらの5つの適応は妊娠によるホルモンの合図により引き起こされるものと似通っていることに気づかれたと思います。それには以下の増加も含まれます。

―循環器内の血液の量
―皮膚の血流の反応
―心臓の房室の大きさ
――一回の拍出量
―組織への酸素の運搬

> 運動は血液の量，心臓の房室の大きさ，最大心拍出量，血管の成長，熱の放散の能力，そして，組織への酸素と栄養の運搬の能力を改善します。

・相互作用

　したがって，すでにあなたが想像されているかもしれないように，定期的な荷重負荷運動は，妊娠によって引き起こされる変化を実際に補足します。正常な妊婦の休息時の循環器系の状態はトレーニングしている妊娠していない女性の運動中の状態と大変よく似通っています（血液量が増え，よく活動しており，組織へ多く血流が流れる，等々）。

　さらに，健康な女性が，彼女の運動の習慣を妊娠中も継続すれば，心血管系の妊娠への適応はすでに存在しているトレーニングに対する適応を補足するものになるとしても驚くべきことではないでしょう。相互作用の結果は少なくとも付加的ではあります。たとえば，定期的に運動している女性の妊娠中の血漿量，赤血球量，そしてトータルの血液量は，運動していない姉妹に比べて少なくとも10～15％多いのです（Pivarnikら 1994）。このことは妊娠中も定期的に運動している女性は，循環器系の予備能力をより保持し，それは予期できるストレス（運動，仕事）にも，予期できないストレス（出血，外傷，麻酔，等々）にも対応できる能力が高いことを意味しています。同様に運動している女性で

は，妊娠は運動由来の左心室の増大をより強めます。結果として，心臓が１回の拍動で押し出す血液の量は，健康ではあるけれども運動をしていない女性に比べ30～50％も増加します（Capeless and Clapp 1989；Robson ら 1989）。

> 妊娠による循環器系の適応と運動によるそれがあいまった時，影響は少なくとも付加的なものとなります。

　運動と妊娠が循環器に要求することとして潜在的にただひとつ違うことは，血液がどこに行くかということです。運動中においては，血液は心臓，筋肉，皮膚，副腎に供給され，腎臓，消化器，そして生殖器へ行く量は低下します。一方，妊娠中，血液は主に生殖器，腎臓，皮膚へ供給され，他の器官における血液の流れには大きな変化はありません。安全という見地から見ると，問題になるのは，運動をしている健康な妊婦の心血管系の適応が，運動している筋肉と胎児に必要とされる血流と酸素を同時に送るのに十分であるかどうか，ということです。後の章で述べるように，最近のデータはほとんどの状況下においてそれを肯定することを示しています（Clapp 1996a；Little ら 1995）。

・妊娠中における運動中の心拍数の解釈

　あなたが妊娠中の運動量を定めたり，調査したいと思った時に，一番混乱するのは運動中の心拍数の変化をガイドラインとして用いるべきかどうかということでしょう。定期的に運動している女性たちは，妊娠前にしばしばトレーニングの激しさのガイドとして運動中の心拍数の変化を用います。危険を冒すことなく，運動によって適切なトレーニング効果を確実に得るために，目標となる心拍数の幅を決め，そのレベルをキープするように運動することが多いでしょう。その目標となる心拍数の幅は計算式より求めるか，自分の最大心拍数（大体「220－自分の年齢」で計算；American College of Sports Medicine 1994）の70～85％に決めます。そのため，彼女たちは妊娠するとすぐに運動中の心拍数が変わることに気づき，なぜか不思議に思います。しばしば彼女たちが心拍数について聞いてくる質問は控えめに表現され，そして通常，安全，健康，フィットネスの問題としては，遠まわしに聞いてくることを私は発見しました。例えば，「なぜ私の心拍数はエアロビクスをすると180以上になるのでしょう」

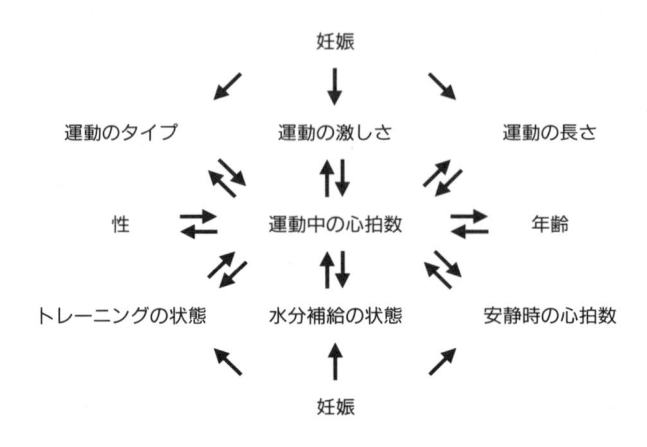

36　第Ⅰ部　妊娠中に運動するのはなぜ？

```
                    妊娠
        ↙           ↓           ↘
 運動のタイプ    運動の激しさ    運動の長さ
       ⇅           ⇅           ⇅
   性    ⇄    運動中の心拍数   ⇄   年齢
       ⇅           ⇅           ⇅
トレーニングの状態  水分補給の状態  安静時の心拍数
        ↖           ↑           ↗
                    妊娠
```

図2.2　心拍数を変える要因

が本当に意味するところは，「私の心拍数をそんなに高くして赤ちゃんは大丈夫なのかしら？」であり，「なぜ，私はいつも脈が速いのでしょう」は，「心臓に疾患があるのかしら？」なのです。最終的に最も頻繁に発せられる質問は，「私は常に心拍数を140以下に押さえなければならないのでしょうか」で，それは「ちっとも運動した気にならないわ。私のフィットネスを維持するためにどうすれば良いのかしら？」ということなのです。

　それぞれの質問の答えは，その他多くの質問と同様に，場合によるということです。図2.2はなぜ心拍数は妊娠中の運動の激しさを言い表す良い指標ではないのか，また，そのために安全，健康，フィットネスについての信頼に足る測定法にならない可能性のある理由を示しています。事実，妊娠前の心拍数や，運動に対する心拍数について多くの知識がない限り，おそらく心拍数は計らないほうが良いでしょう。実際のところBorgの自覚的運動強度の判定表（RPEスケール）を用いた，どれぐらい激しい運動をしているか，という妊婦の知覚のほうが心拍数よりも運動の激しさを計るより良い目安となるでしょう。RPEスケールは個人がどれほど激しく運動したと感じているかを計算することができ，おそらく妊娠中の運動の激しさを計るもっとも良い方法です。このRPEスケールの使い方については第3章で述べます。

　妊娠している，いないにかかわらず，なぜ運動中の心拍数の反応のみに頼る

ことが運動の激しさを決めるのにもっとも安全で良い方法ではないのでしょうか？ いくつかの理由があります。すべての個人において，運動の激しさと心拍数の間には一連の関連性があるにもかかわらず，休息中の心拍数，反応して上昇している心拍数，最大心拍数，環境要因，そして計る側のテクニックは個人によりさまざまです。なぜ，心拍数の反応のみに頼るべきではないのか，その理由をいくつか以下に述べます。

1．女性の特質として，中程度から激しい運動をしている時に１分間に５〜30拍の心拍数の誤差が起こり得ます。したがって，安静時に心拍数の低い女性はいかなる運動の激しさであろうと低い心拍数であり，その逆もあります。
2．20歳の女性の目標となる心拍数は，同程度の運動の激しさでも，35歳の女性より一分間に10〜20拍は早いでしょう。
3．定期的に運動している女性は（運動のし過ぎを除いて），していない女性に比べて同じ運動量でも低い心拍数になるでしょう。
4．十分に水分補給されていれば，運動中の心拍数は水分の不足している時に比べて低くなり，そして血漿量が通常低下する運動の後半では，はじめに比べ心拍数は早くなります（長距離ランナーがクリープ現象と呼んでいるものです）。
5．運動による心拍数の反応の大きさは，その運動によります。体重負荷のかかる運動（自転車や水泳に比べランニング）は大きく，またトータルで筋肉をたくさん用いたり，腕を激しく動かす運動（ランニングに比べクロスカントリースキーやエアロビクス）のほうが反応は大きくなります。
6．安静時でもトレーニング中であっても，心拍数は１日の時間帯，食事との関係，心配事，睡眠不足，その他により変化します。

妊娠が心拍数に重ねて及ぼす影響は，妊娠のどの時期であるかによって違うので，心拍数の反応を調査することはさらに複雑です。血管が弛緩し，拡張して血液量が十分に追いついていない妊娠初期では，安静時の心拍数は上昇するでしょう。従っていつもの激しさの運動でも，心拍数はとてつもなく高くなります。通常と同量の血液を１回の拍動で押し出すためには，心臓に十分な血液がないからです。したがって，活動している筋肉に同量の血液を供給するため

に，より多くの回数を打たなければならないのです。

　十分に水分補給していない時にも同様のことが起こります。この妊娠による影響はよくあることなので，定期的に運動している女性は自分たちの感じに比べ，運動中の心拍数が急に跳ね上がるので，妊娠に気づくことがしばしばあります。

　妊娠が経過するにしたがって，血液量は速やかに拡張した動脈と静脈を満たすほど広がり，そして1回の拍動で押し出される血液量も増えます。しかしながら，心臓の働きが増すために，安静時の心拍数は下がりません。しかし，運動中の心拍数は徐々に下がっていきます。妊娠中期までには，心拍数と運動の激しさの関係は妊娠前と通常似通ってきます。妊娠後期には定期的な運動と妊娠の合わさった影響は，より多くの血液量の広がりとして現れます。これはおそらく運動中1回の拍動で押し出される血液量を増加させるでしょう。なぜなら，妊娠の最後の10週では多くの健康な女性が，とても激しく運動しないと，求めている心拍数にならないと不満を言うからです。

　妊娠の追加的な影響には，正しいターゲットやトレーニング中の心拍数に影響し，全体のトレーニングの状態にも影響を与える運動の種目の変化が含まれています。たとえば，ランニングからエアロビクスに変える場合，目標となる心拍数は増やすべきでしょう。一方，ランニングから水泳では減らすべきです。これは1回の運動の持続時間（長ければ長いほど，目標となる心拍数は増やさなければなりません）や，どれほど激しいと感じるか（いつもの心拍数でも軽いと感じるところからはじめれば，目標の心拍数はいつもと同じであると感じるところまで増やすべきです），についても同じことがいえます。

　したがって，典型的な目標の心拍数の目安（たとえば年齢から算出した最高心拍数の70〜85％）を，妊娠中のいかなる運動でも，安全性，健康への影響そしてトレーニングの効果を評価する満足のいくガイドとして用いることができると考えることは，賢明ではありません。妊娠中で運動中の心拍数が価値があるとされるのは，継続して計られ，妊娠という環境が考慮に入れられ，運動の強度や生理的影響（どれくらい激しく感じるか，酸素の消費量，胎児心拍の反応，疲労，その他）を反映した一連の基準で比較されている時だけです。

　これで，私がなぜ〝場合による〟と言ったかおわかりになったでしょう。妊娠初期の激しい衝撃を伴うエアロビクス中の180拍またはそれ以上の心拍数——

——過心拍数——は，ほとんどの女性にとって当たり前のことですが，しかし妊娠後期の健康な女性にとっては正常のことではないでしょう．同じように，1週間に5～7時間トレーニングする健康な妊娠後期の女性にとって，彼女の最大能力の70％で運動している時に，運動中の心拍数が130～140拍というのは異常ではありません．要約すると，彼女がどんな年齢であろうと，妊娠のどの時期であろうと，運動の前，途中，そして後にどのように感じるか，が彼女の心拍数の反応を見るよりも，彼女の健康，安全，そして運動の質を計るより良い指針になります．

肺と胎盤のガス交換

妊娠は，肺の機能にいくつかの影響を及ぼし，母親と胎児の組織への酸素供給を良くします．加えて，子宮の壁には新しい組織（胎盤）ができ，それは構成的に母親と胎児の間の酸素と二酸化炭素の移動を最も効率的に行なえるように作られています．反対に，運動は，肺そのものには直接影響は与えません，しかし，呼吸に使われる筋肉を強くすることは間接的に1分間の最大換気量を少々良くすることになります．また，赤ちゃんを通して酸素を効率的に保持し，用いる組織の能力を高めます．

・妊娠への適応

肺のほとんどの機能は妊娠により改善されます．安静時の呼吸量は40～50％もしくはもっと増加します．なぜなら，1回の呼吸が深くなるからです．この増加はプロゲステロンのレベルが高まった結果で，それは脳の呼吸中枢の二酸化炭素に対する敏感性が高められたことにより，過呼吸するようになったからです．これにより，しばしば安静時や軽い活動中に息切れの感覚を伴うにもかかわらず，ガス交換の行なわれる肺の小さな空気の袋の中では酸素圧が増加し，二酸化炭素圧は低下しています．これらのガスの圧力の部分的な変化は圧力の差を広げ，それは，肺からの酸素のとりこみと母親と胎児の血液と組織からの二酸化炭素の排出の効率性を高めます．すべての妊婦が深く呼吸する能力がおそらく低下しているだろうと感じているにもかかわらず，実際には胸郭を広げ，持ち上げることは妊娠中改善されています．事実，最大呼吸量は妊娠前のレベルを保っているかそれ以上なのです（Artal, Fortunantoら 1995；DeSwiet

1991；Lotgerin ら 1991)。

> 妊娠の初期から，プロゲステロンの増加は呼吸を刺激し，それは胎児との間のガス交換を改善します。それはまた，妊婦に息苦しさを覚えさせますが，彼女の肺の機能は正常に保たれています。

妊娠に特徴的な器官である胎盤は，多くの機能を持っています。それらのうちのひとつは，胎児の肺としての役割です。胎盤は母親と胎児の間の酸素と二酸化炭素の移動を維持させる責任を負っています。肺のように，胎盤はストレ

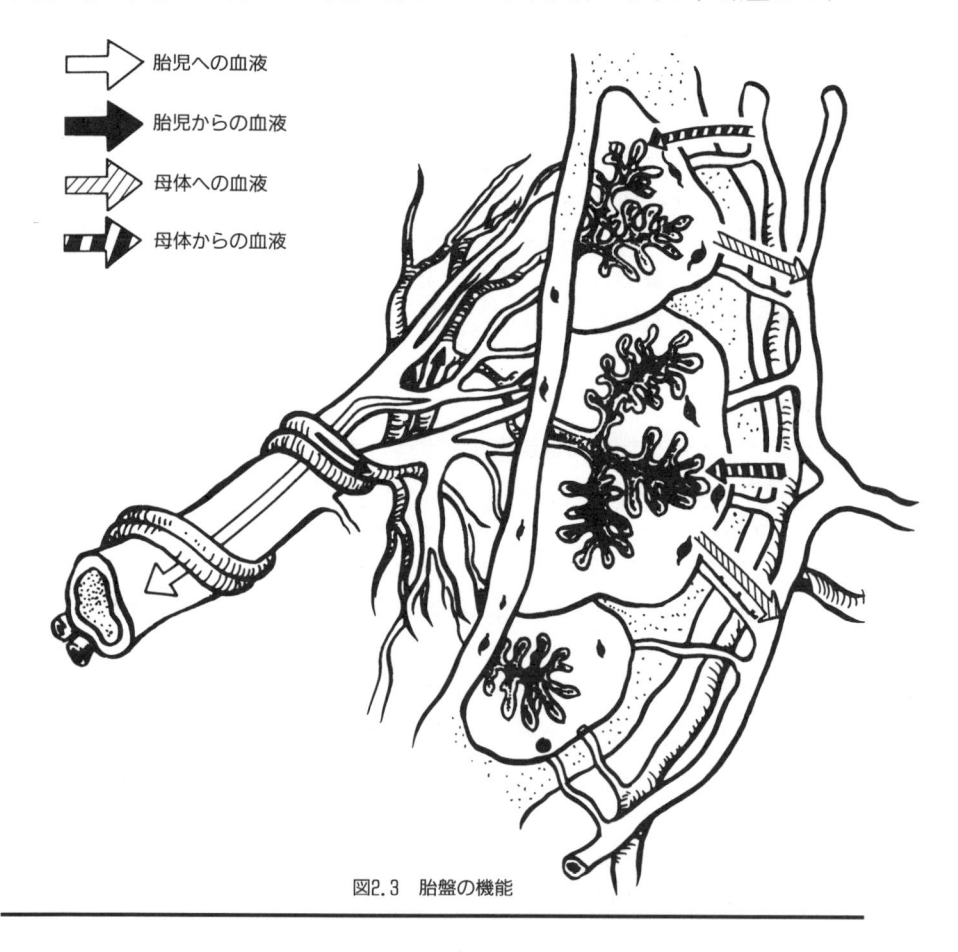

凡例：
- ⇨ 胎児への血液
- ⬛ 胎児からの血液
- ⇨(斜線) 母体への血液
- ⇨(縞) 母体からの血液

図2.3　胎盤の機能

スフルな環境の下で酸素を保持し，胎児に運搬するための多くのメカニズムを持っています。羊膜と呼ばれる極端に薄い膜で胎盤の表面は覆われ，高度に血管に富んでいます。そのことはガス交換の効率性を高めています。血流は激しく，血管の配置と2方向へ循環した血流は，母体の胎盤への血流が50％まで低下してもガス交換を維持しています（図2.3）。母体と胎児の赤血球内のヘモグロビンのタイプが異なること，母体と胎児の血液が酸性であることはまた，ガス交換を大変効率的にしています。これらの機能的な適応における運動の影響はわずかで，限定されたものか，もしくは胎児の酸素化の能力を高めるのです。

・運動への適応

激しい運動中に肺の中で血流の配分が変化することは，ガス交換の効率性を高めます。しかしながら，定期的な運動，またはトレーニングに反応する呼吸と肺の機能のほとんどの面における長期的な変化についてはわかっていません（Dempsey and Fregosi 1985；Hagberg, Yerg, and Seals 1988；Reuschleinら 1968）。組織と細胞レベルにおいては，定期的な運動の呼吸と代謝への影響は，運動中に酸素を筋肉の細胞に運ぶ身体的能力の改善です。運動はまた，酸素が働くための細胞の能力も高めます（Saltinら 1968；Saltin and Rowell 1980）。まず，筋肉の中の新しい小さな血管の成長を刺激し，血管どうしあるいは筋肉と血液の間の距離を短くします。さらに，筋肉の細胞が酸素と栄養の両方を得やすくするとともに，細胞から代謝老廃物を取り除くことを容易にします。第二に，運動によって，細胞内で新陳代謝の単位であるミトコンドリアの数が増加します。それにより栄養分からエネルギーを作り出す能力がはるかに高まり，これらがあいまって，筋肉の強さと持久性を高めます。

> 運動は肺の機能を改善することはありませんが，ガス交換を良くし，微小循環と細胞のレベルで酸素を得やすく，用いやすくします。

定期的な運動が呼吸器の機能において長期の変化をもたらさないという原則には2つの例外があります。それらはいま述べたように，トレーニングの影響により筋肉が二次的にガス交換と肺の機能に影響を与えることです。その結果，トレーニングを積んだ人は，軽い運動中では同量の酸素を得るためにより少な

い空気を呼吸するだけでよく，また全力での運動中，最大の呼吸能力が改善されます。

　最後に，一般人とやや異なる人には，継続した運動が肺の機能に鋭く影響することがある，と指摘せねばなりません。影響を受けやすい人にとって，運動が運動誘発性喘息を促進することがあり，それは気道の温度と水分の変化に反応する気道壁の平滑筋の収縮により起こります。この収縮は空気の抵抗を激しくするため，深く呼吸したり，運動に必要な酸素を急激に取り込むことが困難になります。そのため，選手は一時運動を止めざるを得ません。妊娠によるホルモンの変化は，この平滑筋の収縮を減少させ，幾分か症状を軽くしますが，発作は影響を受けやすい人にはやはり起こります。運動誘発性喘息は多くの運動選手（例えばジャッキー　ジョイナー・カーシー）にとって，もはや生活の

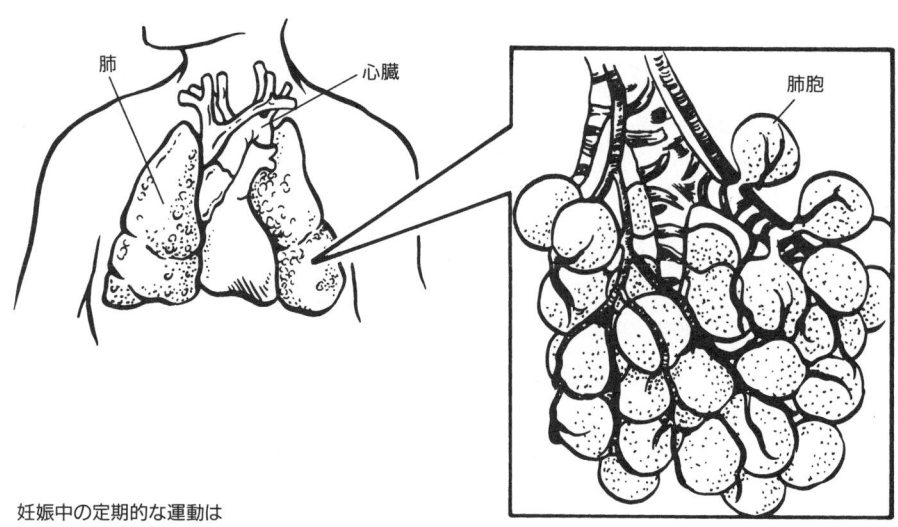

妊娠中の定期的な運動は
・換気のための肺胞を増加し，
・組織レベルでのガス交換を促進し，
・最大換気量を維持し，
・絶対的最大有酸素能を維持します。
妊娠と運動が結合すれば，おそらく産後6カ月〜1年の最大酸素化能力（$\dot{V}O_2 max$）が約5〜10%増加するでしょう。

図2.4　肺の妊娠と運動への適応

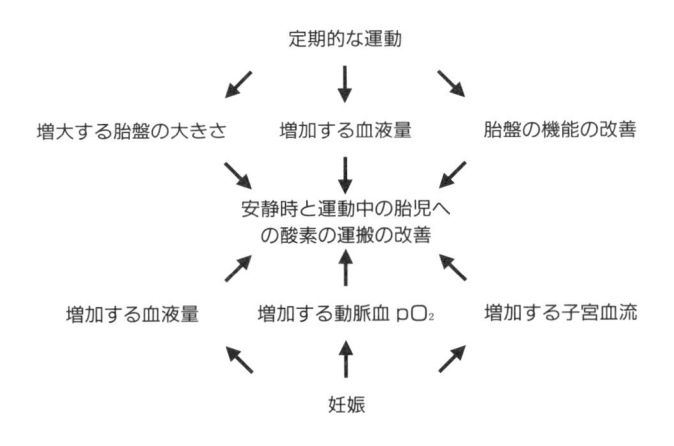

```
                    定期的な運動
            ↙          ↓          ↘
  増大する胎盤の大きさ  増加する血液量  胎盤の機能の改善
            ↘          ↓          ↙
              安静時と運動中の胎児へ
               の酸素の運搬の改善
            ↗          ↑          ↖
   増加する血液量   増加する動脈血 pO₂   増加する子宮血流
            ↖          ↑          ↗
                      妊娠
```

図2.5　酸素化に影響する要因

一部であり，運動は禁忌ではありません。適切に水分を補給し，運動の直前にある種の吸入剤を使用することで，通常防ぐことができます。

・**相互作用**

　一般の意見に反して，妊娠が健康で元気な女性の運動中の呼吸機能を悪化させることはありません。実際に，妊娠は肺胞による換気を増加させるので，細胞レベルでのガス交換が改善されます（Pivarnikら1993；図2.4参照）。最大換気量と絶対的最大酸素化能力は妊娠中も維持されます。トレーニングと妊娠が合わさることは，最大酸素化能力を5～10％増加させるといえます（Clapp and Capeless 1991；De Swiet 1991；Lotgeringら 1991）。この妊娠のトレーニングへの影響は，出産後の6カ月～1年後に最もよく現われます（Clapp and Capeless 1991b）。これは全国的あるいは国際的な陸上競技大会において，出産した女性は記録を伸ばす，という逸話的な話で説明されるでしょう。同様に，妊娠12週目にして起こる心臓と血液量の増大は，血液が興奮剤を与えられたのと同様の結果をもたらすでしょう。これは1976年のオリンピックにおいて，妊娠のこの時期であった東側諸国の何人かの女性選手がすばらしい成績を残したことでも，部分的に説明することができます。

> 妊娠は肺の機能を限定するものではありません。妊娠も運動も酸素を身体の細胞に取り入れ利用する能力を高めます。

　胎児の立場から見ると，子宮内の酸素化における運動と妊娠の適応の相互作用は付加的であると同時に保護的です（図2.5）。

　まず，妊娠中の定期的な運動は，胎児から酸素が奪われることを防ぐ胎盤の成長と機能を高めるという予期せぬ好影響を与えます。妊娠の初期から中期にかけてずっと定期的に運動している女性の胎盤は，健康でも定期的に運動していない女性の胎盤に比べて早く大きくなり，機能もより良い状態にあります。このことは，子宮の血流がどれくらいであっても，運動をしている女性の胎児は，していない女性の胎児に比べてより多くの酸素と栄養を得ることができることを意味しています。これはおそらくほとんどの状況において，それほど重要なことではないでしょう。なぜなら，血流に問題があるか，または血流の大きな損失（出血や激しい運動で起り得ます）がない限り，どちらの胎盤も胎児に適切に血流を供給することができるからです。しかしながら，血流が低いレベルに落ちた時に，運動している女性の胎盤は胎児の栄養と酸素を保つためにより良い仕事ができます。このことに関しては，第4章と7章でさらに詳しく説明しましょう。

　第2に，運動も妊娠も血液量を増加させます。そしてこれら2つが重なった時の影響は付加的なものです。この血液量の予備の増加は，胎児を次のような方法で守ったり，利益を与えたりすることができます。

―運動中や子宮の血流量を非常に低下させるようなその他の予期しない出来事（出血，脱水，麻酔，その他）が起こった時にも，母親が胎盤への高い血流量を維持することを容易にします。
―日常の生活でも子宮の血流量を高めるでしょう。
―最終的に，妊娠による最大肺胞換気量の増加と定期的な運動による換気への筋肉的な影響は，母親と赤ちゃんの間の胎盤を通しての酸素と二酸化炭素のガス交換を高めます。

体温と発汗

　妊娠（成長の過程）も定期的な運動（機械的な仕事）も，どちらも母体が蓄えておくか，放出しなければならない余分の熱を産生します。母体はこうした熱によるストレスに対し，作られた余分な熱を放出する能力を高めることで対応します。妊娠に伴い体重と身体の組織が増えることは，同時に女性の熱を蓄えておく能力を高めます。実際に，妊婦は出産の頃には暖かさを保つ組織が20％も増えているため，体温を上げることなく余計に20％の熱を産生することができます。

・妊娠への適応

　母体温と体温調整に関する多くのことが，妊娠中，劇的に変化します。プロゲステロンのレベルが増加することは女性の基礎体温（良好な眠りの後，朝起き上がる前に測る最初の体温）を，月経サイクルの後半の期間において，約0.6℃（1.1°F）上昇させることがわかっています。もし妊娠が継続すれば，妊娠の最初の20週はこの高い体温が維持されます。

　したがって，妊娠中，一度妊婦が起きて，動きまわりだすと実際には体温が低下することが観察され，驚かされました。私たちはいつもの時間に運動をはじめる直前に10分間静かに立っている時の妊婦の直腸温を計測しました。妊娠の本当に初期から，この安静時の体温は劇的に下がり，そして，残りの妊娠期間を通じて徐々に下がりつづけました（Clapp 1991）。妊娠が継続するに伴って体温が下がってきただけでなく，毎回，静かに立っている10分間のうちにも次第に低下していきました。私たちがそれまで考えていたこととは異なり，このことは運動により産生された過度の熱を取り除くことは，妊娠している女性にとっておそらく問題とはならないだろうということを意味していました。これらの状況下で酸素の消費量を測ることにより，実際に彼女たちの熱を取り除く能力が妊娠の適応によって大変改善されており，活発に動いていない時は暖かくしているために熱の産生量を高めなければならないことがわかりました。

　妊娠は，皮膚と肺から熱を取り除く能力を高めることで，胎児に悪い影響を与えるほどに母体温が高くなる危険性を減らしています。

私たちは熱を放出する身体的能力を高める2つの主要な原因について発見しました。

1. 妊娠の初期には、身体が通常の体温として定める温度は下がります。基礎体温を測ることによる初期の研究においては、この発見はおそらくあいまいなものだったことでしょう。なぜなら、大きくなる胎児と胎盤による代謝熱の産生と、基礎体温が測られた時の環境（毛布や寝ている時の服装）が、考えに入れられていなかったからです。
2. 妊娠中のホルモンの影響により、特筆すべき皮膚の血流量の増加がもたらされ、身体の様々な場所の皮膚温を2～6℃（3～10°F）上昇させます。この増加した血流が、妊娠による輝きとも呼ばれているように、妊婦の皮膚をピンク色に見せるのです。この皮膚温の変化は、彼女が周りの空気に熱を排出する割合を直接的に高めます。このいわゆる輝きは、太陽が雲の合間から出てきた時によく似て、彼女の周りにあるものに対して多くの光を放ち、暖めることを意味しています（Burt 1949；Katz and Sokal 1980）。

妊婦が熱を急速に放出することができるようになったことに関連する他の要因には、以下のようなものが含まれます。

1. 妊娠は、汗をかくために設定された体温を低下させます。すなわち、彼女の深部温が上昇し始めた時に熱を取り除く能力がはるかに高まります。妊娠期間中、多くの女性は体温が上がると、すぐに汗をかき始めます。皮膚がすでに温かいために、汗はすぐに蒸発し、それにより身体から熱が取り去られ、涼しくなります。
2. 妊婦の呼吸する酸素の量が40～50％増加することは、換気能力を高め、また彼女が吐く息は体温と同じであるために熱を取り除く能力を高めます。すなわち、呼吸による熱の損失もまた40～50％増加するのです。
3. 血液の量と体重や身体の大きさが増加することは、余分な熱に対応できる妊婦の能力を改善します。血液量が増加することは、皮膚の血流量を高く保ち、それは、皮膚からの熱の放出を改善します。体重の増加は、妊娠初期には5～10％、出産の頃には20～25％組織からの熱の産生を緩衝します。

私たちは，女性が妊娠した時に過度の熱を取り除く能力を高める生理的な変化を引き起こすこれらのメカニズムについて，完全にはわかっていません。おそらくはホルモンによるものでしょう。たとえば，エストロゲンは，妊娠していない女性に対し，休息時の深部温と血管を拡張し汗をかく閾値を低下させることで，皮膚の血流を高め，熱の蓄積と放散を高めることで知られています(Stephenseon and Kolka 1985；Tankersley ら 1992)。それは，妊娠中でもおそらく同じ効果を持つでしょう。

・運動への適応
　定期的に運動を継続することは，少なくとも2つの点で熱のストレスに対する体温調節の反応を変えます (Roberts ら 1977；Saltin ら 1968)。前に述べたように，運動は血液量を増加し，運動中も皮膚の血液の流れを高いレベルに保つ能力を高め，また皮膚の血管が拡張し発汗する深部温の閾値を低下させます (Roberts ら 1977；Saltin ら 1968)。どちらも熱のストレスに対して，熱を放散する能力を改善します。トレーニングは皮膚の血管を拡張させ，低い体温でも発汗させることにより，女性の熱を取り除く能力を高めます。

・相互作用
　妊娠中でも女性が定期的な運動を継続する時，おのおのの熱に対する適応は，付加的な良い影響を作り出すことで補完しあいます (Clapp 1991，図2.6)。しかしながら，理論的な話ではなく，定期的に運動している女性は，妊娠中は熱のストレスに対して，妊娠していない時よりももっと効率的に対処することができます。
　妊娠中は熱を放出したり，ためておく能力が高まります。結果として，妊娠初期では熱のストレスに耐える能力は約30％良くなり，妊娠後期では少なくとも70％良くなります。実際に妊娠後期に彼女が最大能力の65％で運動するとしても，運動中の最も高い深部体温は妊娠前の安静時の体温レベルにも上昇しないのです！　つまり，妊娠中の運動による体温の激しい上昇というリスクは，運動の強度が強く，長く持続するか，また大変に暑く湿気の多い環境で行われていない限り，極端に低いということです。したがって，適切な水分補給と，運動にふさわしい環境であれば，運動中に胎児の体温が過度に高くなるという問

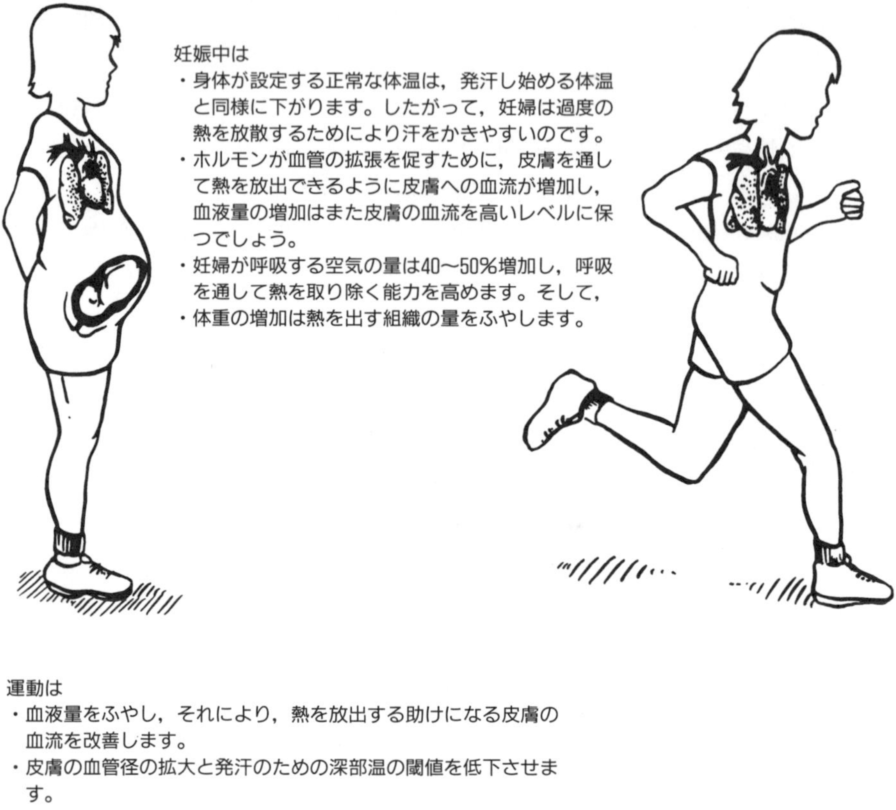

妊娠中は
・身体が設定する正常な体温は，発汗し始める体温と同様に下がります。したがって，妊婦は過度の熱を放散するためにより汗をかきやすいのです。
・ホルモンが血管の拡張を促すために，皮膚を通して熱を放出できるように皮膚への血流が増加し，血液量の増加はまた皮膚の血流を高いレベルに保つでしょう。
・妊婦が呼吸する空気の量は40～50%増加し，呼吸を通して熱を取り除く能力を高めます。そして，
・体重の増加は熱を出す組織の量をふやします。

運動は
・血液量をふやし，それにより，熱を放出する助けになる皮膚の血流を改善します。
・皮膚の血管径の拡大と発汗のための深部温の閾値を低下させます。

図2.6　妊娠と運動の熱への適応

題点は，競技選手の女性を除いて，問題とならないでしょう。

代謝とホルモンに対する反応

　新しい命が体内で成長し発達しているために必要とされる代謝的な適応はまた，様々なホルモンの指令により規制されています。これらの指示は，母親が燃料として用いる栄養分のバランス（蛋白質対脂肪）に影響を与え，いくつかの典型的なホルモンの反応を変えます。運動のトレーニングはまた，燃料に用いられる栄養分のバランスと身体的ストレスに対するホルモンの反応性の程度（大きさ）を変化させます。

> 妊娠と定期的な運動による，女性の過度の熱を取り除く能力を高める効果は，付加的です。結果として，定期的に運動する女性は運動していない女性に比べると，妊娠している時，熱ストレスに対してより効果的に対応することができます。

・妊娠への適応

　妊娠の主要な特徴は，それが成長の過程だということです。この新しい組織の形成につれて，妊婦の代謝の割合は安静時で15〜20％高くなり，余分のカロリーもまた蓄えます（Pernoll 等 1975）。私たちの社会では，妊娠の初期と中期に形成される新しい組織のほとんどは母体の脂肪です（3〜5kgまたは7〜11ポンド）。脂肪はカロリーに富んでいるために（9 kcal/g）これは21,000〜35,000 kcalの蓄積を意味します。胎児と胎盤の成長は妊娠の後期を支配し，同程度の母体の体重の増加（3〜5kgまたは7〜11ポンド）を提供します（Clapp and Little 1995；Hytten 1991）。しかしながら，この組織は少ない脂肪しか含まず，したがって体重当たりより少ないカロリー，約9,000〜15,000 kcalしか含んでいません。妊娠により増加した水分のうっ滞と血液の拡張はまったくカロリーを含みませんが，かなりの量の重さになります（4〜7kgまたは9〜15ポンド）。結果として，西洋社会のほとんどの女性の妊娠による体重の増加は，平均で11〜15kg（24〜33ポンド）です。しかしながら，おのおのの構成物（脂肪の蓄積量，胎児の大きさ，水分のうっ滞）の規模は，同一の文化の中でも，文化をまたがっても，おのおのの女性によってまったく違います。このことは，おのおのの構成物の規模は付加的な生殖と関係のない要因，たとえば食事や活動によって影響を受けるということを示しています(Clapp 1944b; King ら 1994)。

　たとえば，女性が激しく身体的な仕事を行ない，蛋白質と繊維に富んだ食事を十分に取っていない第三世界では，母体の体重の増加は限られており，脂肪の蓄積も最低ですが，胎児の大きさは多くの先進国とあまり変わりません。

> 代謝の変化は胎児の成長を助けるために起こります。具体的には，脂肪の蓄積，インスリンの敏感性の変化，ストレス反応の抑制と肝臓からのグルコース放出の抑制があります。

　他の主要な代謝の変化は，母体の脂肪と筋肉におけるインスリンの抵抗性が徐々に増すということです。それは，妊婦のエネルギーの使用パターンを軽い糖尿病の時と同様にします。妊娠の中期と後期において，この変化は安静時そしておそらくは運動中も同様に母体が必要とするエネルギーを供給するために用いられる脂肪の量を増加させます。胎児の観点から見ると，この変化は母体の炭水化物（糖）の使用を減少させ，炭水化物を胎児と胎盤がすぐに使用できるようにすることを意味します。炭水化物は通常主要なエネルギー源であるために，この変化は胎児と胎盤の成長にとって適切な栄養の供給を確約します (Ryan, O'Sullivan, Skyler 1985)。

　妊娠は，母体の血糖値が低下した時に，肝臓が蓄えている糖を放出させるためのホルモンの反応を様々な面で抑制します。また，食べ物が内部組織に到達する時間が延長され，それにより，栄養分が血管内に吸収される割合が変化します。この2つの連合は，胎児の要求する糖が増加するのに伴って，妊婦が6～8時間以上も食事をしなかった場合，母体の血糖値を急速に低下させます。

・**運動への適応**

　定期的な運動のトレーニングが，代謝の割合や体重を増加させるのか，減少させるのかは一致していません。しかしながら，運動は女性が産生することのできる最大エネルギーの量や，毎分用いることのできる酸素の量（最大有酸素能または最大運動能）を増加し，身体を構成する重量の割合を変化させます (Saltin ら 1968；Schults ら 1992；Stephanic 1993)。

　健康な生殖可能年齢の女性にとって，定期的な荷重負荷運動は通常有酸素能を約20％向上させ，そして脂肪を消費するかわりに，筋肉と骨の重量を増加させます。たとえば，一人が定期的に運動をしており，一人がしていない，同じ61kgの二人の女性を調べると，運動している女性はより激しい仕事に耐えることができ，約5.5kgまたは体重の9％は脂肪の量が少ないでしょう。何年もの間に，身体の脂肪の量が定期的な運動により筋肉と骨に変えられたのです。

> 運動は代謝系の能力，インスリンの敏感性，筋肉の量，そしてエネルギー代謝に必要な脂肪の使用を高めます。

　妊娠と同様に，定期的な運動のトレーニングは，安静時も運動中もエネルギー源として脂肪を使用することを促進します。これは，運動していない個人に起こりやすいことですが，断食中や，続けて運動している時でも，糖の消費を抑え，血糖値をより長く正常のレベルに保ちます（Cogganら　1990；Gollnick 1985）。妊娠とは異なって，運動のトレーニングはインスリンの抵抗性を減らし，それにより，食後または安静時に糖が容易に筋肉内に蓄えられるような身体になります。最終的に，トレーニングは最大酸素使用量有酸素能を増加させるので，どんな仕事をする時でも必要とされる最大能力のパーセンテージを低下させます。このことは，運動に反応するストレスを低下させます（これには内部組織から血液を筋肉に転ずる必要性とストレスホルモンの放出が含まれます）。

・相互作用
　ほとんどの面において，運動と妊娠によって引き起こされる代謝の変化はお互いを補い合うものです（図2.7）。その影響は以下のようなものです。

―母体のエネルギー源としての脂肪への依存が強くなる。それにより胎児と胎盤にとってグルコースと酸素の有用性が高められる。
―ストレスに対応するホルモンと循環の面が抑制され，それにより運動中の子宮の血流量の低下が最低に押さえられる。

　しかしながら，定期的な運動がインスリンへの敏感性を増加させるために，妊娠中に肝臓からグルコースの放出が抑制されることは，もし食物が時々しか取れないならば，運動中そして安静時にも，胎児が使用できるグルコースの量を低下させるでしょう。この理由から，第3章では定期的に運動している妊婦は何を，そしていつ食べるべきかについて述べます。

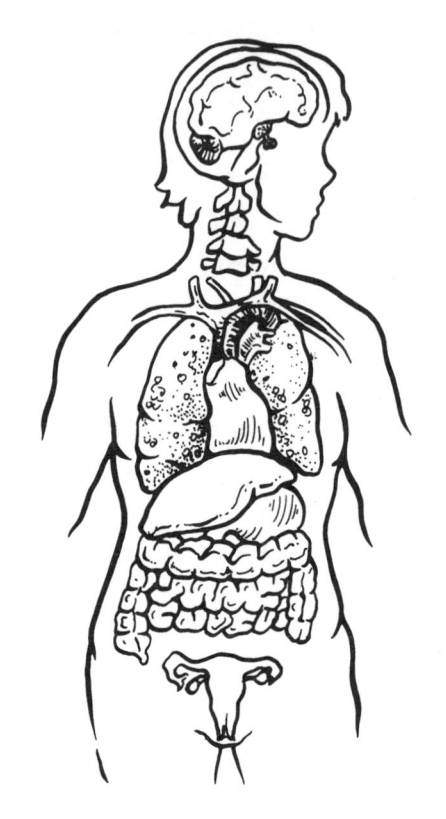

妊娠は
・母体の代謝率を安静時で15〜20％増加させ，
・母体のカロリーを蓄える能力を高め，
・徐々に母体の脂肪と筋肉のインスリン抵抗性を高め，
・妊娠後期では脂肪のエネルギーとしての利用を高めます。（そして糖を胎児のために備えます）

定期的な運動は
・女性が産生することのできる最大のエネルギーと毎分使用することのできる酸素の量をふやし，
・身体組成の重量の割合を変え，
・安静時と運動中に脂肪をエネルギー源としての使用を高め，（糖を控えておき，よりコンスタントに血糖値を保つ）
・インスリン抵抗性を低下させ，
・運動に反応するストレスを低下させます。

図2．7　妊娠と運動による代謝とホルモンの適応

定期的な運動と妊娠の結合により，もし母親が適切に定期的に食事を取るならば，ほとんどの状況において胎児へのグルコースと酸素の供給を改善することができます。

筋肉，靭帯そして骨の適応

　妊娠も定期的な運動も，どちらも筋肉，靭帯そして骨に様々な影響を与えます。妊娠による影響は細部まではわかっていませんが，運動による影響は隅々まで研究されています。

・妊娠への適応

　不幸なことに，妊娠に伴う筋肉，靱帯，そして骨の機能的な変化は，それに値するほどには注目を浴びてきませんでした。明らかに，女性の体重の増加（しばしば妊娠前の体重の15〜20％）と，大きくなった腹部は背中，骨盤，お尻そして脚に機械的なストレスを増加させます。女性の重心が変化（上外側に）し，骨盤，お尻，下背部を支えている靱帯が伸ばされ，ゆるくなることは可動性を低下させ，筋肉と骨のストレスを増加させます（Abramson, Robert, Wilson 1934；Ellis, Seedham, Wright 1985）。これらの変化を与えられるにもかかわらず，筋肉と骨が文句を言わず，また怪我がそれほど日常的に起こらないのは驚くべきことです。筋肉と骨から出るこれらの変化に関連した唯一の訴えは腰の痛みだけです（Berg ら 1988；Ostgaard ら 1994）。

> 妊娠中，骨密度は維持され靱帯は緩みます。筋肉の機能の変化ははっきりしておらず，さらなる研究が確約されています。

　妊娠中のカルシウムのバランスと骨の変化についていくつかの研究がなされています（Heaney and Skillman 1971；Sowers ら 1991）。限定されてはいますが，彼らの発見は安心的なものです。骨の再生が促進されているにもかかわらず，骨のミネラルは維持されています。この理由の1つは，おそらく妊娠中は腸からのカルシウムの吸収がより効率的だからでしょう。

　妊娠中に頭，首，肩と末梢の関節を支え，張りを持たせている靱帯に何が起こっているかは，様々に意見の分かれるところです。骨盤（お尻と腰仙椎）の靱帯が弛緩することの影響が全身に現れることは，ほとんどの人が認めています。このことは，外部から著しい力が加わった時に，多くの関節で証明されています（Calganeri, Bird, and Wright 1982；Schauberger ら 1996）。どんな場合においても，起こりうるどんな変化も，関節の機能を補わなかったり，怪我のリスクを増すものではありません（Karzer and Friedman 1991；Schauberger ら 1996）。

　妊娠中に変化するのは，筋肉の量なのか筋肉の機能（収縮の強さと速さ）なのかは，誰も調べていません。しかしながら，筋肉の量も強さもどちらも増えることはいくつかの観察でわかっています。まず第一に，計測された唯一の研

究において，妊娠前に比べ除脂肪体重が妊娠後は約5％も多かったということです（Little, Clapp, and Ridzon 1995）。骨のミネラルは変化していないので，違いはおそらく筋肉の量の増加によるものでしょう。第二に，妊娠後期には，妊婦は20ポンド（約9kg）またはそれ以上もの付加をつけて動き回らなければならないので，末端に至るまで筋肉のサイズと強さを増す必要があります。初期の研究結果により，しかしながら，長期にわたっては女性はこの量と強さを維持することはないということがわかっています。10人の女性ランナーの出産1年後の除脂肪体重は，妊娠前と変わっていませんでした（Clapp and Capeless 1991b）。しかし，彼女たちの産後のトレーニングのレベルは，決して妊娠前のレベルにまで戻ってはいませんでした。

・**運動への適応**

　定期的な運動のトレーニングが筋肉，靭帯そして骨に与える様々な良い影響の証拠が研究によって示されています。運動は筋肉の量を増し，力と収縮のすばやさを改善すると同時に調整も良くします。トレーニングによる機能的なストレスは，靭帯の張力と骨の密度を高めます。しかしながら，これらの影響はストレスに反応するという部分的なものであり，したがって個別のトレーニングプログラムによって変わります（Drinkwaterら1984；Gullnickら1981；Henriksson 1977；SaltinとRowell 1980；Tipton, Vailas, Mattens 1986）。ウエイトトレーニングをしていない，または上半身を多く動かす運動をしていない健康な女性たちの上肢と下肢の末端の筋肉の強さの違いは著しいものになっています。

> 定期的な運動は，すべてではないにしても，ほとんどの筋肉と骨の機能を改善します。そして，その骨への影響は卵巣ホルモンによって高められます。

　女性の卵巣ホルモン（エストロゲンとプロゲステロン）は，運動が骨回転，骨再生，骨密度に及ぼす影響を効果的に高めます。無月経，更年期そして授乳の骨密度への影響と，エストロゲン補充療法の予防的有効性は，これらのホルモンが骨塩量や骨密度を維持したり，増やしたりするのに重要な役割を果たしていることを強調しています。骨回転と骨再生におけるプロゲステロンの特別

な役割は，まだ異論のあるところですが，すべての研究者が明快な影響があると示すことができているわけでもありません。(Clapp and Little 1995)

・相互作用

　理論的には，運動の影響は，妊娠が筋肉の量と強さに与える影響と均衡するものか，それを高めるものではなくてはなりません。しかしながら，私たちの研究室では健康で身体的に活動的な女性に，妊娠中に通常起こる身体の増加傾向に対して定期的な運動が付加的に影響を与えるということを発見できていません (Little, Clapp, Ridzon 1995)。同様に，エストロゲンとプロゲステロンの高いレベルが，継続した運動の機械的なストレスに伴われる時，骨の再生を促し，骨密度を増加させるかもしれません。しかし，少なくとも2つのグループにおいては，明らかに運動と妊娠が，骨密度に対して付加的な影響を与えるとは示していませんでした。さらに，これらのデータは何かの付加的な影響があるとしても，それは一面的で妊娠の時期と運動のタイプによって変わりうるということを示唆しています (Drinkwater and Chestnut 1991；Little, Clapp, Gott 1993)。

　定期的な運動は妊娠による靭帯の弛緩の影響を補って，強さを増強し，筋肉のトーヌスを保ち，腰痛や他の筋骨系の訴えが起こることを減少させるはずです。運動はまた，女性の子宮が大きく前に突き出ることにより，重心の中心の上外側への避けられない移動を，背部の強さ，良い姿勢，腹筋の調節により最小のものにするはずです。私たちの研究室のデータと，その他の運動による怪我，身体的兆候，身体的効率性，最大有酸素能，妊娠による体重の増加，そして皮下脂肪の蓄積について取り扱っている研究はこの結論を支持しています (Clapp 1989b；Clapp and Capeless 1991b；Clapp and Little 1995；Ostgaardら1994；Wallaceら 1986)。

まとめ

　妊娠中の運動に関する医学的かつ安全の問題点は，高体温，胎盤と胎児に供給される酸素と栄養分の低下，機械的なストレス，胎児と母親にダメージを与えるかもしれない外傷に対する関心に基づいています。しかしながら，運動と妊娠が結合した生理学的影響は予想以上に異なっており，これらの心配を支持

するものではありません。その理由は，運動による機能的な変化は妊娠による変化を埋め合わせたり，補足したり，またその逆もあるからです。したがって，この2つの結合は，心血管系，代謝系，熱そして機械的なストレスの状況で，母親も胎児もともに安全である限界を広げる生理学的変化を生み出します。そのようにして，これらの適応は妊娠後期，陣痛と出産の際に起り得る予期しない医学的問題を予防するでしょう。

　運動のストレスに関しては，血液量と循環器の反応の変化は，胎盤への血液量を保ちます。換気の変化と胎盤の成長は，代謝系の変化と結合して，母体の機能と拮抗することなく胎児の成長に必要な酸素とエネルギーを生み出す糖を与えることのできる能力を高めます。同様に，熱を放散する能力の改善は，母体を熱による事故から守り，そして定期的な運動による筋肉，骨，靭帯への影響は母体を明らかな症候や怪我から守ります。

　ここでもっとも価値ある質問は，「これらの解釈は正しいのでしょうか？」ということです。第Ⅱ部ではこの質問に答えるために私たちの経験について説明しましょう。

第Ⅱ部　運動はいかに母親と子どもに役立つか

　この第Ⅱ部は，これから母親になる人や家族そして親戚の方々にぜひ読んでいただきたいと思います。妊娠中の規則正しい運動が母体および胎児にとって有益かどうかについて私たちの考え方が正しいかどうか，読者が決めることができるように，妊娠中の運動について新しい情報を示すことがその目的です。さらに，本書の第Ⅲ部で推薦する運動処方の基礎となる事柄も含んでいます。

　次の5つの章では，妊娠中の様々な状況や授乳あるいは新生児の成長や発達といった分娩後のことをふまえて，荷重負荷運動の詳細について触れています。これによって，もちろん全てではありませんが，私たちの研究に参加している女性や健康管理士が抱く多くの不安や疑問点の解決の助けとなるような，偏見のない現実的な情報を提供できると考えています。

　特に，第3章では妊孕性や流産，先天異常に対する運動の影響や効果について詳述しています。第4章では，身体的ストレス，レクリエーション的な運動，早産や胎児発育遅延等と関連した知見と共に，それらについて議論されている事柄について考えます。第5章では，出産後の運動，授乳，新生児発育，母体体重減少等の関連について記載してあります。第6章と7章は，妊娠中の規則的な運動が母児双方にもたらす，いくつかの有益な点について解説します。具体的に，体重増加，脂肪の蓄積，不快感や外傷，合併症，陣痛や出産の経過が実際どうなったのか，フィットネスや運動の実際，また分娩後の状態といった話題に触れています。第7章は，妊娠中の運動が胎児に与える正常および異常な反応，胎児発育，分娩時の胎児側の反応，出生時の状況，妊娠中の運動の胎児にとっての有益性，出生後5年間の発育と発達についてがテーマです。読み終わると，いくつもの新しい発見に気がつくでしょう。

第 3 章

運動，妊孕性および妊娠初期

この章では，運動を実践している女性の医学的な懸念や安全性に対する心配と，実際の妊娠経過の差異について述べます。多くの運動している女性，トレーナーや健康管理士を悩ませる以下の2つの問題の解決を目的としています。

・規則的な運動を続けることで受胎能力に影響がでるか？
・妊娠中に運動を規則的に続けることは妊娠初期の3カ月間に影響するか？

まぎらわしい点

これらの質問に回答する前に，私たちの考える混乱による影響について理解することが重要です。驚くべきことに，女性が規則正しい運動を行なっているということがわかると，周りの人たちの態度まで変わってきてしまいます。実際，運動する女性に対する固定観念を持った健康管理士が行なった膝蓋腱反射によって，必然的に診断法や治療法が変わったり混乱したりしてしまうのです。規則的に運動している女性について，言われ続けてきた固定観念は以下の通りです：

1．体重が軽すぎて，標準量の体脂肪が付いていない。
2．十分なカロリー摂取を行なっていない。
3．運動に費やす時間的制約で，身体的ストレスと心理的ストレスが生じる。

これら3つの誤解を検討しなければなりません。これらは一般的には受け入れられるかもしれませんが，多くの運動する女性には当てはまらないからです。

まず1番目の項目ですが(運動している女性は体重が軽く，やせすぎている)，運動している女性は通常，生殖機能異常であると理解されています。この月並で短絡的な考えは，摂食障害の女性に関する研究からでてきたもので，これによると，正常な月経や卵巣機能のためには女性の体脂肪率は18～21％以上必要であるとされています (Frisch and MacArthur 1974)。残念なことに，この研究では運動についてまったく考慮されていないので，結論として，すべてのやせた運動する女性は異常な月経周期を有し受胎しにくいといった偏見を持たれるのです。同様に，大雑把に言うと，妊娠前の母体体重と，新生児の体重や妊娠中の合併症には関連性があるので，再び結論として，運動している軽量の

女性は低出生体重児の問題や妊娠後期のリスクが高いと考えられているのです。
　しかしながら，体脂肪率の低下そのものが月経機能，排卵，受精能力を阻害するという考えは正しくありません (Clapp 1994a；Sanborn, Albrecht, and Wagner 1987；Warren 1980)。同様に，普通に食事をとっている女性の妊娠前の体重が児の出生時体重や妊娠合併症に与える影響は，極端にやせている場合を除いて，極めて小さいと思われます (Hunscher and Tompkins 1970)。従って，定期的に運動している平均的な女性は，自分の体重や体脂肪率によって困難に直面する機会が増えることはありません (Clapp 1994a)。それでもなお多くの健康管理士は，いまだに身体的に活発なやせた軽量の女性は，不妊症の原因となる排卵障害の発生率や低出生体重児を出産する可能性が高いと考えているのです。
　第2番目の特徴（運動女性は小鳥の様に食べる）は，運動女性は栄養学的に異常をきたしていたり，摂食障害であったりすると考えられている点にあります。栄養障害や摂食障害は排卵障害や月経異常や妊娠率の低下につながる (King ら 1994；Marshall 1994) ので，結果として運動女性のリスクが増大するものと考えられています。これらのリスクにほかの危険因子を持ち併せている一部の女性たちにとっては正しいかもしれません (Loucks ら 1992；Marshall 1994)。しかしながら，多くの運動している健康な女性たちは，量的にも質的にも自分たちのカロリー摂取量を満たす，きめられた規則正しい食生活や栄養食品を持っているのです (Clapp and Little 1995)。

> 多くの健康管理士は，ほとんどの女性が運動することによって体重減少をきたし，栄養障害を起こし，ストレスを受けて生殖機能に異常をきたすと誤解しています。

　第3番目の特徴（運動する女性はいつでもストレスやプレッシャーを受けている）は，過度の肉体的，精神的ストレスが卵巣機能を抑制すると考えられている (Marshall 1994) ことから，生殖機能の異常を示す「レッドカード」といわれています。このことは，一部の国代表クラスのアスリートや体操やバレエの演技者として訓練している人たちにはいえるかもしれません。しかし，レクリエーションとして運動している多くの女性たちは，運動にストレスを感ず

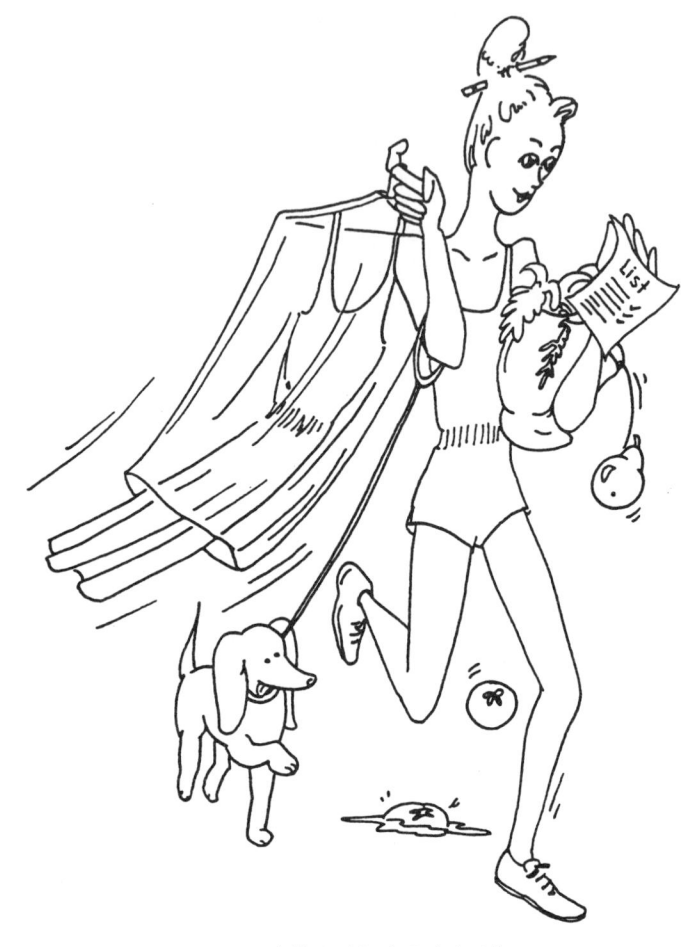

女性アスリートのイメージ

るよりむしろストレスを発散するものととらえています。実際彼女たちは，他に生活上忙しいことがあっても運動は自分自身の貴重なくつろぎの時間と考えているので，運動に多くの時間を割いているのです。

妊孕性（妊娠する能力）の問題

規則正しい激しい運動が妊孕性に対する影響についての疑問が今まで解決できなかった理由は，いくつかあります。まず，不妊症は一般的（カップルの5

～10％）で，中には運動している人もいるからです（既婚者で生殖可能年齢のうちの10～25％が運動しています）。それ故，場合によっては妊娠することが困難であると考えられる女性が定期的に運動しているということがあるでしょう。このようなつながりが問題を混乱させるもとになっています。例えば，不妊症の原因を見つけることが困難で経費がかかる場合も，医師は生活環境を釈明に使うかもしれません。規則正しく運動していてなかなか妊娠できない多くの女性は，「あなたが妊娠できない理由が私にはわかりません。ただ，運動を中止したり体重を少し増やしたりしてみたら，問題が解決するかもしれません」と言われてしまいます。そして，診断が下される前に時間が過ぎてしまうのです。

　もう1つの理由としては，妊娠しようとしている女性にとって運動や競技スポーツは否定的な意見が強かったので，誰もが不妊症と運動の影響についてまじめに取り組もうとしなかったことが挙げられます。1980年代の研究結果として2つのことが長く言われてきました。1つめは，運動は卵巣からの卵の成熟や放出を調節するホルモン分泌を抑制したり変えてしまったりすることがあるということです（Bullenら 1985；Loucksら 1989）。たとえこれらの結果が明らかではなかったとしても，初期の研究（Bullenら 1985）における運動プログラムは，運動したことのない女性にいきなりハードトレーニングをやらせたりするような非典型的なものでした。2つめは，ぎりぎりの栄養摂取や運動以外のストレスが起因していると考えられていたことです（Loucksら 1989）。結局，対象となった女性で直接妊孕性に関する検討はされてはいなかったのです。

規則的に運動する女性の妊孕性

　妊娠中の運動について研究するにあたり，私たちは次のような疑問を持ちました：

—これらの研究は正しかっただろうか？
—運動を規則的に行なっている人は，行なっていない人に比べて妊娠するのが大変だっただろうか？

これらの問題を解消するために，妊娠を実際に試みる前の，妊娠したいと考えている，健康で身体的に活発な250人以上の女性に研究に参加してもらいました。この内60％の女性が初めての妊娠を予定している人で，既に妊娠しようとしたけれどうまくいかなかったり流産の既往のある女性はいませんでした。残りは2回目か3回目の妊娠を予定している人で，バイアスを避けるために，やはり流産や不妊の原因となり得る疾患の既往のある者は除外しました。これらを，規則的な荷重負荷運動（例えばエアロビクスやランニング等）を行なった群と，行なわなかった群の2組に分けました。運動をした人のほとんどがいわゆるレクリエーションアスリート（つまり，1回の運動が20〜60分間で，1週間に3〜5回施行していた人たち，また約15％の人がエアロビクスの教室で実際に教えを受けていたり，1年間に3回以上競技会に参加している人たち）でした。しかしながら，それぞれの運動の様式はまちまちでした。各セッションに費やす時間は20〜135分間で，平均は47分間。運動強度は，最大酸素消費量の51〜90％で，平均は64％でした。また，個人が感じる運動の強さとしては「ややきつい」から「非常にきつい」の範囲で，Borgの自覚的運動強度の判定表（PREスケール　図3.2参照）では14〜18の範囲に相当し，心拍数は1分間に145〜190回まで増加しました。1週間のセッション数は3〜11回でしたが，このグループの平均的な回数を4回としました。

　私たちは簡便な方法を用いて検討しました。つまり，不妊症の定義を6カ月と決めて，運動を続けながら，妊娠しようとしてから実際に妊娠に至るまでにどれだけの期間を要したかを記録し，2群間での不妊率を比較しました。

> ほとんどの健康な女性は，活発な運動を行ないながらそれに妨げられることなく妊娠に至ります。

　その結果を図3.1に示します。このレベルの運動では，いずれも有意差は認められませんでした！　不妊症の発生率は，運動して肉体を積極的にコントロールしている女性の5〜6％でした。さらに，かなり高いレベルで運動を行なっている人は例外的に少なく，ほとんどの人は楽しみや気分転換として行なっていたので，運動量とその反応やどれだけ運動すると不妊になるというような関係は指摘できませんでした。それ故に，運動が排卵や月経機能に影響を及ぼ

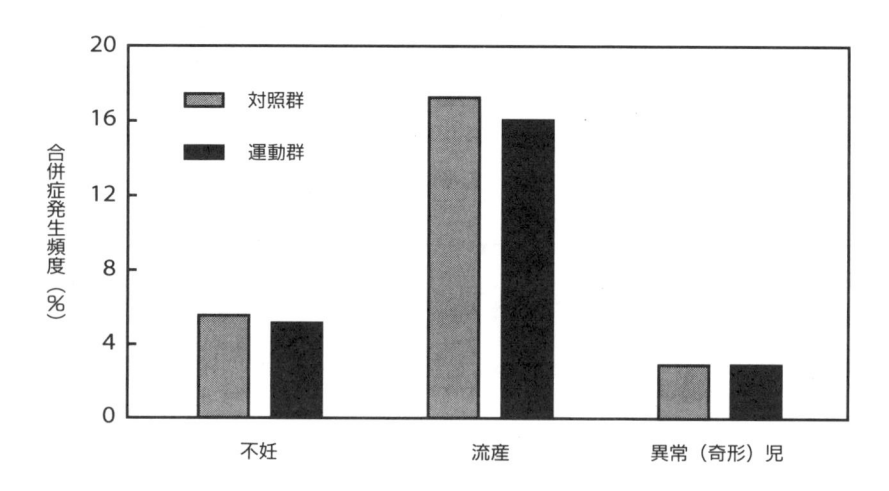

図3.1：運動，不妊症，妊娠初期の経過。それぞれの結果は運動する，しないに関係ないことに注目。

す可能性は否定できないものの，私たちは妊孕性に問題のない女性の妊娠を前方視的に追跡しても，広範囲におよぶ運動の効果を見出すことはできませんでした。

筆者の個人的な見解によると，多くの健康女性が運動によって受胎等に影響を受けることなく身体的な有効性を感じ取っている様です。荷重負荷的な運動を20分かそれ以上，一週間に3回かそれ以上，運動強度としては「ややきつい」から「きつい」（これが通常個人の最大有酸素能の55%と同等かそれを超す程度に匹敵します）で十分です。PREスケールでは6～20の内の14～15に相当します。そのスケールを図3.2に示します（Borg 1998）。これは，トレーニングをする際，簡便で，特に妊娠中など心拍数を測るより正確です。また，その人の最大能力に対してどの位の強さを感じているかを示す正確な指標で，論理的です。例えば，「6」はベッドにいる時に感じる程度で，「11」は多くの人が歩行時に感じる強さ，「20」は考えられる最も過酷な運動条件を示します。

もし，さらに運動による効果（量に依存する）を求めるなら，自分の受胎に影響を及ぼすことのない最小限の運動を，より多く行なわなければなりません。しかし，注意が必要です。これらの忠告はある種の特別なグループや特殊な運動の程度に関する経験に基づきます。つまり，全ての運動や全ての女性につい

6	強度なし
7	ほとんど強度なし
8	
9	非常に軽い
10	
11	軽い（普通）
12	
13	ややきつい
14	
15	きつい
16	
17	非常にきつい
18	
19	過酷
20	最も過酷

図3.2：Borgの自覚的運動強度の判定表（RPEスケール）

て同様なことは言えないのです。筆者は，不妊症について問題となる運動レベルの閾値が存在するのかどうか疑問を持っています。仮にその閾値が高くなくても，他の要因（例えば栄養，仕事，人間関係等）でストレスを減らすことが可能ではないかと考えられるからです。それ故，多くの女性が大学レベルや全国レベルの競技会に参加するような，相当ハードなトレーニングをする時に，不妊症が問題となるのかもしれません。同様のことが，排卵障害や他の臓器の障害（例えば卵管閉塞）や精神科的な疾患（例えば神経性食欲不振症）などを抱えている人が運動をする時に言えるかもしれません。

運動しない女性の妊孕性

　この群の女性たちにとっての重要な質問は「妊娠しようと思ったと同時に運動を始めるべきなのかしら？」です。残念なことに，これまであまり運動をしていなかった人たちを改善させるようなフィットネス（例えば活発なウォーキング，エアロビクス，自転車エルゴメーター，階段昇降など）のプログラムの種類などについて，有用な情報はあまりありません。しかしながら，強めの運動プログラムを開始した時についてのある研究結果（Bullenら 1985）によれば，もし規則正しく運動していないのなら，強度の高い運動を開始することは月経周期と同様に排卵にも影響がでる可能性があるので，妊娠しようとしてい

る時には避けるべきだとしています。いずれにせよ，反対の情報がないので，20分以内の持続でストレッチ等の柔軟運動のような弱めの運動（BorgのPREスケールで12～14位）は身体的ストレスが極めて少ないと思われるので，適していると考えられます。

妊娠初期の問題

ジャンプやランニングによる体温の上昇，子宮血流量の減少，ホルモンレベルの変化，機械的なストレスなど運動に関連した変化によって，卵管妊娠等の子宮外妊娠（子宮の外に着床した妊娠），自然流産，子宮内胎児死亡，胎盤の異常等を起こす頻度が増すのではないかという懸念があるのではないかと思います。しかし，これらの関連性を証明するような報告は今のところありません。

私たちは研究を開始した時に「もし妊娠初期からずっと運動を続けたら，合併症の頻度は増加するか？」という疑問を持っていました。これに対する回答を見つけるために，妊娠中の経過を追い続けました。流産や他の生殖機能障害等の既往のために，最初の妊孕性の研究に適さなかった80組のペアーも加えて研究を行ないました。

流産や先天的欠陥

自然流産は受胎後に起こりますが，定期的に運動をしていた女性が妊娠したからといって起こる弊害とは別の次元の問題です。流産はしばしば起こり，運動と妊娠と流産の3つの事柄が連続することは決して珍しいことではありません。どの位頻繁に起こるのかは総合的な女性の健康に関する研究による所が多く，それは極めて難しい問題です。私たちの検討では，その一般的な頻度は15～20％と考えます。妊娠や流産の診断は，運動している女性はより関心が深く，自宅で妊娠反応を行なっている場合が多いので，関連性の有無については極めて慎重でなければなりません。だからたとえ煩わしくても，すべての場合に正確に自然流産の検査や診断（早期の妊娠反応テストや超音波検査）をすべきなのです。

妊娠初期に規則的で活発な運動を続けることで，流産や異常分娩の発生率を増加させることはありません。

図3.1に示してあるように，妊娠中規則的にエアロビクスやランニングを続けることで自然流産の発生率を増加させることはありません．どちらの群（運動している群としていない群）でも，過去5年間の報告では，流産率は16～17％です（Clapp 1989a, 1994a）．妊娠初期におけるレトロスペクティヴな研究結果でも，妊娠初期のランニングによって流産率が上昇するという報告はありません（Cohen ら 1989；Jarret and Spellacy 1984；Melpomene Institute and USMS Sports Medicine Research Committee 1989）．

　同様に，妊娠初期の荷重負荷運動によって胎児先天奇形の発生率を増加させることもなく，その率は両群とも2～3％です．この数字は，全てを対象として報告されているものと同じです．この低い発生率が確かかどうかを確認するためには数千人ものデータを集めなければいけないかもしれませんが，いずれにしても妊娠初期に運動を続けることで出産時の胎児異常の頻度を増加させることはありません．さらに，私たちはその違いを示すことができないでいましたが，妊娠初期に運動を続けようと考える女性にとって，通常の条件下では妊娠によって熱放散能力が向上するために温度によるストレスや胎児奇形との関連性はない，という結論を支持することになります．

子宮外妊娠と他の胎盤に関する問題

　驚いたことに，運動群，対照群双方含む500人以上の中で子宮外妊娠や卵管妊娠はたった1例でした．この率は一般的な率とはかなり異なります．おそらく，喫煙者がいなかったことや，骨盤内感染症の既往のある人がいなかったためではないかと考えられます．多くの人が一夫一婦で安定したライフスタイルであったことも関係あるかもしれません．これら3つの因子（喫煙，骨盤内感染症，性生活）は，子宮外妊娠の発生率の増加と深い関わりがあるのです．

　いずれにしても，子宮外妊娠の発生率は，様々な種類の運動で有効性を示す程度（20分以内で週3回程度，運動強度としては「普通」か「ややきつい」）か，少し超す位の運動を続けている人たちでは一般の場合と変わりません．結果として，子宮外妊娠と運動習慣とは無関係のように感じます．

　最後に，胎盤の成長や発達の異常率がこのレベルの運動習慣で増加するという情報はありませんでした．胎盤に関する病的状態とは子宮口に胎盤がかかっているといった胎盤の位置異常（前置胎盤），分娩前に胎盤が子宮壁から剥が

れてしまう状態（胎盤早期剥離），胎盤の発育不全や機能不全，妊娠中の高血圧の発生（妊娠性高血圧症）等を言います。運動習慣と異常分娩の発生についてはさらなる症例数が重要です。いずれの群もまた全体的に見てもこれら合併の発生率は極めて低いものですが，何千人もの女性を検討しても妊娠初期の運動が1つあるいはいくつかのこれらの合併症にどの様に関連しているのか確実なことはいえません。ただ，もし仮に何らかの影響を及ぼしているとしても，それは極めて小さいものか，あるいは既に認知されているのかもしれません。

　以上より，流産の発生率，異常分娩や胎盤異常等の発生率を増加させることなく，妊娠初期から決められた規則正しい運動処方を遂行し，それを継続あるいは改善することが可能なのです。私たちが検討してきた運動処方の範囲は広く，限られた議論の中では基本的な運動量（20分以内で週3回程度，運動強度としては「普通」か「ややきつい」位）以上の運動がリスクを増やすことなく有益なものと成り得ると考えられます。

まとめ

　妊娠を試みている時期や妊娠初期に行なう運動の安全性に対する懸念は，逸話のような情報や根拠のない科学的結果によって支持されてきました。さらにこれらの懸念は，一部の健康管理士によるレクリエーションとして運動をする女性に対する偏見により常に存在していました。これらの思いこみにもかかわらず，我々あるいは他の研究者の検討で，妊娠しようとしている，または妊娠初期の女性が容易に妊娠するために，あるいは流産，卵管妊娠，出産時の異常，胎盤異常等の危険性を減らすために，運動習慣を変える必要があるという根拠はないのです。この時期に運動を開始している研究は未だ行われていませんが，BorgのRPEスケールで12〜14に相当する強度（最大酸素消費量の60％以下）で，各セッションの持続時間が20〜30分以内の範囲内にある限り，安全性について問題のないことは明らかです。

第 4 章

運動，早産と胎児——胎盤の発達

本章では，妊娠中期および後期の運動が及ぼす早産や子宮内胎児発育遅延との理論的関係と，実際の結果との違いについて触れたいと思います。妊娠中に運動している女性たちから尋ねられることの多い以下の質問に答える形で，説明していきます。

―運動を続けていると早産になるか？
―運動中の急激な腹痛は，分娩の始まりか？
―時に妊娠6カ月になって妊娠に気がつく人がいるが，自分の赤ちゃんは小さすぎるのか？
―なぜ私の妹の方が目立つのか？ 私の方がずっと月数がすすんでいるのに。
―今回の妊娠は比較的気楽に感じて調子がいいのは，運動しているからか？

まず背景に存在する身体的ストレスについて解説し，身体的ストレスと妊娠合併症との間の重要なメカニズムに関しても説明します。その上で，レクリエーション的な運動について考えます。その効果や影響は異なるかもしれませんが，身体的ストレスから得られる情報は貴重で，さらに妊娠中の個々の運動プログラムを決めていく上で極めて有用なので，これらについてもお話ししていきたいと思います。

肉体的ストレス，胎児発育と妊娠の期間

妊娠中の運動が早産を引き起こすとか子宮内胎児発育遅延をもたらすといった懸念は，2つの根拠のない情報によっています。1つは，具体的な報告はないのですが，運動をしすぎると，ストレスホルモンの増加に関係して子宮血流量が減少し，血糖値が下がることで子宮収縮が始まり，胎児への栄養が十分いかなくなるという説です。もう1つの懸念は，まず始めに気が付くのですが，様々な種類の仕事についての産業医学に関する検討から来る懸念で，身体的ストレスが予定日より3週間早く分娩する（いわゆる早産）率を増加させるのではないかといったものです。これらの検討によると，予定日に生まれてもストレスによって低出生体重児が増えることも報告されています(Luke ら 1995；Mamelle, Laumaon, and Lazar 1984； Naeye and Peters 1982)。さらに，仕事のストレスを減らすことによりこれら2つの問題をなくすことができると

いった報告もあります（Huel ら 1989）。これらを考えると，どこで感じた身体的ストレスであっても，ストレスになり得ることになります。結果として，活発なレクリエーション活動が同じような影響を及ぼしたり（妊娠に関連した予期せぬ合併症が出てきて），活動を止めなければならなくなる可能性も出てきます。

しかしながら，仕事場における極めて重要な様々な種類のストレスはレクリエーション的な運動からの生理学的なものとは全く異なります。これらの仕事と関連したストレスは以下のようなものです。

―4時間かそれ以上交代するまでじっと立っている
―長い間歩き続ける
―長時間におよぶ勤務
―よく重い物を持ち上げる

このようなことが重なり，必然的に妊娠女性が強い疲労感を覚えるのです。もし仕事が一段落するたびにこのような感覚になっていたら，仕事の内容を変えない限り早産となって未熟児を出産してしまう危険性があります。実際，仕事を持った妊娠女性について仕事の内容と早産児や低出生体重児の危険性との相関を見るために，就労疲労インデックス（job fatigue index）といった指標を用いて検討している報告もあります（Luke ら 1995）。

ストレスが極度の疲労感，倦怠感をもたらすという事実は，早産となる前の，あるいは胎児の成長率をみる上で，有効な生理学的感覚と言えます。（妊娠中でもそうでなくても）全ての女性にとって，極度の疲労感といったものは脱水や栄養失調を反映する症状であることがあります。もし4時間あるいはそれ以上立ち続けていたり，長時間，多忙な仕事の後にこのような症状が発症したら，妊娠女性であっても同様の危惧があるわけです。これらの状況（多忙な仕事，立ち続けていること，脱水，極度の疲労感）の全ての機序が実際に研究されて来ているわけではありませんが，おそらく下記のようなことが起こり得るのではないかと考えられます。

1. 忙しく仕事をしている人やあまり休憩を取ることができない人は，時間が

ないので水分補給をしない。
2．もし水分補給ができても，しない人もいる。なぜなら，それによってトイレに何回も行かなければならなくなるからである。
3．脱水は長時間立ち続けていることとも関係している。立ち続けていることによって，下肢の拡張した静脈にうっ血するからである。
4．拡張した静脈からの浸透圧によって末梢血管から組織中に水分が移行するために，下肢やかかとがむくむ。
5．食事の回数によっては，血糖値が下がる。
6．倦怠感，疲労感が出てくる。

　母児双方にとって不幸なことに，これらの状況によっては第2章に示したような妊娠初期の生理学的適応と関連して起こり得る，つまり心拍出量や（根本的な問題として）理想的な状態での栄養の供給を維持するための循環血流量について，いくつかのことが問題として出てきます。結果として，いずれ血圧や子宮への血流量に影響してきます。血糖値の低下に関連して，血流量の低下は血中酸素量にも影響を及ぼし，胎児への栄養供給量も減らすことになり，胎児発育遅延を起こしたり，子宮筋の収縮性にも影響して早産の危険性が増すことになります（Clapp 1994b）。

　このような状況——極度の疲労感，下肢静脈うっ血や低血圧等——が通常行なわれているレクリエーション的な運動とはあまり関連性がないと認識されてから，早産や低出生体重児の危険性について，仕事上のストレスとレクリエーション的な運動を分けて検討するようになりました。最近の多くの研究では，レクリエーション的な運動は妊娠経過とは異なった部分に効果をもたらすことを示唆しています。レクリエーション的な運動によって低出生体重児や早産になってしまう率を増やすことはないのです。さらに，実際これら双方をむしろ減らしている可能性もあるのです（Berkowitz ら 1983；Klebanoff, Shiono, and Carey 1990；Luke ら 1995；Rabkin ら 1990）。

> レクリエーション的な運動は，早産や極小未熟児の頻度を減らす効果があるかもしれません。

これは私たちが既に第2章で取り上げた考えと一致していることに注目して下さい。例えば，妊娠や運動に対する機能的な順応の相互作用によってもたらされる生理学的状態は，様々な状況下における環境的あるいは代謝的ストレスに対して抵抗性を持っています。さて，妊娠中期から後期にかけて活発で継続的な荷重負荷運動をしている時に，同様なことが起こっているのかどうかみてみましょう。

規則的な運動と早産

私たちが研究を開始した時の疑問の1つは「妊娠中の継続的な荷重負荷運動（水泳や自転車運動とは対照的にランニングやエアロビクス）は，早産のリスクを増やすのか？」でした。また「突然の足元からの衝撃や衝撃的な運動が早期破水を起こすことがあるのか？」といったことも問題にしました。この問題に答えるために，私たちは研究の対象となったすべての女性の出産予定日を確定するために，妊娠早期の妊娠反応，月経周期や性生活についての検討，最終月経から計算して7週後半から8週目にかけての超音波検査等を施行しました。さらに我々は妊娠中の基本的フィットネスレベルと同等か，それ以上の継続的な荷重負荷運動を続けている女性の運動実績をモニターしました（次セクション参照）。また，同じような状況の対照群（継続的には運動を行なっていない活動的な女性たち）と分娩のタイミングについて比較検討しました。

運動の内容

運動群を維持するために，この群の婦人は運動実績が次に挙げる2つの基準に達していなければなりません。まず第1番に，妊娠以前のレベルの50％を越える運動を維持しなければなりません。2番目に，自分の運動のレベルは，基礎運動量（20分以内で週3回程度，運動強度としては「普通」か「ややきつい」位）を超えたレベルで維持しなければなりません。従って，妊娠前に週5回エアロビクスを行なっていて妊娠中期から後期には週2回に減らした場合，これは運動群に含まれません。自分の最大有酸素運動能力の65％で週1回，30分間走り続けていても，毎週の走行距離を50％以下に減らした場合等も同様です。

しかし，運動群の70％以上の婦人がこの2つの基準にみあうように運動を維持していたし，ほとんどの場合において妊娠前の運動量の50％を越えていまし

た。最後の3カ月は運動強度が若干落ちます（最大有酸素能力の66%〜59%）が，多くの場合，運動に費やす時間は増えます。結果として，個々の運動能力や運動量（毎週の強度や持続がもたらすもの）の範囲は最小50%〜最大130%で，平均71%でした。

　残りの半分は30週で規則正しい持続運動を完全に中止し，半分は妊娠前の50%以下に減らしていました。その第1の理由は，出産準備のために時間がないと感じるためでした。2番目の理由としては，運動が胎児に悪影響を及ぼしたり早産を誘発するのではないかと危惧している人たち（母親，夫，友人や医師）からの圧力でした。3番目は，自分自身で悩んでいることによるものでした。肉体的な不快感や，怪我も主な理由になりませんでした。事実，私たちが検討した250人以上の運動女性の中で，妊娠後期に運動によって怪我をしてやむなく運動を止めた人はいませんでした。

　私たちはすべての女性をフォローアップしているので，3つのグループの分娩の時期に関する正確な情報を持っています。200人以上が分娩1週間以内まで活発な運動を続け，妊娠初期から中期にかけて積極的に運動をしていた80人は運動量を減らしたり中止したりしていました。また，3つ目の群としては，およそ250人の身体的に活発な対照群の女性が，時折テニス，歩行，園芸等だけではなく，たまに運動していました。

研究結果

　結果について検討したところ，ランニング時の反復的な下肢のストロークやエアロビクスの急激な動作と，前期破水（分娩予定時期で陣痛開始前に卵膜の破綻がおこること）とは関係がありませんでした。妊娠37週以前に破水が起こる可能性は少なく，3群間で有意差は認められませんでした。これは，妊娠末期においても同様でした。子宮口（子宮頸部）が開大し始めた後でも，分娩開始前に赤ちゃんを包んでいる卵膜が破綻することなく走り続けたり，エアロビクスに参加できた人もいました。

> 妊娠中に定期的で活発な運動を続けることで，破水や早産の発生率を増加させることはありません。

運動を続けていた群と身体的に活動的な対照群の分娩時の妊娠週数を,図4.1に示します。予定日を40週として,妊娠32～42週までそれぞれの群の分娩時週数の率を表しています。

妊娠中に運動を続けていても,問題となるような未熟児を出産してしまうような早産（37週未満）の率は増加しません。しかしながら,37週以降では2群間に若干の差がみられました。その後の3週間以内により多くの運動群の女性が分娩に至っていました。結果として,対照群（48%）と比較して非常に多く（72%）が予定日前に分娩したのです。実際,対照群は予定日後2週間経過して運動群と並びました。このことは,満期週数における分娩時期は運動群の方が左側にシフト（早くなる）していることを示しています。規則的な運動を分娩開始時期まで持続している人たちの方が,規則的に運動することなく活動的に生活している人たちより5～7日間早めに分娩に至ることを意味します。これこそ運動する意味なのです！ 満期にいるどの妊婦に尋ねても,私はあと数日で分娩開始に手が届くというぐらいにまで来ていると断言するでしょう。

私たちは,さらに運動量とその反応の関係についても考察してみました。より多く運動した女性の方が,そうでない人より早く出産したのでしょうか？

確実な答えは出すことができませんでした。20分間かそれ以上で週3回,自

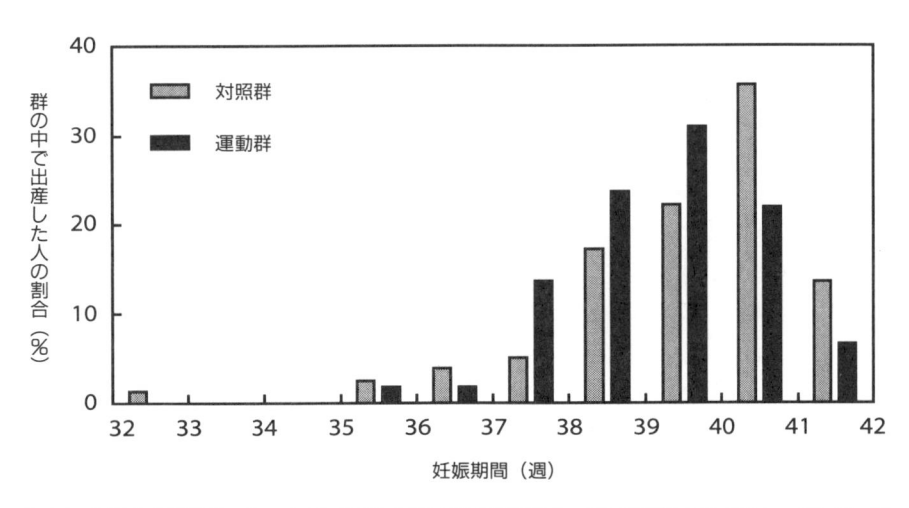

図4.1 運動と分娩時期 2つの点に注目して下さい：運動によって早産が増えないこと,そして,運動群の方が満期産でも早めの分娩になることの2点です。

覚的強度として「ややきつい」〜「きつい」程度のレベルで運動を続けている範囲内では，運動の量による違いは認められませんでした。

　さらに，妊娠中期に運動を中止した群と対照群とで，分娩の開始時期に違いはみられませんでした。すなわち，妊娠初期と中期に活発に運動を行なってその後に中止したかどうかで，満期の分娩開始時期に変わりはありませんでした。運動をしなかった場合よりも5〜7日早く出産するという効果を確実にするためには，妊娠末期まで正しく運動を続けなければなりません。その運動の量は，維持することが要求される基本的フィットネスレベル（1週間に3回かそれ以上20分間のセッション，自覚的強度として「ややきつい」〜「きつい」程度のレベル）と同等です。レベルダウンすると，目的は達成されません。

　妊娠中期および後期に行なう運動の種類や量によって，予定より前に分娩に至るかどうかは決められませんでした。妊娠前や妊娠中に定期的に競技スポーツをしている女性は，リスクを増やすことなくずっと同じレベルの運動を続けられます。数的には少ないのですが，早産のリスクを増すことなく妊娠中に妊娠前の110〜130％のレベルにまで，運動することができる人もいます。しかし，妊娠中に運動プログラムを始める人はどうでしょう？

妊娠中にフィットネスプログラムを開始する

　残念なことに，受精時期や妊娠初期にフィットネスプログラムを開始することの影響に関しては，報告がありません。しかしながら，この15年間に妊娠中期に関しての同様の研究がいくつかあります（Beckmann and Beckmann 1990；Collings, Curet, and Mullen 1983；Hall and Kaufmann 1987；Hatchら 1993；Kupla, White, and Visscher 1987；Sibleyら 1981；Wolfeら 1994）。

　運動を妊娠4カ月初期に開始し，10カ月まで続けます。この研究における運動の種類としては，水泳，自転車エルゴメーター，歩行，サーキットトレーニング等です。中には，工夫されたフィットネスで効果を認めた人もいますが，結果として運動することなくじっとしていた人と分娩開始のタイミングは変わりませんでした。

妊娠中に定期的な運動を開始することで早産の発生率が増すことはありません。

これらの所見は，妊娠中を通じて運動を続けてきた女性についての私たちの経験とは異なったものです。結果が異なるのは，運動のいろいろな項目（種類，頻度，強度，持続時間等）が私たちの研究で行なった運動と違うからだと思われます。これが事実かどうか検討するために，我々は最近これらの因子や様々の異なった要因を含んだ対照群を用いて，プロスペクティヴで無作為的な検討を始めました。荷重負荷運動（活発なウォーキング，ランニング，エアロビクス，階段昇降，クロスカントリースキー）のみで行ない，最大能力の55％の強度を維持し，各セッションを1週間に3～5回，1回の持続時間を20～60分間としました。

　この検討の中間結果によると，妊娠初期に運動を始めて妊娠満期まで続けることで早産の可能性が増すことはありませんでした。しかし，妊娠満期でも予定日より前に分娩するケースが増えていました。また，この強度では，妊娠前には規則的な運動を行なっていなかった女性にとって荷重負荷運動の回数と持続の両方の増加（40分間のセッションで毎週4日かそれ以上）が明らかに必要でした。この結果が示すように，前述のような運動の種類，運動セッションの頻度や持続の違いが他の報告と我々の結果の違いを説明することは明らかですが，時間とさらに多くの検討が望まれるところです。

胎児発育に及ぼす規則的な運動の効果

　胎児発育について規則的な運動の影響をみるために，私たちの研究に関わった女性から出生した新生児について，出生後24時間以内に様々な計測をしました。それらは児体重，身長，頭囲，腹囲，脂肪（皮脂厚）等で，注意深く，標準的な方法で測定し，3つのグループ（運動を続けた群，対照群，運動をやめた群）で比較しました。その結果として，運動群と対照群の比較を図4.2に，3群間の比較を表4.1に，それぞれ示しました。

> 　妊娠中に定期的で活発な運動を続けることは，胎児発育に影響することなく胎児脂肪を減らす効用があります。

　図4.2を見ると，運動を続けていた妊婦から出生した新生児の体重の分布は，対照群に比べて左にシフトしていることがわかります。つまり，運動群では，

その新生児の出生体重の多くが7.5ポンド（約3402g）以下で，それ以上のものはあまりみられませんでした。このシフトは，結果として運動群の新生児の体重の方が平均14オンス（約397g）軽いことを示しています（それぞれ7ポンド2オンス［約3232g］と8ポンド［約3629g］）。さらに，皮脂厚の計測では，対照群の新生児より薄いことも判明しました（体脂肪率がそれぞれ11％と16％）。しかしながら，運動群での低出生体重児（5ポンド8オンスあるいは2500g以下）の率は決して増えていませんでしたし，身長や頭囲にも影響はみられませんでした。運動群の新生児は，対照群の新生児と同じように，脳，各臓器，筋肉，骨などの発達がみられるけれども，脂肪が付きにくいことが示されました。だから，児を見ると，大きく見える頭部と小さめの腹部，腕と足にはあまり脂肪がついていません。対照群の新生児と比較して最も的確に見た感じを表現すると，「やせていてみすぼらしい」ということになります。図4.3に2つの群の新生児の写真がありますが，賢明な読者の皆様には簡単に区別がつくと思います。

妊娠前の状況よりも妊娠後期に行なった運動量によって，この「やせていてみすぼらしい」傾向が増えることも明らかになりました。例えば，1週間の走

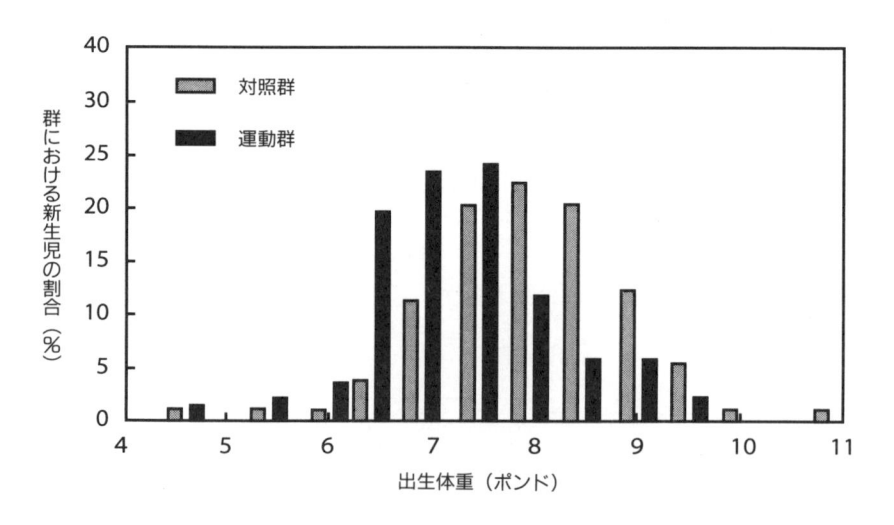

図4.2 運動と児体重：このグラフから2つのことがわかります。まず，運動している女性は低体重児を出産しないこと，しかし，大きい児より小さめの児を出産することです。

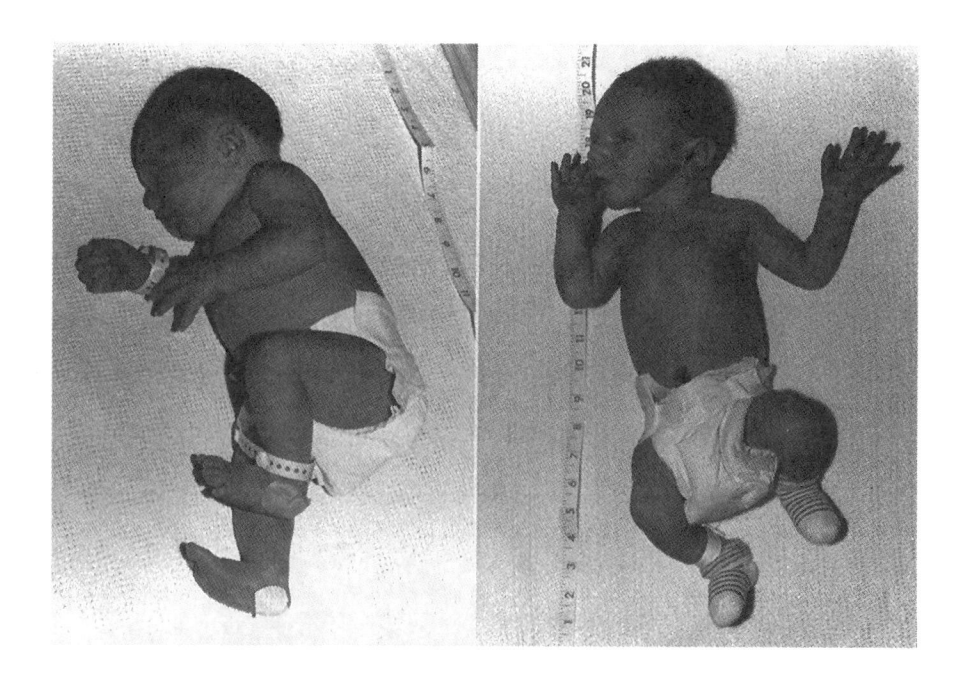

図4.3 どちらの赤ちゃんの母親が運動していたでしょう？

行距離を15マイル（約24km）から20マイル（約32km）に増やした女性は，通常，妊娠後期に35マイル（約56km）から25マイル（約40km）に走る量を減らした女性よりも約1ポンド（約453.6g）軽い新生児を出産していました。これは，たとえ前者の走行距離が後者のそれに比べて完全に25％少なかった場合でも同様でした。

　結局，もし脂肪量の差—約8オンス（約3.6kg＝出生体重に対する脂肪分の割合で，対照群の新生児［20オンス≒約9kg］から運動女性より生まれた新生児［12オンス≒約5.4kg］を差し引いたもの）—に5日から7日早く出産した新生児の3〜4オンス（約1.4〜1.8kg）の体重差（胎児の体重増加は妊娠後期には1週間で約5オンス［約2.3kg］です）を加えるなら，出生時体重の全ての差を計算できます。従って，運動によって減らしてきた組織は新生児の脂肪だけと言えます。すると，（私たちが第7章で述べる）次なる疑問は「単に脂肪だけで大きいのなら分娩時に大きいというのは良いことなのでしょうか？」となります。

・妊娠末期に規則的な運動をやめた時

　表4.1にあるように，妊娠初期に活発な運動を行なっていて，妊娠中に止めた群の新生児が最も大きく（8ポンド8オンス［約3.854kg］），体脂肪率が高く（19%）なっていました。これは，初期の運動によって胎盤が刺激されるからです（本章後述の「規則的な運動はどのように胎盤の発育に影響するか」の項参照）。一度運動を止めると，胎児のカロリー（熱量）や栄養分の利用が著しく増えて，持続的な成長を促します。計算上は，この増加した分は単に脂肪分の増加なのです。

> 妊娠後期に運動を中止すると，脂肪量の多い大きな新生児になりやすくなります。

・妊娠中に規則的な運動を始めた時

　研究者たちは，自分たちの処方した運動プログラムが出生体重に影響を及ぼすかどうかについて言及してきました。そして唯一の例外を除いては結論を見

表4.1　規則的な運動が胎児の発育に及ぼす影響

	運動を続けた群	対照群	運動を止めた群
体重（ポンド-オンス）	7-2	8-0	8-8
体重パーセンタイル値	43	63	73
身長（インチ）	20.24	20.24	20.35
体重／身長（比）	3.52	3.95	4.18
頭囲（インチ）	13.78	13.82	13.90
腹囲（インチ）	12.44	13.46	14.00
頭囲／腹囲（比）	1.11	1.03	.99
％ 体脂肪率	10.70	15.90	18.70

註：本表の数値はそれぞれの群における、いずれも平均値である。

出せませんでした。唯一の例外とは，妊娠中に規則正しい運動を開始することは，運動量が極めて多くない限り，出生体重を増加させる傾向にあるということでした（Hatch ら 1993）。私たちが行なっているトレーニングに関する研究の中間結果では，もし運動の期間や頻度を他の研究でのもの（週3回，15〜20分間）より多くした時（週5回，40分間で運動強度は「ややきつい」程度）のみ，2カ月目に運動を開始することで出生体重や新生児の体脂肪を減らすことを示唆しています。実際，週3回，20分間の運動計画（Clapp, Tomaselli, Rizdonm ら 1997）を開始して継続している無作為に抽出した女性たちに対する私たちの見解は，以前公表されたHatchとその同僚たちの報告（1993）と極めて類似しています。

規則的な運動はどのように胎盤の発育に影響するか

　私たちは，もし運動が胎児の発育に何らかの効果があるのなら，同様に胎盤にも効果が期待できるのではないかと推察しました。そこで私たちは，胎盤が発達する妊娠中期（妊娠16〜24週）に運動群および対照群の胎盤の大きさを超音波エコーにて測定しました。その驚くべき結果を，図4.4に示します。

　皆さんもおわかりのように，これらからいくつものことがわかります。少なくとも，運動は胎盤の発達を阻害しません。むしろ発育を促進し（Clapp and Rizk 1992），結局最終的には妊娠後期の機能的効果を改善することになります（Jackson ら 1995）。運動を続けることによって，胎盤は妊娠中期にはほぼ3倍速く増大し，出産時期になると15％程度の血管数の増加や表面積の増大が認められます。このことは，運動を続けていたが妊娠後半期になって止めた人から生まれた新生児が大きめになることの理由を示していると思われます。また，規則的な運動と妊娠の相互反応が，妊娠後期の合併症にともなった胎児の危険性に対して予防的効果があるかどうかを知る1つの例と考えられます。

まとめ

　私たちが運動，早産，胎児発育遅延，胎盤等の相互反応について考えてきた内容は，総括的な運動プログラムを計画する上で大変重要となるので，ここでまた振り返りたいと思います。たとえ妊娠前に行なっていた運動より多くの運動を妊娠中にしたとしても，運動プログラムを続けたり始めたりすることで破

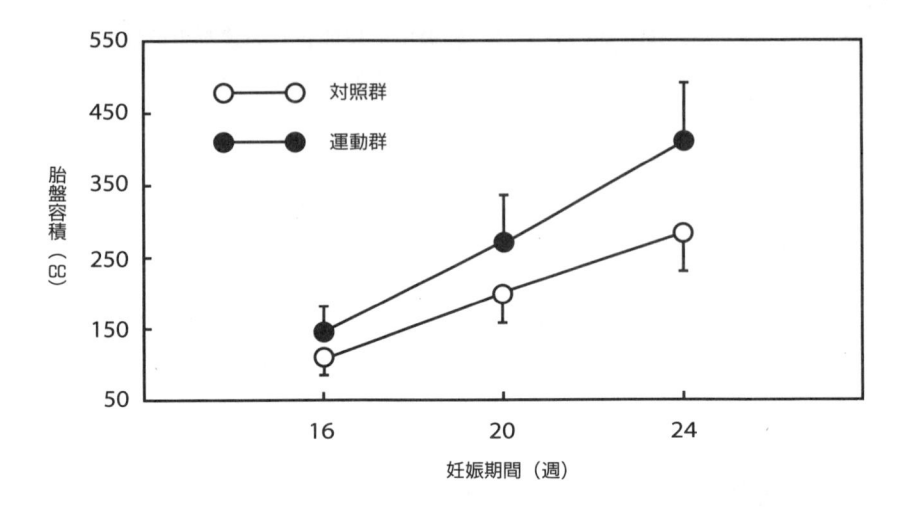

図4.4：運動と胎盤発育。
運動している女性の胎盤はしていない女性に比べて，その発育が速い。

水の危険性が増したり早産となる根拠は全くありません。これについては，ランニング，様々な種類のエアロビクス，クロスカントリースキー，階段昇降，水泳，自転車運動，サーキットトレーニング等様々な種類の運動で明らかになっています。

しかし，妊娠末期まで正しく荷重負荷運動を行なうと，約50％ほど予定日より前に分娩になる可能性が増えます（もし読者が妊婦になっても明らかにそうです）。荷重負荷のない運動では分娩開始の時期を変えることはありませんし，明らかにレベルダウンして運動を続けたり完全に中止した時も同じです。

もしも，妊娠を通して1週間に3回，20分間，自覚的強度として「ややきつい」～「きつい」程度のレベルの運動を続けると，胎盤の発育や機能を刺激することになります。もしこのレベルを妊娠後期まで続けると，他の組織の発育を阻害することなく過度の胎児脂肪の蓄積を制限します。しかし，もしレベルダウンしたり中止した時には効果はなくなり，より大きな太った新生児となります。

以前に運動をしたことがなかったり，妊娠中に初めて運動を始めた場合，その量によって胎盤発育に影響を及ぼすことになります。妊娠後期には2倍程度

の運動を行なわないと，過度の胎児脂肪の蓄積を制限することはできません。
　続いて，分娩後の2つの事柄（授乳と乳幼児発育）に対する妊娠中の運動の懸念や影響について触れていきたいと思います。

第 5 章

運動，母乳哺育と乳児発育

運動をしている間は，汗として水分を失い，1時間当たり300～600kcalを消費します。母乳哺育をしている女性では，急速に発育する児を満足させるのに十分なだけの母乳（通常，生後4カ月で一日500kcalを超える）を作るために余分にカロリーを消費しており，このため運動と授乳を同時に行なう時には，いくつかの疑問が起こってきます：

―乳児の必要量を満たすのに十分な量の母乳を分泌するという女性の能力を，運動は妨げないか。
―運動によって，蛋白，脂質や炭水化物の含有量が変化したり，味を変えてしまうような酸（乳酸）が加わることにより，その女性の母乳の質が変わらないか。
―もしそうだとしたら，授乳中の定期的な運動は，乳児の発育を悪くするのか。

　一般に入手可能な最も適切だと思われる答えを，この後に述べますが，本章は，運動，母乳産生，乳児発育の問題を特に調査したいくつかの最近の研究によって得られた結果の詳しい総説です。

運動は母乳産生にどのように影響するか

　授乳中の定期的な運動が，母乳の質や量を変えるのではないかという心配は，酪農科学の文献にその端を発し，その文献では，牛の場合，身体活動のたとえ中程度の増加であっても牛乳の産生量が減少したと報告されています（Lamb, Anderson, and Walters 1979）。この報告は，1990年代初頭の「強い強度の運動は，母乳の味をかえたり哺乳量を減らしたりするレベルまで母乳中の乳酸濃度を上昇させる」という調査結果によっても裏付けられました（Wallace, Inbar, and Ernsthausen 1992）。

　残念なことに，これらのことはあまりに広く言われており，母乳哺育をする人は出産後，長期にわたって，運動は短くすべきであるという勧告の裏付けとなってきました。しかしこれらのことはまた，運動の通常のプログラムが母乳産生量，哺乳行動，乳児発育に対しどのように影響するかをみるための多くの研究を刺激し，これらの研究の中で最も優れたものはカリフォルニアの栄養士のグループによる，一連の詳細な研究でした。彼らは，授乳中における頻回の，

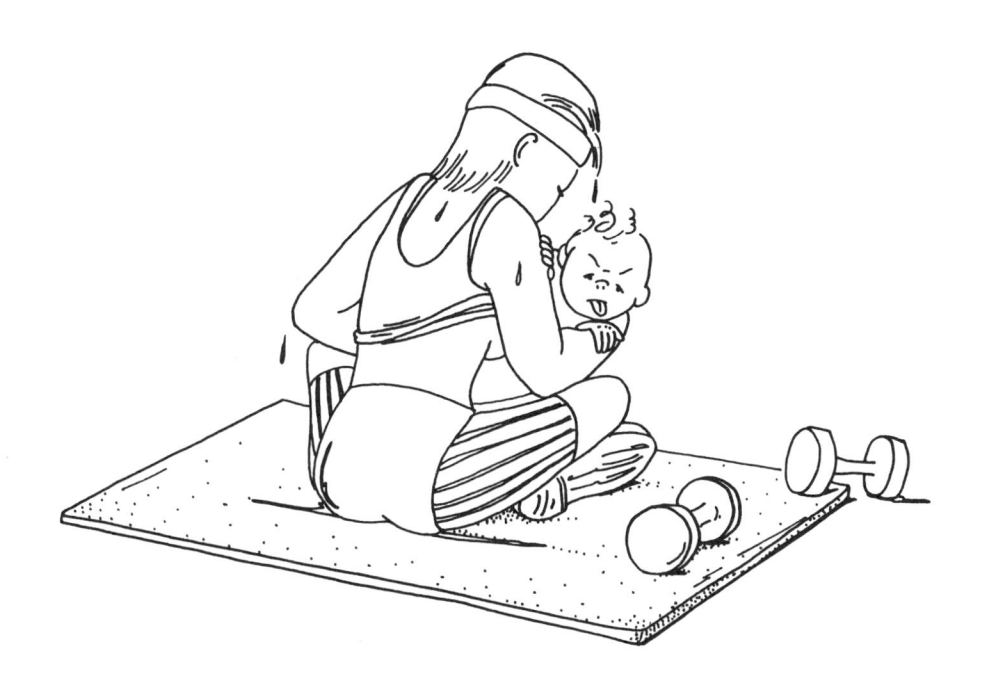

最近まで，運動は母乳の味を悪くすると誤って考えられていた。

持続的な，中等度から高強度のランニングは，母乳の質や量を損なわないことを明らかにしました (Dewey ら 1994；Dewey and McCrory 1994；Lovelady, Lonnerdal, and Dewey 1990)。残念ながら，彼らは母乳中の乳酸濃度を測定しませんでしたが（母乳中の高濃度の乳酸は母乳をすっぱくする），運動が乳児の哺乳行動に明らかな影響を与えなかったという結果 (Dewey and Lovelady 1993) からは，母乳中の乳酸量はすっぱさや不快な味の原因になるほどの量ではないと考えられました。

　私の研究室の結果も同様でした。私たちの研究対象となった人たちは，自分たちの運動パターンに関連して乳児が母乳を飲んでくれなくなるようなことは訴えていません。このことは，強度のトレーニング（毎日60分以上，非常に激しく消耗するような運動）を続けている競技選手のほとんどに対しても言える

ことです。私たちの研究（週に3〜7回，20〜50分，中等度の強さの運動）に参加したような普通の女性にもまた，言えることです。これが事実であることを確かめるために，私たちは，日常生活の中で母乳中の乳酸の問題を検討するために，一連の前方視的研究（prospective study）を始めました。今までのところ，私たちの所見はQuinn and Carey (1997) によって公表された所見と一致しています。たとえどんなに激しい運動をしたとしても（有酸素閾値を超えるような），母親の血液中や母乳中の乳酸濃度はほとんど変化しないという結果です。

この領域の研究結果で，なぜこのような違いが起こってくるのでしょうか。矛盾の理由は，この問題に対する研究方法の違いにあるようです。研究者がある研究を計画する時には，ある疑問に対して明確な解答が得られるように研究を計画するということを思い出してください。こうした研究は特殊な条件下に限られたものであるために，その解答を一般化できないことがしばしばあります。

> 中等度から強い強度の，定期的な，激しい，有酸素的な運動は，母乳の質や量を変えることはありません。しかし，非常に強い無酸素的な運動（interval workouts）は，母乳の味を変えることがあります。

たとえば，1979年の酪農における研究で，Lambと共同研究者は，ミルクの産生量が種々の環境因子によって減りやすく，しかももともとあまり運動しない動物に，無理に運動させて研究を行ないました。このため，その動物においては，運動によってミルクの産生量が減少する確率は高くなりましたが，ヒトにあてはめるのは条件が違うためにうまくいきそうにありませんでした。Wallaceと共同研究者（1992）は，明らかに無酸素閾値を超えるような，激しい短期間の運動を研究に使いました。こうした運動により，無酸素閾値に達し血中乳酸濃度が急激に上昇すれば，普通に運動をした時よりも母乳をすっぱくする原因となる母乳中の乳酸濃度は高くなる可能性が高いのです。

一方，Deweyのグループによる3つの研究（1991，1993，1994）は，運動と授乳が産褥期体重減少に及ぼす影響という，より実際的な問題に注目して行なわれました。授乳をしながらの厳しい運動は，母乳の質や量と乳児の発育を

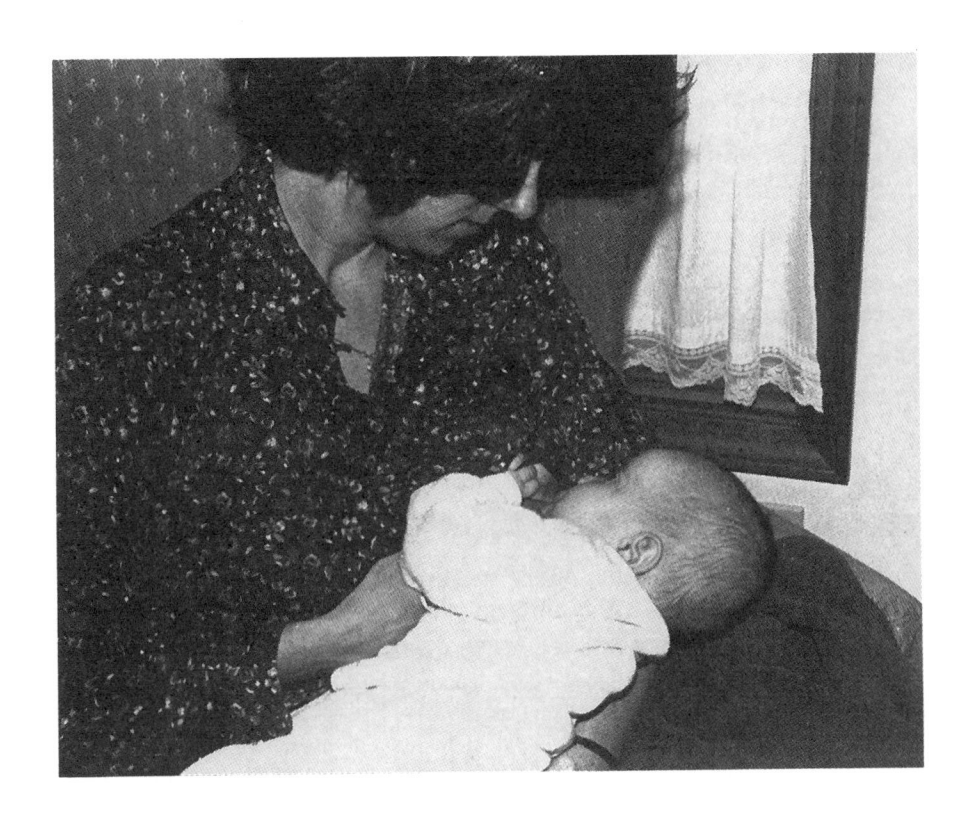

図5.1 運動後の普通の授乳の様子

損なわずに,母体の体重減少を早くすることができるでしょうか？ この答えを得るために,彼らは典型的な運動(すなわち無酸素閾値以下の強さで,頻回のかつ長めの運動)を研究に用いました。

同様に,私たちの研究対象の人たちにも,いつもの時間に,いつもの強さで運動してもらい,実験室での検討の時もその運動強度は無酸素閾値以下で行ないました。このように,私たちの予備研究や,Quinn and Carey (1997) の研究,そして Dewey のグループによる3つの研究 (1991;1993;1994) は,普通の日常生活で起こりうる条件下での検討でした。それ故に,これらの研究結果は,授乳中に運動を続けたい人たちに対するカウンセリングに,非常に有用な参考となるでしょう。Wallace と共同研究者による結果は,頻回にかつ強い強度のインターバルトレーニングをする人たちにのみ当てはまるものでしょ

う。実際に，彼女の研究室からの最近の成績では，通常の運動後には乳酸濃度のわずかな上昇しか起こらないし，これらのわずかな変化は乳児の哺乳行動に変化を与えない，としています (Wallace, Inbar, and Ernsthausen 1994)。さて大部分の時間，母親と授乳中の乳児の関係は図5.1にみられるようなものですが，運動をするべきでしょうか，せざるべきでしょうか。

総論的には，健康な授乳中の女性は，望むならば運動を続けても良いと思われます。大部分の女性は，母乳の質や量を損なうことなく，授乳を続けている間も高レベルの運動やトレーニングを行なうことができ，断乳するかなり前に明らかに十分な体力を回復し，維持し，向上させることができます。これに反して，持続性の中等度の強さの運動の後に，乳児がうまく哺乳できなくなってしまうこともありますが，これは母乳中の乳酸濃度が高くなることよりも，他の因子（お腹のすきぐあい，母親のにおい，汗，リラックスの状態など）によるものでしょう。無酸素閾値を超えるような強さの頻回のインターバルトレーニングは，母乳中の乳酸濃度を上昇させるために，味を変化させ，乳児の母乳の飲みを悪くしてしまいます。そこまではいかないまでも，母乳の質や量を落とすような運動の閾値は，個人によって異なっており，かなり高いと思われますが，まだ確立されてはいません。

母乳哺育中の母体の体重減少

運動と母乳産生に関する重要な疑問が他に2つあります。

―定期的な運動，母乳哺育，減量のためのダイエットの3つを同時に行なっても良いか。
―カロリー制限と運動を同時に行なった時，母乳の質や量は変化しないか。

これらの疑問は，特にアスリートの女性が速やかに妊娠前の体重に戻したいと思いながらも，出産後1～2カ月の体重減少があまり起こらず，しばしば失望させられるために起こってきます。最初の疑問に対して直接イエスと答えることができるのは，ヒヒの授乳中に母体栄養状態を変化させてその影響を検討した研究に基づいています。カロリー制限時にたとえヒヒの母親が自分の活動性をおさえたとしても，軽度または中等度のカロリー制限（維持カロリー必要

量の80または60％までに制限）は，乳汁産生を減少させ，乳児発育を抑制することを，これらの研究は示しています。

> 母乳哺育も運動もダイエットも同時に行なえますが，カロリー制限量や体重減少率を制限すべきです。

　これらの刺激的な研究結果をふまえて，カロリー摂取を1週間あたり平均38％も急に制限した，健康で，母乳哺育中で，運動をしていない女性を対象に研究が始められました（Strode, Dewey, and Lonnerdal 1986）。カロリー制限は，母乳の質や量を変えることなく，母体の体重減少を早めましたが，データを注意深く調べると，このことは一日1500kcal以上摂取した女性にのみあてはまっていました。一日1500kcal以下にカロリーを制限すると（カロリー摂取量の30％以上の制限），母乳産生量は減少しており，乳児の体重増加も減少していました。これらの結果は前述のヒヒにおける検討と同じです。

　母乳哺育中のダイエットや運動に関する決定的な研究はまだなされてはいませんが，前述の2つの研究結果と，第三世界の栄養不良の女性の授乳に関する情報とを組み合わせると，授乳婦人のエネルギー摂取量とエネルギー消費量の間には，適度なバランスがあるにちがいないと思われます。カロリー摂取量がカロリー消費量をはるかに下回れば，母乳産生量は減少するし，乳児の体重増加量も減少するでしょう。その閾値は，カロリー摂取量がカロリー消費量を20～25％下回った時でしょうが，実際には，個人や文化の違いによりこの値は異なるでしょうし，実際の母乳哺育の方法（回数，期間など）によっても異なってくるでしょう。

　したがって，私たちは授乳中の女性が運動やダイエットをしても良いのかという疑問に対して，すべて答えることはできないものの，これまでの結果や次の章で述べる他の研究結果からは，この問題について実際的な，安全な解答がありそうです。その解答は，乳児自身に問題がなければ（すなわち，いつもお乳を飲みたくてむずかったり機嫌が悪くなったりしなければ），また乳児の体重増加が正常である限り，一週間に0.75～1ポンド（約340～454g）以上減量しなければ，運動とダイエットと授乳の三者の間に問題はないというものです。もう1つ注意しなければならないことがあります：乳児が急成長期に入るとカ

ロリー必要量が増え，余分に必要になった母乳をつくらせるために，おっぱいを吸う回数を増やし乳房を刺激します。このために母乳産生量が乳児の必要量に追いつくまで，多くの乳児はむずかるのです。そこで，ダイエットをしながら授乳する母親は，過度のカロリー制限の影響と，正常な急成長が乳児の行動に及ぼす影響を区別する方法を学ばなければなりません。最も良い手がかりは，前者では乳児の不機嫌が続き体重増加が悪くなりますが，後者によるものは限られた時期にのみ起こり，突発的だということです。

カロリー制限についての適切なプログラムと定期的な運動や授乳がうまく組み合わさると，運動や授乳をしながらもカロリー制限をしなかった時より，産褥期の体重減少率はおおよそ3倍早くなります。一日のエネルギー不足量は約425kcalになりますが，この値は運動をし授乳をする女性の予想エネルギー必要量の15～20％です。このような食事療法を続ける場合には，カロリー摂取量が十分であることを確かめるために栄養士の指導をうけながら行なうべきです。

母乳哺育と乳児発育

答えなければならないもう1つの問題は，母乳哺育が乳児発育のパターンや発育速度を変えるかどうかです。1980年代に母乳運動が復活した時，小児科医たちは，母乳栄養児の多くはカロリー摂取量が少なく，生後2～3カ月の時点では人工栄養児のように成長していないことに気付きました（Butteら 1984）。このことがきっかけになって，一連の詳細な研究が行なわれ，母乳栄養児の生後2年間のエネルギー摂取量や成長，発達が調査されました（Deweyら 1991, 1992, 1993, 1995, 1996）。

これらの研究により，母乳栄養児のカロリー摂取量や体重増加量は人工栄養児よりも少ないことが立証されました。しかし，母乳栄養児が，栄養不足でお腹を空かしていたという証拠はなく，むしろ彼らは，カロリー摂取量に満足しているようにみえ，実際，乳房に乳が残っているのに哺乳をやめていました。

> 母乳栄養児は人工栄養児よりも本来やせています。

非常に興味深いことに，母乳栄養児の成長パターンは，運動している女性から生まれた子どもに認められる成長パターンと類似しています。つまり，彼ら

の身長と頭囲の成長は人工栄養児と同様であり，蛋白質補充を行なっても成長率は上昇しませんでしたが，健康でそしてスケジュールどおりに成長点に到達しました。体重増加は別として，唯一の違いは，彼らは多くの脂肪を蓄積しないことでした。したがって，母乳栄養児は人工栄養児よりやせており，母乳栄養児の体重増加パターンは人工栄養児とは異なっているのです。そこで，乳児発育に対する運動の影響を調べる時には，母乳栄養児同士で比較しなければなりません。ここで注意を一言。母乳栄養児の成長が十分であるかどうか疑問が生じた時は，母乳栄養児のための成長に使用されるチャートでチェックしなければなりません。習慣から，多くの健康に関するプロでさえも，いまだに人工栄養児の成長率をもとにしたチャートを使っていることがあります。

授乳中の運動が乳児発育に及ぼす影響

さて，次の問題は，授乳している間だけ，または妊娠中も授乳中も定期的に運動を続けた時に，母乳栄養児の成長パターンが変わるかどうかについてです。残念ながら，私たちの15年間の経験では，妊娠中に運動していた女性で人工栄養で育てた人は2％以下であり，授乳をしなかった時の有効なデータが少なく，これに関する研究はできていません。

> 授乳をしながらの定期的な運動は，乳児発育を遅らせません。

Deweyらのグループの研究はこの点を注意深く検討し，母乳栄養児の発育は，授乳中に行なわれた運動によって遅らされることはなかったと結論しました (Deweyら 1994；Lovelady, Lonnerdal, and Dewey 1990)。しかし，彼らの研究は12週間以上にわたるものではありましたが，限られた数の乳児のみを観察して測定したにすぎませんでした。私たちが現在行なっている研究では，十分にコントロールされているとはいえないものの，母親が運動をし母乳を与えている乳児についてより長期間により多数の例で検討しており，Deweyらのグループの研究と同様な結果が出てきています。(Clapp 1996a, 1996b；Clapp, Simonianら 1995)。今日までに私たちは，予備的な検討ではあるものの，妊娠中や授乳中の運動が乳児の発育パターンを変えるかどうかについて，50組以上のコントロール群をおいた対象群の1歳の時点でのデータを集めています。

このデータにより次のことがわかってきました。すなわち，妊娠中や授乳中に定期的な運動を続けることは，その子どもの1歳時，5歳時における体重，身長，頭囲や脂肪量を変えませんが，唯一の違いは運動している人の子どもはよりやせていることです。

これらの所見は，健康な授乳をしている女性は，その子どもの発育や発達を妨げることなしに運動を続けることができるという見解を支持するものです。また一方，多くの健康な女性は乳児の発育を阻害することなしに，授乳しながらフィットネスレベルを回復，維持，改善するのに十分強度の運動処方を授乳中に始めたり，続けたりすることができることも示されています。さらに，もし運動後に（特にインターバルトレーニングのような強い強度のトレーニング後に）乳児の受容性に問題が生じたとしても，乳児発育に明らかな差ができるような強さではないと思われます。最後に，非常に厳しいカロリー制限をしない場合には，母乳栄養児の発育を変えるような運動量の閾値は非常に高いはずですが，まだその運動量の閾値は確立されていません。

授乳と乳児発育に対する運動の影響は，私が特に議論してきた母親の運動に関する主要な問題の最後のものです。その他のことについては，妊娠中や授乳中に定期的な運動を続けることが，その母親や児にとってどのような利点があるかに注目した次の2つの章の中で簡単に言及します。

まとめ

最初は妊娠中や授乳中に運動を行なっても良いかどうかというレベルの問題でしたが，この十年間の仕事により次のようなことが明らかになってきました。すなわち，授乳中に定期的な運動を始めたり，続けたりすることは，その女性が健康で過度のカロリー制限をしなければ母乳の産生量や乳児発育に悪い影響はありません。この見解は，たとえば中等度であったり強い強度であったり，短期間でも長期間でも，週に6回行なっても，いろいろなタイプの運動を行なった授乳中の女性について集められた膨大な量の実験的な結果によって裏付けられています。

2つの例外と1つの"多分"のみが今日までに確認されています。例外の1つめは，強いインターバルトレーニングは，その直後では母乳の味を変化させ，乳児の飲みを変えるかもしれないということであり，2つめは，現時点では理

由は明らかでないが，中等度の強度の運動後でも母乳の飲みがときどき悪くなるということです。運動している授乳中の女性が，ダイエットをすることが賢明なことであるかどうか，という問題に〝多分〟は関連しています。最終的な答えはまだ出ていませんが，中等度のカロリー制限は母親にとって十分耐えられることですし，乳房の機能や乳児の発育を阻害しないと思われます。現時点では，どの程度のカロリー制限まで行なっても良いのかについての最適な指標は，乳児の反応の変化のほかに，体重減少量を1週間に1ポンド（約453.6g）以内にすることです。

第 6 章

定期的な運動の母親にとっての有益性

母親にとっての有益性という問題について考える際には，まず，「運動」という言葉の意味が人によって異なっているということを認識することが大切です。すでに述べてきているように，人々が運動と呼んでいる多くの事柄は，妊娠経過や妊娠結果にマイナスには影響していないことは明らかです。しかし，これらの運動処方の多くは，妊娠にとってプラスになる運動刺激はどの程度かという問題を明らかにしていません。

　本章では，母親にとっての有益性を得るための運動の最小必要量，すなわち運動の閾値レベルの確立を試みます。さらに，閾値レベルを超えた運動は，有益性を増やすかどうか，いわゆる濃度依存性の効果があるかどうかについても述べます。さらに，いくつかの有益性を得るための最も重要な運動の変数（運動の種類，頻度，強度，期間）についても明らかにします。

　私は，体力，体重増加量，分娩所要時間などのいくつかの客観的指標を含め，かなり広範囲の有益性について検討してきました。さらに，その人の態度，免疫機能，幸福な感じなどといった客観的に定量化することが困難なものについても述べます。また，妊娠中の運動の時期によって違いが生ずるかどうかをみるために3つのグループ（妊娠中も定期的な運動を続けた人，運動をしていたけれどもやめた人，妊娠中に始めた人）において，どのような有益な効果があるかについても検討します。

　簡単でしかも客観的に測定できる運動の効果から始めましょう。これらの指標には次のようなものがあげられます。

—母体体重増加と脂肪蓄積
—母体の不快感と障害
—分娩の経過とその結果
—妊娠中の合併症
—母体の体力

母体体重増加の減少と脂肪蓄積の減少

　私たちがこれらに関する研究を始めた時，定期的な運動が妊娠中の体重増加を抑制するかどうか，もしそうならば，いつ頃どの組織に作用するのかについて検討しました。私たちの最初の研究結果では，妊娠中を通して運動を続けた

人たちの体重増加量は，運動をしなかった人たちより平均8ポンド（約3.6kg）少なかったのです（Clapp and Capeless 1990）。この研究結果がきっかけとなり，妊娠の前，中，後において，体重増加量と5カ所の皮下脂肪厚を連続して測定するといういくつかの詳しい研究を行ないました(Clapp and Little 1995; Little, Clapp, and Ridzon 1994)。

・妊娠中も定期的な運動を続けた時

妊娠中も定期的な運動を続けた時の体重増加量や脂肪蓄積に対する効果を，次頁の図6.1と6.2に示しておきます。

ご覧になればわかるように，妊娠中も定期的な運動を続けることは，体重増加や脂肪沈着，脂肪蓄積に大きく影響しています。さらに，その効果は，妊娠の後半において（20週以降）より明白でした。最終的な体重増加量は対照群より約7ポンド（3kg）少なくなり（図6.1），皮下脂肪厚の増加量は15mmとなっていました。この皮下脂肪厚の変化の違いは，荷重負荷運動を定期的に続けている人では，体脂肪が3％程度少ないことを示しており（図6.2），妊娠末期に運動をすればするほど，体重増加や脂肪蓄積に対する効果はより大きくなっていました。両者の違いの75％以上が起こる妊娠の後半期になるまでは，運動群と対照群の体重や皮下脂肪厚の違いは小さいことに注意してください（図6.1，6.2）。最終的な結果としては，運動を続けた人は妊娠中も細い体型を保つということであり，図6.3に示されているように，お腹をみなければ妊娠しているようにはみえません。このことは多くの人たちの妊娠中のボディイメージの改善にも役立つでしょう。しかし，これらの人たちは栄養不足でも栄養失調でもありません。体重や皮下脂肪厚の平均増加量（体重：29ポンド［約13kg］，皮下脂肪厚：10mm）は，妊娠の正常範囲内に入っているのです。

・産褥期の運動

これらの結果を得た後で，産褥期体重減少や脂肪減少に対しては，出産後に定期的な運動を続けても妊娠中と同じ効果が得られるわけではないことに，私たちは驚かされました。実際，運動の効果はごくわずかであり，分娩3カ月後における体重減少の違いは，2ポンド（約900g）以下でしたし，脂肪の減少量は全く変わりませんでした（図6.4）。私たちにはこれがどういうことなのか

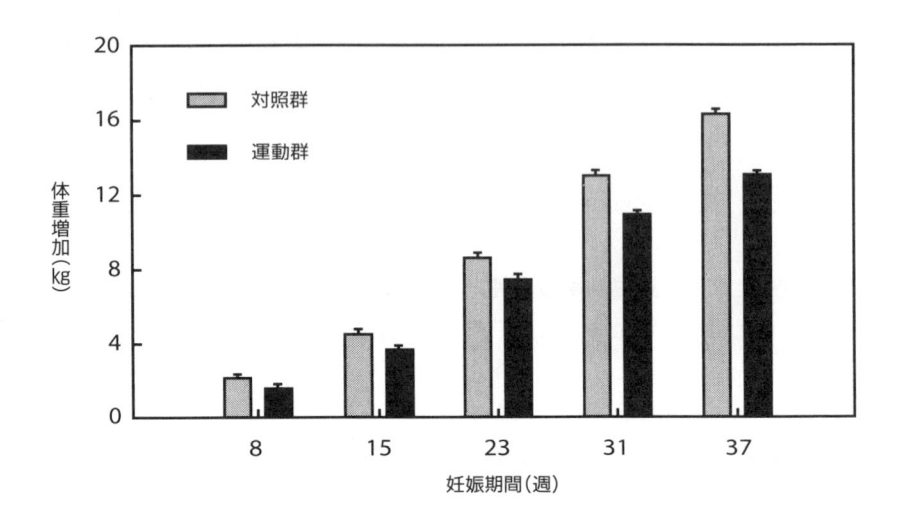

図6.1　定期的な運動は妊娠中の体重増加量を減らす。

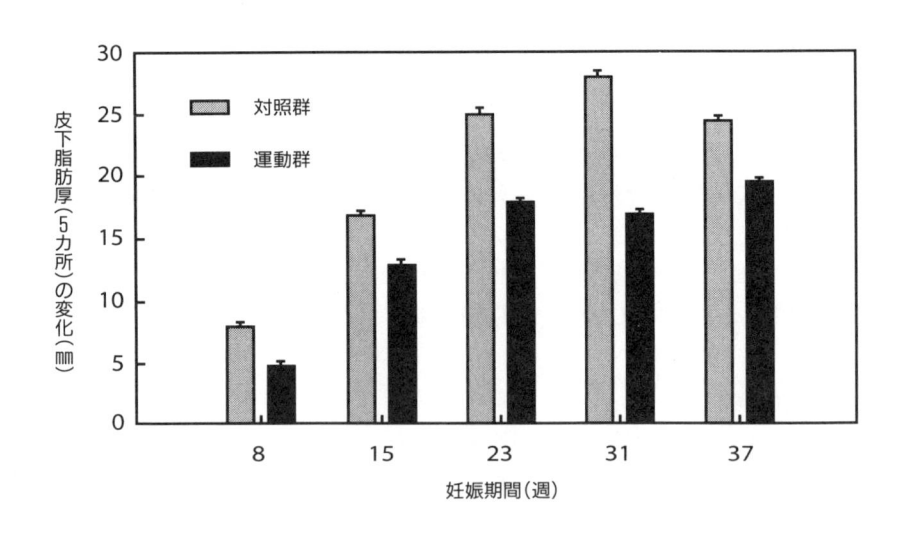

図6.2　定期的な運動は妊娠中の脂肪沈着を減らす。

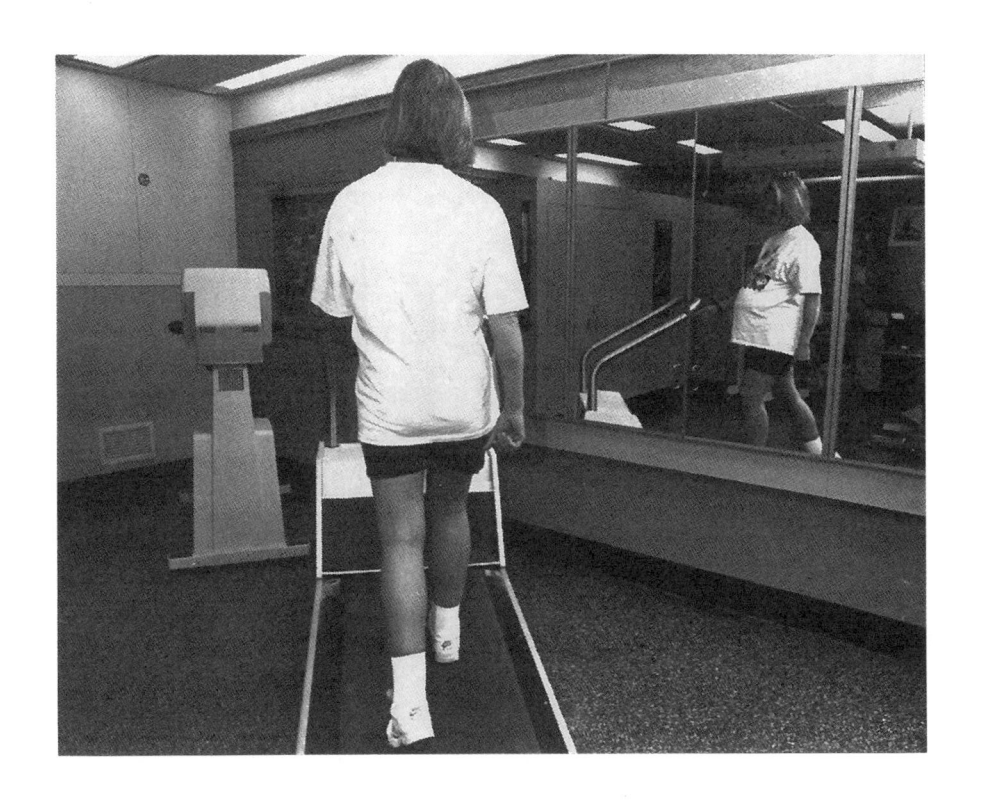

第6章 定期的な運動の母親にとっての有益性　103

図6.3　運動そして妊娠末期の身体所見，背面と正面。

理解できず，最初は何か間違いをしたに違いないとさえ考えましたが，さらに研究を続けても結果は同じでした。さらに，カリフォルニアのDeweyのグループも全く同じことに気付いていました(Deweyら 1994；Lovelady, Lonnerdal, and Dewey 1990)。彼らの研究対象であった授乳婦人は，激しい荷重負荷運動（一日に400kcal以上）を続けたにもかかわらず，体重と脂肪の減少率は，運動をしなかった人たちのそれと同じだったのです。

> 妊娠中に定期的な運動を続けることは，体重増加と脂肪蓄積を抑制しますが，運動だけでは出産後の体重減少率は大きくならないでしょう。

幸運にも，研究者たちは体重減少が起こらないことに関連するもう１つの因

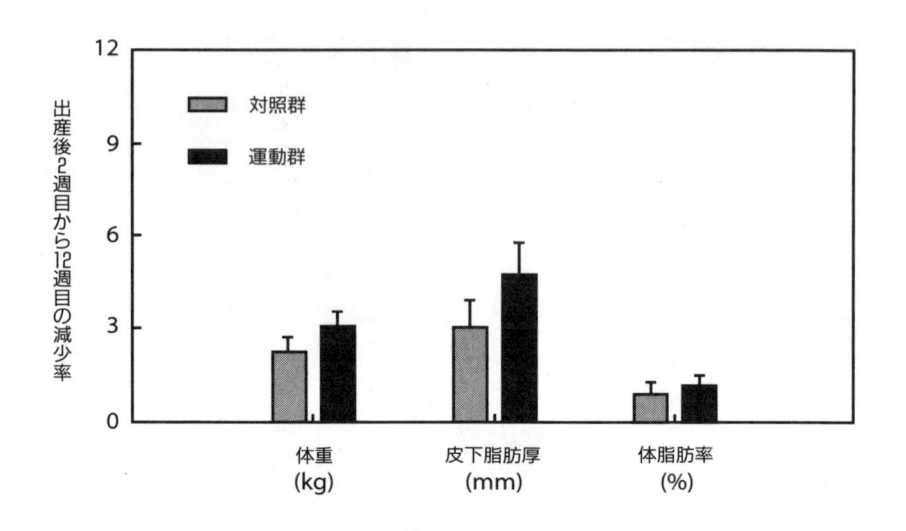

図6.4 運動そして出産後の体重減少

子について検討し，その結果，激しい運動がなぜ体重減少率にほとんど，または全く影響しないかを明らかにしました。彼らは注意深くカロリー摂取量を測定するとともにカロリー消費量も測定し，運動している授乳婦人は自身のエネルギー必要量（日常的なものと運動）や乳児のエネルギー必要量（母乳産生）を補うために，食事の量を増やしていることに気付きました。これにより謎は解かれたのです。私たちが考えていたよりずっと簡単なことでした。もし，あなたがカロリー需要や消費に見合うだけカロリー摂取を増やせば，体重は変化しないのです。

・妊娠中に定期的な運動を始めた時

さて今度は，多くの女性が妊娠した時に直面する重要問題：もしいま運動を始めたら，残りの妊娠期間中の体重増加を減らせるかということです。

残念ながら，妊娠中に運動を始めることが体重増加に及ぼす影響という点について厳密に検討した研究はほとんどありませんし，今までの研究ではその影響を証明することができていません（Collings, Curet, and Mullen 1983）。しかし，これらのプログラムの多くは，限られた量の運動を妊娠中期に始めるものであり，しかも多くの場合，その運動は荷重を負荷しない運動でした。こ

れらの研究では，体重増加量に影響を及ぼすのに必要な運動量の閾値よりも少ない運動量であったのではないかと思われます。

> 妊娠中に定期的な中等度の強度の運動を始めると体重増加や脂肪蓄積をおさえることができますが，1週間に3時間以上運動した時だけです。

　この点を検討するために，私たちは，トレーニングプログラムの運動のタイプ（荷重負荷運動）と強度（最大強度の55％）を一定にしておいて，運動頻度と運動時間のみを変化させて研究しました。妊娠3カ月の最初に運動を始めた人たちが，体重増加量や脂肪蓄積量を減少させるために必要な運動量の閾値は，「20分間の運動を週に3〜5回」と，「40分間の運動を週に5回」の間のどこかであることがわかりました（Clapp, Tomaselliら 1996）。これよりも低いレベルでは，変化は対照群（図6.1，6.2）と同様であり，これよりも高いレベルでは，変化は妊娠前からの運動を妊娠中も続けた人たちと同様です。

　このように，妊娠中に運動を始めた人たちが妊娠中の体重増加や脂肪蓄積を減らすために必要な運動量は，すでに良い健康状態で妊娠中も運動を続けている人たちの運動量より大きくなるのです。

　なぜそうなるのか，現時点では明らかではありませんが，1つのそれらしい説明としては，体重増加や脂肪蓄積を変えるためには，毎日のカロリー摂取量のある一定のパーセントを運動により消費しなければならないということです。というのは，普段からトレーニングをしていない女性が，最大運動量の55％で運動した時の絶対的なカロリー消費量は，すでにトレーニングしている女性が，最大運動量の55％で運動をした時のカロリー消費量よりも少ないのです。つまり，普段からトレーニングをしていない女性は，同じカロリーを消費するためには，トレーニングをしている人たちよりも長く運動しなければならないということになります。いずれにせよ，「妊娠中の定期的な荷重負荷運動は，妊娠中の体重増加を抑えることができるか」という質問に対する答えは，以前のトレーニングの状態や運動処方のタイプ，頻度およびその期間によって，「イエス」にも「ノー」にもなりえます。

・妊娠中期に運動をやめた時

　妊娠中に運動をやめるか，中止させられるとどうなるでしょう。ご想像通り，日常的には活動的だが運動していない対照群の体重増加や脂肪蓄積にすぐに追いついて，妊娠後期には追い越してしまいます。結果として，体重増加は対照群よりも少し多めで（約5ポンド［約2.3kg］），脂肪蓄積も少し多く（1〜2％）なります。運動を中止した人たちは，どうして対照群より体重が増えるのかについてはまだはっきりしていませんが，おそらくカロリー摂取量を変えないまま，運動をやめてしまうからでしょう（カロリー消費量が減る）。

母体の不快感と傷害の減少

　運動または妊娠のためにおこる母体の不快感の頻度に，定期的な運動を妊娠中に始めたり続けたりすることがどのように影響するかについては，まだ検討されていません。母体の傷害についても同様です。しかし，傷害や痛みなどの報告がされていないということから，運動に関連した不快感や傷害の頻度は妊娠中に増加しないと思われます（Sherer and Schenker 1989）。さらに，最初の100人のデータを調べたところ，一例のみに傷害（妊娠初期にクロスカントリースキーの試合中に脱臼）が認められました。腰背部，足，骨盤部の不快感の頻度は，運動群では10％以下ですが，対照群では40％以上にもなっていました。これらの第一印象が正しいことを確かめるために，妊娠中に運動を始めた人たち，継続している人たち，対照群の人たちの不快感や傷害の頻度を記録してきていますが，現在のところ結果は（後に述べますが），私たちの最初の印象が正しいことを示しています。

　残念ながら，運動習慣のどの部分が，こうした身体的安楽の改善に寄与しているのかについては本当のところはまだわかっていません。これまで私たちは，ストレッチングや柔軟性や耐久力については，特に重要視してきておらず，唯一の共通要素は，その運動が定期的で，荷重負荷の持続性のものであることだけです。

・妊娠中も運動を続けた時

　妊娠前からいつも行なっていた運動を妊娠中も単に続けただけの人ではどうでしょうか。そういった人たちでは，どちらかといえば傷害の危険性は少なく

なっていました（Clapp　1994a）。彼女たちの運動に関連した傷害の発生率は1％以下ですが，この値は日常生活を普通に行なっている対照群の発生頻度の半分以下です。これまでに確認された3つの運動に関連した傷害は，①妊娠末期に平坦でない場所でのランニング中，急に起こった以前の足関節傷害の再発，②長距離ランナーの中足骨の疲労性骨折，③インラインスケート中に転んだための打ち身です。しかし，これらのどの傷害も，妊娠の中期から末期の時点で運動をやめなければならないようなひどいものではありませんでした。

これまで，対照群では8つの傷害が認められています。3例は転倒によって，2例は車のトランクから荷物を出そうとしたための姿勢変化による急性の腰痛症，残りの3例は原因のはっきりしない捻挫（2例は足首，1例は膝）です。運動群に比べて対照群の傷害のいくつか，特に腰痛症は長期にわたる身体の活動制限の結果と思われます。

> 妊娠中や産褥期に定期的な運動を始めたり続けたりすることは身体的な不快感を減少し，回復も早めますが，運動に関連した傷害のリスクは増やしません。

妊娠中も運動を続ける人たちは，妊娠に関連した不快感などをあまり経験しません。特別な身体的訴えの頻度は，身体的に活動的な対照群では10～40％の範囲であり，この分野における私たち以外の唯一の報告においても同意されています（Wallaceら　1986）。しかし，ランニングや激しいエアロビクスを続けた人たちの約20％は，妊娠末期の運動中に下腹部の不快感や骨盤部の圧迫感を感じており，市販されている下腹部を支えるベルトを使うことにより，しばしばこの感じを軽快させることができます。これらの不快感や圧迫感の原因は，過度の子宮の可動性によるものと思われます。

・産褥期の運動

分娩の数日前に運動をやめ，分娩後すぐにまた始め，授乳中も運動を続けた人たちの調子はどうでしょうか。悪いでしょうか。出血したり，腹壁ヘルニア，膀胱下垂，子宮弛緩が起こるでしょうか。

私たちが研究の対象にしてきた妊娠中に運動していた人たちの多くは，分娩後2週間以内に運動を再び始めていました。そこで，彼女らの6週後，3カ月

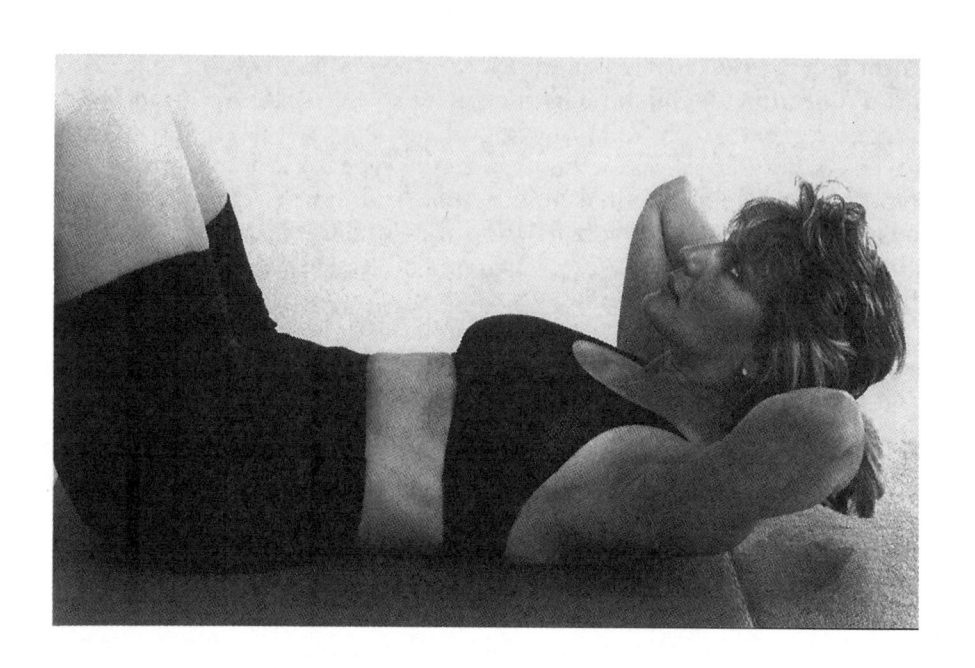

図6.5 分娩後3週間目の腹筋運動。彼女の筋緊張は非常に良好であり，3回目の分娩であった。

後，6カ月後，1年後の状態を調査しました。図6.5の写真は，分娩後3週間目にとったもので，彼女たちが身体的に非常に良い状態であり，体調も非常に良いことを示しています。日常的には活動的だが運動をしていない対照群と比べると，運動している人たちは皆，よりすみやかに身体的，感情的な回復（2倍ぐらい早い）が起こっていることがわかりました。運動している人たちでは，明らかに産褥期の抑鬱状態の頻度が低いこともわかりました。この理由は，おそらく運動に費やす時間は個人的な時間，自分一人の時間であり，一日24時間，週7日間の新生児と一緒の時間からの定期的な解放になるためであろうと思われます。結果として，抑鬱状態にならないし，新生児の欲求に対処する技術をすぐにマスターするようです。

さらに，彼女たちは運動中には不快感をほとんど経験しません。しかし，分娩後1週間以内に運動を再開した人たちは，運動中またはその直後に性器出血が増えることに気付いています。もっとも，それらは多すぎるわけではなく，ふつう1週間以内になくなるものです。同様に，ランナーたちの一部は，一過

性の臀部の不安定な感じを訴えますが，私たちの検討では1例を除いて（慢性的な仙腸関節の問題の再発），痛みは問題となっていません。出産後もしばらくの間，いくつかの関節の過伸展の範囲は広がっていますが（Schaubergerら 1996），機能的に問題となることもなく，長期間持続したりすることもありません。様々なタイプの腹筋運動を含んだ床運動でも腹筋はすみやかに回復するし，臍部もしくは臍下部のヘルニアの原因にもなりません。実際，図6.5のように産褥期の腹壁の筋肉は，妊娠前と同じぐらいか，より良くなっています。

> 分娩後すみやかに再開した定期的な運動には，多くの有益性があり，長期的な問題の原因にはなりません。

産褥期に運動をする人たちのうち何人かは，分娩後最初の6週間までは運動中に尿失禁を経験しますが，この問題はすぐになくなるし再発もしません。実際，日常生活中や咳をしたり笑ったりした時の尿失禁の頻度は，対照群よりも運動群で低いのです。同様に，6週の時点における運動群の内診所見で，膣や子宮の支えが弱いという証拠は示されていません。さらに，私たちは運動を早く再開したことと，感染，治癒遅延，性生活の不具合との関連性も認めていません。最後に，運動の妊娠中や出産後の母体への長期的な影響を確かめるために，妊娠中や出産後に定期的な運動を続けることと，授乳，体重，腹部の緊張度，膀胱機能，性機能に関する問題との関連についての詳細な評価を始めています。私たちは，分娩後1～2年にわたってマッチさせたグループについて検討していますが，予備的な分析の結果，次のようなことがわかってきています。

―妊娠前に定期的に運動していた人たちの95％は，出産後，定期的なジョギング，エアロビクス，階段昇降を再開しています。
―40％の人たちは，自覚的最大強度の「軽い（普通）」～「ややきつい」のレベルで，出産後最初の2週間の内に定期的な運動を再開しています（この人たちの妊娠前の平均的な自覚的最大強度レベルは非常に高い）。
―出産後6カ月目には，自覚的最大強度は正常レベルに戻りますが，66％の人たちだけが妊娠前の体力レベルに戻ったと感じていました。
―出産後6カ月の時点で，55％の人たちは妊娠前の体重や体脂肪率に戻ってお

り，1年では75％の人たちが戻っていました。
—1年の時点での腹壁緊張度の平均は，妊娠前より15％低くなっていました。
—運動は，骨盤の支持力の喪失や性機能障害の原因になりませんでした。
—75％の人たちは，運動に関連したトラブルを経験していませんでした。
—2人が，運動に関連した乳房や授乳のトラブルを報告しました。
—2人が，運動中に尿失禁を経験していました。
—5人は，筋骨格系の訴えがありました。

　これらのデータを日常的には活動的であるが運動をしていない対照群から得られたデータと比較し，次のことがわかりました。

—対照群の30％のみが（運動群の6.5％に対して），妊娠前の体力レベルに戻ったと述べました。
—1年目では，対照群の平均的な体重蓄積量（妊娠による体重増加量の維持量）は，運動群の3倍，脂肪蓄積量は2倍でした。
—1年目では，対照群の平均腹壁緊張度は，妊娠前の48％に（運動群では85％に）減少していました。
—母乳哺育に関するトラブルの発生率は変わりませんでした。
—出産後の尿失禁の頻度や程度は変わりませんでしたが，運動ではないもの（ものを持ち上げたり，咳をしたりなど）によって誘発される尿失禁の期間は，対照群（3カ月〜1年）よりも運動群（一カ月以内）で短くなりました。
—性機能の種々の指標は変わりませんでした。

　このように多くの場合，妊娠中に運動を続け出産後すぐに再開した人たちは，苦痛を伴わないばかりか，乳房機能や膀胱機能や性機能を損なわずに，感情的にも身体的にも多くの有益性を獲得しています。

・妊娠中に定期的な運動を始めた時
　トレーニングを始めた人たちの多くは，1〜2週間のうちになくなるような初期の筋肉痛を起こしますが，私たちの研究では，もっぱら荷重負荷運動を行なっているにもかかわらず，運動の初心者でさえも全く傷害を起こしていませ

ん。さらに，彼女たちは，いかに快適で，いかに気分が良いかを何度も話してくれます。妊娠の末期においてさえ，背中や臀部の不快感はまれであり，このため彼女たちの活動性は制限されないのです。しかし，多くの初心者は，妊娠後期（32週以後）の運動中に骨盤部の圧迫感が強くなったり，たまに脇腹のさし込みを起こしますが，ほとんどの場合，幅広のバンデージか，妊婦用の腹部を支えるベルトを使って下腹部を支えれば症状を軽くすることができます。繰り返し述べますが，運動を始めた人たちは，対照群よりも妊娠に関連した身体的な訴えは少ないのです。これは最小レベルの運動をしている人たちも含め，すべての運動群で認められます。しかし，運動をするかどうかは，妊娠末期の睡眠障害のように，普遍的な問題です。

・妊娠中期で運動をやめた時

　妊娠初期に運動をしていたが，妊娠中期にやめた時はどうでしょうか。運動を中止すると，妊娠に伴ってよく起こってくる身体的訴えは徐々に，しかし明らかに増加します。疲労感，足の痛み，腰背部痛などが現れますが，対照群にみられるような頻度ではありませんし，出現してもそれほどは強くありません。

陣痛や分娩における有益性

　この件に関する論文にはさまざまなものがありますが，多くの研究は，妊娠中に始めた運動は分娩経過や結果に影響しないと報告しています（Hatchら1993；Lokeyら1991）。2つの逸話的な論文があり，1つはオリンピック選手では分娩はおそらく長引いているとする報告（Erdelyi 1962；Zaharieva 1972），もう1つは定期的な運動は分娩時間を短縮する（Beckmann and Beckmann 1990；Wong and McKenzie 1987）という報告です。この結果の違いは，以前私たちが運動の種類や体重増加に注目していた時にみられたのと同じ理由によるものです。すなわち，運動は多分いろいろな効果を持っているけれども，その効果が運動方法の違い，対象症例が少ないこと，データ収集方法の誤り（分娩経過のすべてを観察・記録したのではなく，分娩後に記録を後方視的に集めたこと）などによってわかりにくくなってしまったに違いないと私たちは考えました。

　このため，私たちは研究を始める時に，これらの問題に注意深く取り組むこ

とを計画しました。つまり，分娩結果の項目と同様に，分娩中も観察項目を設定し，分娩や出産中に何がいつ起こったかを正確に記録するために研究チームの1人を配置したのです。

・妊娠中も運動を続けた時

私たちは，まず妊娠中も定期的な運動を続けた人たちと対照群の人たちの分娩経過や結果を比べることから始めました。予想通り，前に詳しく述べたような強度，期間，頻度で体重を負荷する運動を続けることは，陣痛や分娩に多くの良い効果があることを発見しました。

> 妊娠中に定期的に体重を負荷する運動を続けた人は，楽で，早くて，合併症の少ない分娩をする傾向があります。

最初に，表6.1に示されているように，運動継続群では医学的処置の必要性が明らかに減少していました。これには次の事柄も含まれています。

―鎮痛剤の必要性が35％減少
―母体の疲労困憊の頻度は75％減少
―人工破膜の必要性は50％減少
―オキシトシンによる陣痛誘発または促進の必要性は50％減少
―胎児心拍異常による処置の必要性は50％減少
―会陰切開（胎児が娩出しやすいように膣と肛門の間を切開する）の必要性は55％減少
―手術的操作（鉗子分娩や帝王切開）の必要性は75％減少

結果として，運動継続群は，合併症のない自然分娩の頻度が著しく（30％以上）上昇していました。図6.6に示したように分娩時間もより短くなっていました。再度述べますが，その違いは大きかったのです。経腟分娩をした人の分娩時間は，対照群に比べ，運動群では1／3以上短くなっていました。運動群の65％以上は4時間以内に分娩していましたが，対照群では31％でした。逆の見方をすると，対照群の15％は陣痛が10～14時間までかかっていましたが，運

表6.1　分娩経過におよぼす運動の影響

	運動継続群	コントロール群	運動中止群
鎮痛剤	51	78	81
陣痛促進	29	58	53
胎児への処置	13	26	12
鉗子分娩	5	18	20
帝王切開	9	29	26
自然分娩	86	53	54

注）データは各々のグループにおけるそれぞれの処置が必要であった人，または処置を経験した人，もしくは処置を経験しなかった人のパーセントで表した。

動群ではすべて10時間以内に分娩していました。初産婦でも経産婦でも，陣痛の2つの相の各々の期間は対照群に比べ運動群では同様に短くなっていることがわかりました。平均すると，呼吸法を行なってリラックスをする時間は90〜100分以上，いきんだり娩出する時間は30〜40分以上対照群で長く，分娩に要した平均時間は，運動群，対照群の両群とも一回目の分娩で長く，二回目の分娩で短くなっていました。

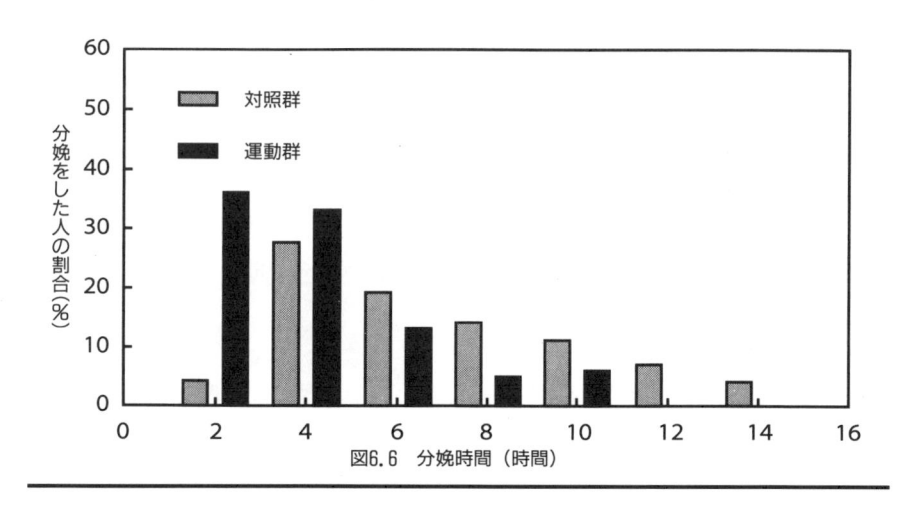

図6.6　分娩時間（時間）

・妊娠中に定期的な運動を始めた時

　さて次は，重要な公衆衛生学的な問題についてですが，妊娠中に運動を始めることは，医学的処置の必要性を減少させ，満期の合併症のない自然分娩率を上昇させるのでしょうか。私はそう思っていますが，本当に正しいかどうか答えるためのデータを持っていません。他の研究者たちによる多くの研究では，運動は医学的処置の必要性や，満期の合併症のない自然分娩の頻度に影響しないと報告しており，いくつかの報告のみが，わずかな有益性を報告しています。これらの結果は，運動群において私たちが得た結果とは異なっており，分娩に関する運動の有益性は，運動のタイプ，頻度，期間，および強さに関係しているかもしれないと思われます。今までのところ，私たちの研究から得られた予備的なデータからはそう思われますが，このことを確かめるためには，まだ十分な数の人が分娩していません。しかし，これらの予備的なデータや運動群について前に述べた結果からは，分娩に対する有益性を得るためには，陣痛発来の直前まで定期的に運動を続けることが大切であることを示しています。

・妊娠中期に運動をやめた時

　妊娠中期に運動をやめた人たちについてはどうでしょうか。表6.1に示したように，定期的な運動の持つどんな有益性も，分娩中には得られず，実際，対照群と変わりありませんでした。

潜在的な妊娠合併症に対する影響

　残念ながら，多くの研究は，定期的な運動と妊娠中の潜在的な医学的合併症の関連を調べていないため，得られる情報はあまりありません。得られたデータからは，合併症に対する運動の影響はほとんどないか全くないと推測しています。これは，たぶん合併症の頻度が低いためであり，対象の数が少ないために違いを検出するのが困難だからでしょう（Lokeyら 1991）。

・妊娠中も運動を続けた時

　私たちの研究室で，研究対象となった人たちの合併症の頻度を検討したところ，運動群においては，その頻度は変わらないか若干減少していました。陣痛開始前に破水（前期破水）をする頻度は，運動を続けている人たちで明らかに

低く，耐糖能異常の頻度も低くなりました。しかし，異常な胎盤発達に起因すると思われる妊娠末期の合併症（妊娠性高血圧，常位胎盤早期剥離や前置胎盤）の頻度は，運動群も対照群もほぼ同様でした。

　子宮発育の悪い症例が4例に認められ，2例は運動群であり，2例は対照群でした。陣痛なしに子宮頸管が開大した人は15例に認められました（6例が運動群で，9例が対照群でした）。この人たちは，いずれも安静療法がとられ，早産予防または早産治療のための投薬を受けた結果，運動群の4例と対照群の5例が予定日を超過しました。最終的には，予定日超過により陣痛誘発を受けましたが，このことは子宮頸管が開大しているとの最初の懸念が誤りであったと思われ，少なくとも治療を受けた時間の50％以上が臨床的に無意味であったことになります。運動群の残りの2例と対照群の残りのうち3例は，満期に薬物を中止して10日以内に分娩になっており，これらの例では医学的処置が有用であったことになります。なお，対照群の1例のみ早産に至りました。

・**妊娠中に定期的な運動を始めた時**
　妊娠中に運動を始めたことが妊娠合併症の頻度にどのように影響するかを検討するための症例は，まだ少しだけです（約80例）。しかし，私たちの運動プログラムが，この分野においてどんな効果を持っているかについては，どちらにしろまだ推測すら得ていません。これまで，早産に至った前期破水が一例と産褥鬱病が一例ありましたが，それだけです。

母体の体力と身体能力

　体力について調査したすべての研究では，妊娠中や授乳中に定期的な運動を始めたり続けたりすることは，特別なリスクもなしに母体の体力を改善することが明らかにされています（Clapp and Capeless 1991b；Collings, Curet, and Mullen 1983；Kulpa, White, and Visscher 1987；Sibleyら 1981；South-Paul, Rajagopal, and Tenholder 1988；Wong and Mckenzie 1987）。妊娠中に定期的な運動を続け産褥期に再び始めた人たちは，たとえ運動量が育児のために少なくなったとしても，最大酸素摂取量は約10％増加していますが，運動を続けていたが途中でやめた人たちでは同じ効果は得られておらず，実際には最大酸素摂取量は若干減少しています。

妊娠中に比較的少ない量の運動（20分間，週に3～5回，中等度の自覚的運動強度）を始めた人では，運動効率は向上し（酸素消費量の増加と脈拍の増加の比が改善する），疲労するまでの時間も長くなりますが，私たちの経験では最大酸素摂取量は改善しません。妊娠中により多い運動量のトレーニング（40～60分間，週に5回，中等度の強度）を開始し続けた人たちでは，分娩後6週に検査した最大酸素摂取量は約10％改善していることがわかっています。

> 妊娠中に定期的な運動を続けたか，もしくは始めた人たちは，体力は向上し，身体能力も非常に良くなっている。

　妊娠中の定期的な運動によって身体能力が改善するかどうかという問題は，完全には解決されていません。というのは，ここには2つの基本的な問題があるからです。1つめの問題は，宗教や政治のように，興味のある人は誰でもそれに対する意見を持っていますが，決定的な情報がほとんどないこと。2つめの問題は，どの個人も，どのプログラムも同一でないため，身体能力に対する妊娠と運動プログラムの関係を検討した結果は，常に大きくばらついてしまうことです（Clapp 1996a）。例えば一方では，疲れるまでの時間が50％延長したとか，酸素消費量と脈拍の比が20％減少したとか，もともと活動的でない人では身体能力が向上したと結論することには誰でも同意するものと思われます。しかし他方では，基礎的な有酸素能力を維持しながらも，全体のトレーニング量を妊娠前より減らすような全国レベルの長距離ランナーでは，話が違ってくるでしょう。インターバルの時間や一定距離を走るのにかかる時間は，妊娠中は長くなる可能性が高くなるからです。

　この点についての両面からの意見を述べます。まず，スポーツにおける多くの逸話の中では，妊娠中や分娩後もトレーニングを続けた全国レベルの運動選手の競技能力は，出産後により強くなるということが言われています。そのうえ，妊娠初期および中期の各個人の競技能力は，多くのメダルや個人記録を生んできています。このことは，証明されているわけではないものの，妊娠中の血液量やホルモンレベルの変化が，トラック競技やフィールド競技での能力を向上させるということを推測させます（Clapp and Capeless 1991b；Cohenら 1989；Higdon 1981）。同じことが，妊娠後の競技能力や最大酸素摂取量

についても言うことができ (Clapp and Capeless 1991b；Villarosa 1985)，運動と妊娠の組み合わせは，トレーニング単独よりも強いトレーニング効果があるのではないかと思われます。

二番目には，体力のある活動的な女性におけるいくつかの研究では，向上した身体能力を示唆する変化が認められています。標準的な弱い強度のトレッドミル運動を最後まで行なうための酸素消費量は，妊娠の進行に伴って減少します (Clapp 1989b；van Raaij ら 1990)。熱を発散する能力も向上します (Clapp 1991)。心臓容積の増加と血管抵抗の低下は，少なくとも分娩後一年間は維持されるし，最大酸素摂取量も増えています (Clapp and Capeless 1991b；Clapp, Capeless ら 1995)。

しかし，以前からわかっているように，大部分の女性は，妊娠後期には自然にトレーニング量を減らしています。そしてこのことは，妊娠後期には身体能力が落ちることの否定できない証拠です。体重の10～25%の増加や腹部の突出は，例えば，スピード，バランス，加速，短期間の急な横への動きなどのような運動能力を制限するのです (Carpenter ら 1990；Clapp and Capeless 1991a, 1991b；Clapp, Wesley, and Sleamaker 1987；Cohen ら 1989；Dale, Mullinax, and Bryan 1982；Lotgering ら 1991)。

微妙な有益性

運動のいくつかの明らかな有益性は，数量化するのが非常に難しいものです。というのは，これらは彼女たちの個人的な意見に含まれてしまうか，または多くの因子は，十分にコントロールすることができないために，実際には試すことが不可能なのです。とはいっても，私は，彼女たち自身，妊娠そのもの，人生全般に対する態度にみられた違いのいくつかについて強調して述べたいと思います。また，風邪や一般の呼吸器感染症にかかりにくくなったとか，エネルギーレベルが上がったとか，「やる気」と呼んでいる事柄などを含めていくつかの潜在的な有益性についても検討します。

肯定的態度

何が原因で何が結果であるかを十分に分けることができない問題の１つは，運動と肯定的態度についてです。肯定的態度が，定期的な運動の結果なのか，

肯定的態度を持った人たちが定期的な運動を選択するのか？

　何年も定期的に運動を続けてきた人たちの多くは，運動していない人たちに比べると外見や身体能力について肯定的なセルフイメージを持っています。この肯定的態度は，運動を続けていれば，妊娠中も授乳中も変わらず，彼女らは肯定的セルフイメージを維持し，とても快適に感じ，自分のお腹の大きさを誇り，乳房についても同様に感じています。図6.7の女性は，その典型的な一例です。疑う人は誰でも，私たちの運動研究室にきて，彼女たちをみて，話してみてください。控えめなものからビキニまで，妊娠末期に撮った写真のギャラリーもあります。彼女たちは皆，身体的能力や体力を維持しているという事実

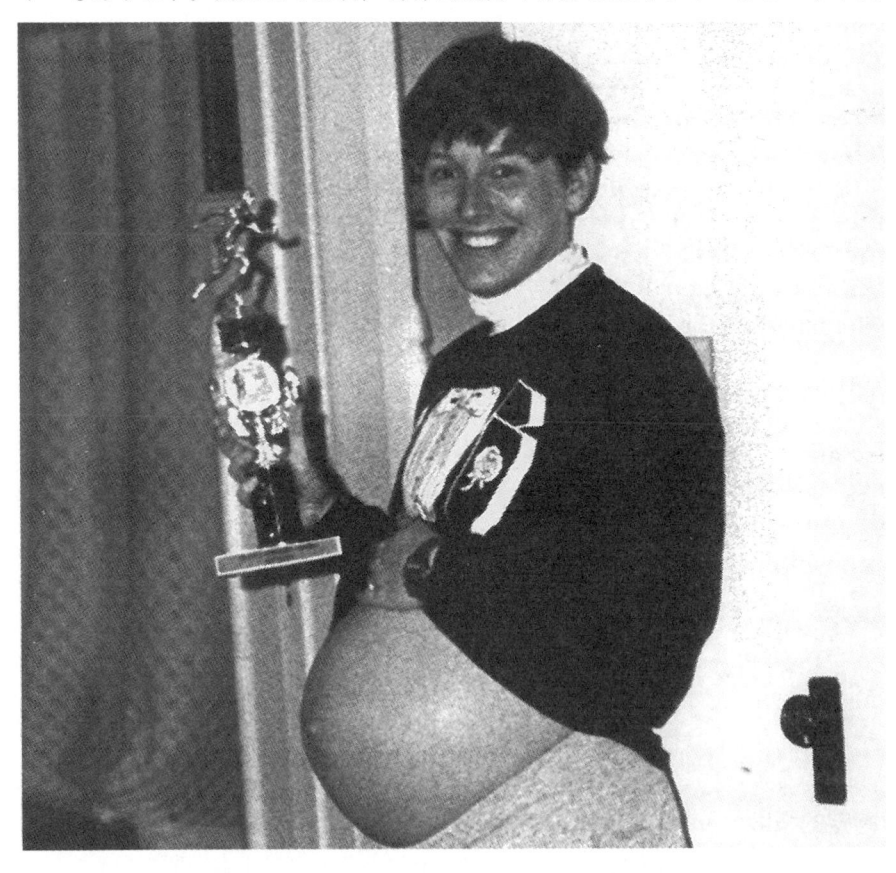

図6.7　肯定的ボディイメージ——チャンピオン

を誇りに思っていますし，分娩に挑戦する準備ができているのです。

　この肯定的態度は，妊娠中に運動をやめた人たちには当てはまりません。彼女たちは，特に初めての妊娠であれば，体重増加や見た目や将来について心配し始め，分娩後に，妊娠前の容姿に戻ることができないのではないだろうかということを口にします。

> 妊娠中に定期的に運動を続けた人は，自分自身に対して，妊娠に対して，来るべき陣痛や出産に対して肯定的態度を持ち続ける。

　私の意見では，私たちの研究室で最も興味深いグループは，図6.8のような人たちで，トレーニングプログラムに登録し，高いレベルの能力を維持し，妊娠の進行に伴って身体能力を確実に上昇させていく人たちです。彼女たちは，妊娠中期や末期における外見や能力について全く心配しておらず，多くの場合，私たちが彼女たちを引き止めなければなりません。そうしないとトレーニング計画によって定められた運動量を越えてしまいます（もっと運動をすれば有益性が増えるかもしれませんが，それでは研究をだめにしてしまいます）。身体能力の低いレベルに割り当てられた人たちは，同じように肯定的態度を多く持っていますが，その強さは異なっています。

　妊娠中に運動を続けている人たちもまた，妊娠，陣痛，出産，授乳に対してびっくりするような肯定的態度を持っています。彼女たちの態度の適切な表現は，次のようになります。

　彼女たちは，これらの出来事を人生の正常な一部とみなしており，それゆえこれらの出来事を難なく切り抜けていきます。彼女たちは心配したりいらだったりせず，彼女たちの人生の他の事柄がこれらの出来事によって，妨げられることがないようにしています。彼女たちは何かに疑問を持ったら，訊ね，答えを得，平凡に行動します。彼女たちにしてみれば，妊娠，出産，授乳は，経験したいと望んでいてかなえられたことであり，そしてまさにこれらを楽しもうとしているのです。運動を続けていてやめた人たちも多少このような感じを持っていますが，最も大きな違いは，常に自信にあふれているのではなく，心配し，疑い，時には卑屈になってしまうことです。

　全体としてみれば，妊娠中に運動を始めた人たちは，運動は自分たちにとっ

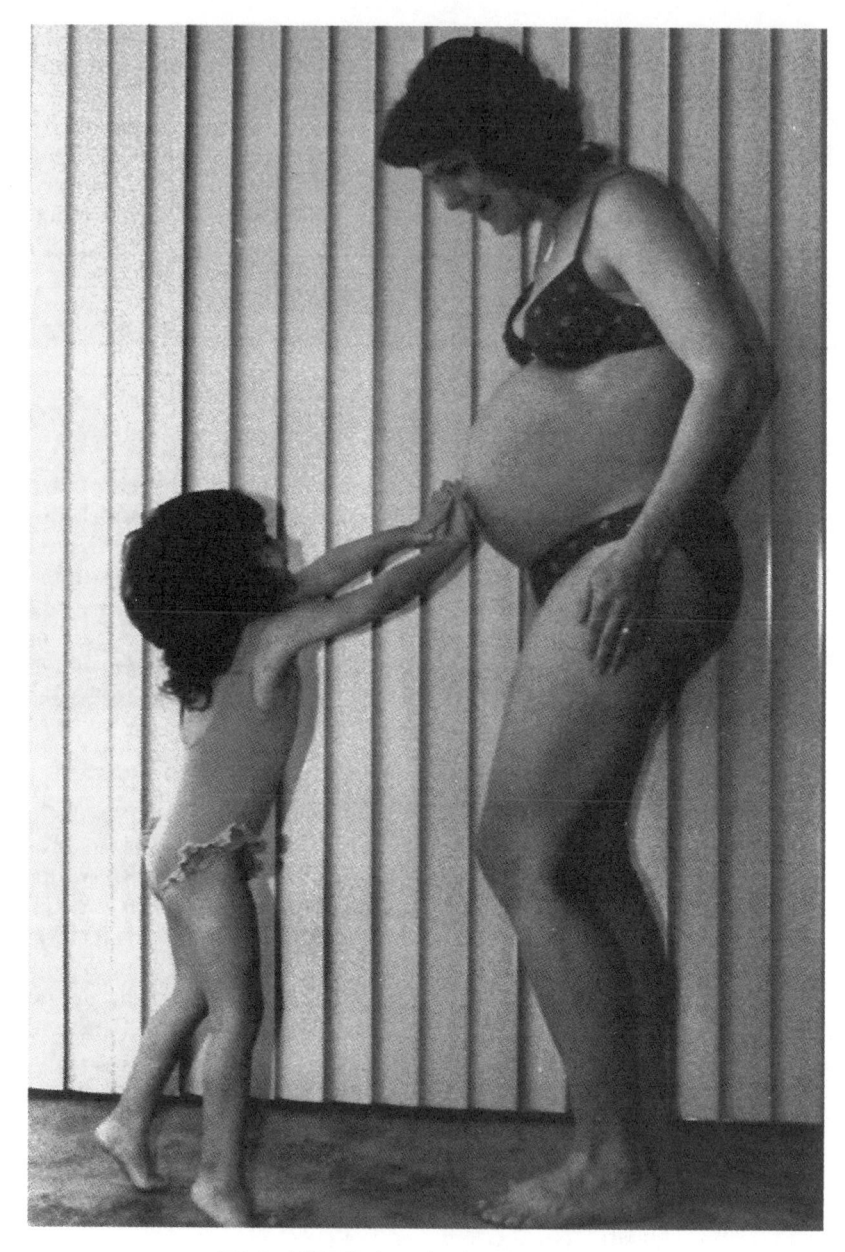

図6.8 妊娠の喜び──中のものが外に出てくる

ても妊娠にとっても良いことであると感じるが故に運動をするのです。偶然の出来事（妊娠）とごちゃ混ぜになった好奇心と喜びは，おそらく妊娠に対する彼女たちの態度を言い表す最も端的な言葉でしょう。

　運動をしている人たちは，人生全般に対して，同じような肯定的アプローチをすることが知られています。彼女たちは，朝気分良く目覚め，その日を，仕事を，食事を，ちょっとしたロマンスと運動を楽しみにして目覚め，自分自身や仲間や友人に起こる予想できない事柄に対してもユーモアと笑いのセンスを持ち続けることができます。簡単にいえば，彼女たちは，ときには伝染病にかかってしまうような時点においてさえ，人生の多くの出来事の明るくてユーモラスな面を見ているようにみえますが，残念ながら活動的な対照群の人たちには同じことは言えません。

免疫機能

　私たちは，私たちの研究対象の大部分の人たちが，妊娠中や授乳中も健康なままでいるという事実に驚かされました。ここでの疑問は「運動をしたことが彼女たちの免疫機能を改善したのか，それともそもそも健康であったのか」です。現時点で明らかになっていることは，運動群では，非運動群に比べ，呼吸器感染症（感冒，インフルエンザ症候群，副鼻腔炎と気管支炎）の発症頻度が低くなっているということです。この点についてはまだ詳しく検討しておらず，現在計画しているところですが，定期的な運動が非妊婦の免疫機能を増強することはすでに報告されています（Mackinnon　1992）。実際，上気道感染症は妊婦によく起こるもので，重症化もしやすいのですが，定期的な運動が妊娠の潜在的な悪影響を打ち消すという効果を持っている可能性があり，運動には新たな可能性があるかもしれません。

エネルギーレベル

　妊娠中に運動を続けている人たちに見られた肯定的態度と深く関連していることですが，妊娠中や授乳中に定期的に運動を続けている人たちは，日頃快適に感じており，強いやる気を持っています。私の言いたいことは，妊娠と授乳は人生のいろいろなことをそんなに妨げないということです。たとえいろいろなことに時間がかかったとしても，そのことのために時間があるのです。最も

良い例は，最初のお産のすぐ後に起こります。信じようが信じまいが，運動が非常にうまく計画されていた人たちの80〜90%は，出産後4，5日目にいわゆる研究室の2時間訪問をしますが，なんの問題もありません。対照群の同じ割合の人たちに，お産の前に5日目の評価をするように計画すると，半分だけしか研究室に来ることができないのです。

さらに，運動群の人たちは，研究室に着いた時からストレスを感じていないようにみえ，あまり知らない人が自分の赤ちゃんの神経学的発達を評価している間（1時間），赤ちゃんから離されていることを特に苦にしませんが，対照群の大部分の人たちはそうではありません。

長期的な結果

私たちは，妊娠中の運動の長期的な結果がどうであるかについて検討を始めたところですが，このことはとても重要であり，これまでの初期の情報はとてもエキサイティングです。妊娠中の運動が，全般的な健康状態，体重，体力，能力におよぼす長期的な影響についてわかったことを書くことによってこの章を終わらせたいと思います。

> 妊娠中，妊娠後に定期的に運動をした人は，体力を向上させ，妊娠前の体重に戻り，脂肪を減らすが，怪我をしやすくなることはない。

私たちがこの研究を始めた頃，妊娠中の運動に関する疑問はすべて検討することが必要であるように思われましたが，何事も真実以上にはならないということがわかりました。すべての重要な疑問に的確に答えようと思うと，必ず誰かが別の疑問を尋ねるか，新しいアイデアを出します。長期的な結果は，そんな経過で生まれたものの1つです。現時点では次のような2つの大きな問題があります。

—妊娠中の運動は，体力，体重，長期的な身体機能にどのような効果があるか。
—妊娠中の運動は，長期的には母親を良い状態にするのか，それとも悪い状態にするのか。

体力

　妊娠中も分娩後も運動を続けることは，妊娠していない人が同じように行なうトレーニングよりも，もっと大きなトレーニング効果をあらわします(Clapp and Capeless 1991b)。出産後1年の時点で検討すると，妊娠中に運動し，出産後も定期的に運動を続けた人たちでは，たとえトレーニングの量が妊娠する前より少なくなっていたとしても，最大酸素摂取量は5〜10％向上していました。これに対して，妊娠しないで同じようなトレーニングを2年間にわたって続けた人では，最大酸素摂取量は若干落ちてしまっていました。このようにすでに身体的に良い状態である人にとっては，運動と妊娠の組み合わせは，妊娠なしで獲得しようとハードな時間を持つよりも有利なのです。

　そのうえ，妊娠中に私たちの進歩的な運動の計画を始めた人たちの多くは，出産後も運動を続け，向上した体力も維持しています。しかし，妊娠せずに同じ量のトレーニングをした時よりも良くなっているかは，確信を持って言うことはできません。

　私たちが研究対象としたランナーやクロスカントリースキーの競技選手たちの妊娠中に向上した能力が，競技時間に反映するかは残念ながらまだわかっていません。私たちの経験では，90％の人たちで出産後に競技時間は早くなるよりも遅くなっているのです。最大酸素摂取量は多くなっているにもかかわらず競技時間が向上しない理由は，出産後にはトレーニング量とモチベーションが減っているためと思われます。身体能力を高いままに維持しながら分娩をむかえることは，大部分の人たちにとってはどうでも良いことなのです。しかし，真剣に妊娠前と同じかそれを超えるトレーニングを続けている人たちは，分娩後もより良い状態であり，それは集中力の改善，精神的態度の改善，痛みに対する耐性の変化であると言う人もいます。明らかに，これらの内のどれもが，生殖経験の結果として変化し，真の違いを生みだしています。妊娠を経験した人と経験していない人の違いを明らかにした1991年の研究にもあるように(Clapp and Capeless 1991b)，私の偏見では，妊娠そのものによるトレーニング効果は，動機づけられた女性競技選手の身体能力を向上するための最も大きな因子であるということができます。

体重と身体組成

運動を続けている人たちは、妊娠中に格言のようにいわれる5ポンド(約2.3kg)の脂肪を獲得しないし、保持しません。第2章で論じたように、運動と妊娠の組み合わせは、たぶん除脂肪体重を増加させるでしょう (Little, Clapp, and Ridzon 1995) が、さらに運動を続けていた多くの人たちは出産後1年で妊娠前の体重に戻ります (Clapp and Capeless 1991b；Clapp, Simonian ら 1995)。運動をし、2人目の子どもを計画している人たちは、1人目の子どもを計画している人たちよりも脂肪が少なく体重も軽いのです (Clapp and Little 1995)。

私たちは、2回もしくは3回の妊娠中、運動を続けていた人たち30人以上を研究する機会を得ていますが、彼女たちは、平均すると最初の妊娠前よりも2回目の妊娠前の方が、体重は軽いし脂肪も少ないという結果を得ています。

最後に、私たちは、運動群と対照群を出産後5年間にわたって体重を測ったりインタビューしたりしてきました。そして、運動群の体重は、最初の妊娠前と変わりありませんでした(Clapp 1996b)が、残念ながら、対照群では同じことは言えませんでした。例外はあるものの、分娩後に定期的な運動を再開しなかった人たちの多くは(妊娠中に運動していたか、していなかったかにかかわらず)、同じ時に測定した運動群よりも体重や体脂肪は増えていたのです。

機能状態

私たちのデータ収集は、この分野についてはまだ終わっていませんが、妊娠中の運動によって後に怪我をしがちになるということはないとはいえるでしょう。妊娠中や授乳中に定期的な運動を続けたことが、出産後1年以上たってから起こってくるような関節傷害や、靭帯弛緩を結果的に生じたという証拠もありません。妊娠中の運動継続は、分娩後の尿失禁の期間を短縮し、骨盤弛緩症候群の症状や徴候の現れる期間も短縮します。同様に、腹部の筋力や形は良く維持されますし、(性機能の評価に必要な情報はないものの、)性交の頻度は少ないけれども、運動しているかどうかにかかわらず時間とともにより満足のいくものになっています。

まとめ

　これまでの情報では，妊娠中や授乳中に，妊娠前の50％またはそれ以上の強度の荷重負荷運動を続けた人たちは，運動を途中でやめたり，運動をしていなかった人に比べ，体重増加量が少なく，脂肪沈着や蓄積も少なく，快適な状態で，短くて合併症の少ない分娩をし，そして早く回復します。さらに，妊娠中に運動をしていたための，または出産後早く運動を再開したための母体に対する悪影響は認められていません。

　これらの所見は，妊娠してから運動を始めた人たちでははっきりしなくなってしまいます。唯一の矛盾のない所見は，体力や健康状態の種々の指標の向上です。もし，運動の計画の特性が，体重増加や陣痛や回復に関連した付加的有益性を決めてしまうものならば，それは非常に重要でしょう。私たちの経験からは，最大の利益を得るためには，分娩の直前まで，頻回に，荷重負荷運動を長期間行なう必要があることを示しています。

　このように，現時点では，私たちが集めたすべての情報は，定期的な運動を妊娠中および妊娠後に続けた人たちでは，短期的および長期的な結果はより良くなっていることを示しています。明らかに，これは体力，体重の安定性，機能的なパラメーターについてもいえることです。従って，私たちの見解は，妊娠中や授乳中の運動は母体にとって良いことであるということですが，さて，胎児にとってはどうでしょうか？

第 7 章

母親の運動が子どもに与える有益性

私たちがこの研究を始めた当初，妊娠中の運動に興味を持っている人のほとんどには次のような不安がありました。運動による生理的需要のため，胎児の体温上昇や，胎児が必要とする酸素，糖質やその他の栄養物が消失するため，運動は胎児にダメージを与える可能性があるという危惧でした。研究には難しい領域であるため，この危惧について客観的に検討した試みはありませんでした。

　同様に，妊娠中に定期的に行なう運動が分娩中や分娩後の子どもにとって利点となることを客観的に証明するような試みもありませんでした。新生児の心身の状態を総合的に判断するため，アプガースコアを用いて，このスコアが妊娠中に運動をした母親の児では悪くなかった，という調査結果がせいぜいだったのです。

　私にとって，単純に，この結果は不十分なもので，胎児が元気でより良い状態（well-being）であるかどうかの問題は，常に，視点の中心に危険性と利点との兼ね合いを置き，疑問点を考えるべきものです。そして，妊娠期間を通じて行なう，持続的な激しい運動を推奨する前に，この疑問点を解決しておく必要があったのです。そのため，私の行なってきた実験は，それぞれにいくつかの要素を含んでおり，可能性として運動が胎児にとってリスクになるのか利益になるのかを調べられるよう意図してきました。第2章〜5章では，流産，先天異常，早産，胎児にダメージを与えうる熱ストレスなどの多くについて，すでに論じてきました。運動は，胎児にリスクを与える証拠は見いだせなかったことを思い出して下さい。しかし，有益性があるという証拠も見いだせなかったのです。

　ここでは，私たちが述べてこなかった情報に焦点をあてて論じますが，私は母親の運動は胎児にとっていくらか有益な点があると解釈しています。まず，妊娠中の色々な時期に行なう母親の運動に対する胎児の反応のいくつかから始めて，妊娠中に母親が運動している胎児は，分娩開始時により優れた状態にあり，分娩時のストレスによく耐えていると考えられる根拠を述べます。そして，このような胎児は，運動をしない母親の胎児に比べ，子宮内での成長と発育のパターンが優れていることを示す情報について論じます。最終的には，運動している母親から生まれた児が，身体活動を制限してきた母親から生まれた児に比べ，おそらく，より優れた状態であることを理解するためのいくつかの情報

について論じます。そして，私たちが長期間行なってきた児の形態や神経発達に関するフォローアップから，いくつかの成績を示すことにしましょう。

母親の運動に対する胎児の反応

　私たちの研究でまず最初に検討したことは，母親の運動に対する胎児心拍数の変化と，腸管機能および胎動の変化についてでした。子宮血流量や酸素運搬の間欠的な減少に対して，（これは日常生活の一部分として起きるのですが）定期的に母親が運動している胎児では，この減少により効果的に対処する能力を持っていることが示されています。母親が予期せずに被るストレスとしては，特に，深刻な外傷や，他の緊急事態が起きる時や，あるいは，分娩中に合併症が生じる時などがありますが，先に述べた胎児には，このようなストレスに対する防御能力が加わっており，生理的に有利であり，胎児が生存するための本物の力となります。

胎児心拍数の反応

　私たちが研究する前から，運動が胎児心拍数に与える影響は調べられていましたが，成績は必ずしも一致するものではありませんでした。私たちも含めて，なぜそうなのか，だれも理由はわかっていませんでした（Artal, Rutherfordら 1986；Carpenterら 1988；Clapp, Little, Capeless 1993；Collings, Curet, and Mullenら 1983；Wolfe, Mottela 1993）。最も初期の研究では，胎児心拍数は変化しないというものでしたが，いくつかの研究では増加すると報告されており，ある対象で研究した報告では減少するといった具合でした。様々な成績からすると，運動計画や，調査した女性の相違など，いくつかの点が異なるために，研究者間の成績が異なると考えられました。そのため，運動の種類，強度，持続時間など様々な運動の要素や，妊婦の健康状態，運動経験など妊婦自身の相違や，あるいは，問題のない妊娠であるかどうか，また妊娠の初期か末期かなど，妊娠自身にまつわることの相違などによって，胎児心拍数は変化するものと考えられるようになったのです。この時期以来，私たちは胎児心拍数を，運動前，運動中，運動後に，しかも異なった環境の下で測定するようにしてきました。

　私たちがまず気付いたことは，ほとんどすべての母親の運動中あるいは運動

直後に，胎児心拍数が増加したことです。このことから，運動中の胎児は，多分，いくらかのストレスを経験し，反射的に心拍数を増加させたものと考えられます。そこで，数百人以上の運動婦人の児を調べると，運動中の胎児の反応は心拍数を増加させることが正常あるいは普通の反応で，運動のセッションが終わった後には，徐々に運動前のレベルに回復します。

運動の様々な要素により，この心拍数の反応が異なるものであることを，私たちは発見しました。

—運動の持続時間は重要でした。胎児心拍数が同じように増加するためには，運動を少なくとも10分間は持続させることが必要でした。多くの研究者の報告に見られるように，心拍数がまったく変化しなかったり，あるいはほんの

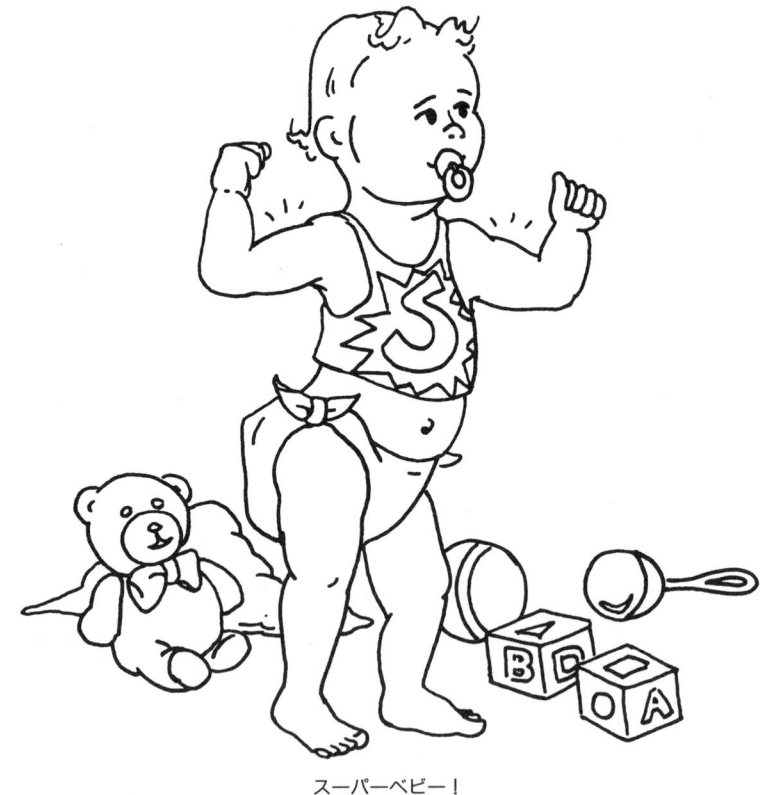

スーパーベビー！

少ししか変化しなかった理由は，運動の持続時間が10分以下と短いためでした。妊婦が10分以上運動すると，持続時間が長ければ長いほど，胎児心拍数はますます増加しました。これは，運動をさらに長く延長し続けた場合に，どんな人の心拍数にも見られる反応と類似していました。このことは，すでに述べたように，胎児がストレスを受けた時の現象と考えて矛盾しません。

―運動の種類もまた重要でした。エアロビクス，ランニング，階段昇降，登山やクロスカントリースキーなどのような運動は，多くの筋肉を用い，体重を重力に逆らって動かすことが必要です。そのため，水泳，サイクリング，ボート漕ぎ，そして乗馬のような運動などと違って，心拍数増加はより大きなものになります。この所見と，運動の持続時間によって心拍数反応が異なる所見は，私たちにとって重要なキーとなりました。胎児心拍数が増加する引き金は，おそらく主に子宮血流量の低下にあります。というのは，多くの筋肉を使ったり，強い運動を長く行なったりすると，内臓から筋肉へとより多くの血液が分配されなければならず，子宮血流量が低下し，胎児の血液の酸素圧も低下します。胎児の血管内の特殊な細胞はこの変化を感知し，胎児のストレス反応を引き起こし，酸素圧の低下を代償するのです。

―運動強度も同様の因子です。私たちの解釈が正しいことを確認するため，母親がよりハードに運動する時に，胎児心拍数の反応が増加するかどうかを検討しました。そして，結果は，母親がハードに動けば動くほど，子宮血流量は低下し，胎児心拍数はさらに増加したのです。

―最終的に，胎児の神経系の成熟度が進むと，胎児心拍数の変化はより大きくなるかどうかを検討しました。私たちの解釈が正しいなら，分娩の時期が近づくに伴って心拍数はより増加するようになるはずでした。そして，その通りの結果が得られました。

> 持続する運動に対する胎児の正常な反応は心拍数が増加することです。

そこで，次のことが明らかになったように思えました。つまり，胎児心拍数の増加の度合いは，胎児が経験するストレスの程度に直接関係するというものです。そこで生じてくる疑問は，どれだけのストレスなら正常であり，どれだけなら大きすぎるのかということでした。

ストレスの安全限界の決定

　第一に行なったことは，このストレスによって胎児の脳への血流が増加するかどうかを，超音波を用いて知ることでした。結果は，胎児の脳への血流は増加しました。これは正常な防御反応ですが，この反応によって限界を設定すると，上限以上のストレスになると，胎児をいくらか危険な目に遭わせてしまう可能性があると考えられます。そこで，その他の事柄を検討し，安全な上限を決定することにしました。

・胎児の腸管機能

　胎児がストレスを受けると，子宮内で胎児の腸管コントロールがうまくできなくなります。そこで，私たちは運動により，胎児の腸管が子宮内で蠕動するかどうかについて検討を始めました。胎児は皆さんや私と変わるところはありません。胎児がストレスを被れば，腸管に行く酸素化された血液量は減少します。そして腸管は蠕動し，便を排出することになります。胎児が排出する便を胎便といいます。そして，胎児を取り巻く羊水や卵膜を暗緑色に染めるため，卵膜が破れた時に容易に判定できます。

　そこで，私たちは，既知の運動を非常にハイレベルで行なった母親，あるいは長持続運動をした母親，あるいは両者とも分娩前の2〜3週の間に行なった母親の児を注意深く検討しました。胎児心拍数が25bpm以上上昇するような運動を行なった母親から児が生まれた場合に，羊水が混濁していないかどうかを検討しました。しかし，羊水混濁は認められず，運動前の胎児心拍数から25bpm〜35bpm程度の増加であれば，胎児の酸素レベルは腸管運動を刺激するほど低下するものではなく，多分OKであることが示されました。

・胎児呼吸様運動と胎動

　次に，運動中の胎児の呼吸様運動と胎動を検討してみました。胎児は生まれる前であっても，あなたや私と同じであることを忘れないで下さい。胎児は調子が良くないと感じていれば動きを止め，充分な酸素がない時には，あえぎ様の運動をし，超音波によって観察することができます。そこで，運動がなんらかの影響を与えるのかどうかを観察しました。私たちは胎児のあえぎ様の運動は見ることができません。しかし，母親が運動を止めた後の数分間は，まず，

ほとんど100％の胎児はおとなしく，呼吸様運動を行ないません。しかし，運動前後の20分間の胎動と呼吸様運動を比較すると，呼吸様運動はわずかに減少しますが，胎動は変化しませんでした。胎児の肩の動きを休息後と運動後で比較してみても，運動後の方がさらに良く動くものでした。母親の運動は胎児呼吸様運動や活動性のパターンには，酸素が不十分な時のように変化することはなく，私たちが下した結論は以下のようなものとなりました。胎児心拍数の増加は，酸素の利用が非常に減少したことによる変化というより，むしろ運動によるストレスに対する正常な反応というべきものでした（Hatoumら 1997）。

・胎児心拍数の低下

　胎児心拍数が運動中や運動後に増加することについて多くのことを述べてきました。しかし，胎児心拍数が減少することもありうるのです。胎児心拍数が低下した場合には，どのような意味を持つのかを理解することが重要です。突然，酸素欠乏が起きると胎児心拍数は大きく減少し，酸素が利用できるようになるまで，いくらかの間，心拍数は低下したままであることが知られています。そのため，胎児心拍数を減少させる他の原因として，臍帯血管や胎児の頭部の圧迫の2つがよく知られていますが，運動中あるいは運動後に20秒以上持続する20bpm以上の胎児心拍数の減少は，原因が明らかになるまでは，重篤な酸素欠乏であると考えるべきです。

　こんなことは起きるのでしょうか。もちろん，起きます。文献によると胎児心拍数の減少は，母親の運動している時間のほぼ15-20％に生じるとされています（Artal, Rutherfordら 1986；Carpenterら 1988；Wolfe and Mottola 1993）。けれども，この反応は普通，どちらかというと運動に慣れていないお母さんに運動させた場合や，あるいは運動強度を急激に最大レベルにまで上昇させた時などによく観察されます。私の心配は，この種のお母さんに非常に強い運動をさせると，胎児の酸素欠乏が生じるほど，子宮血流が減少することです。運動に慣れているお母さんが運動した場合に，このようなことが起きるかどうかはわかっていません。というのは，実験をして検討されていないからです。しかし，私たちの研究では，運動に慣れているお母さんが最大運動強度の85％で運動をしましたが，胎児心拍数の減少を経験したことはありません。

　運動に慣れているお母さんには，運動による胎児心拍数の減少する反応は決

して生じないのでしょうか．そうではありませんが，生じたとしても非常にまれなものです．私たちは2000以上の運動のセッションを監視してきましたが，2症例で経験したことがあります．両者とも，分娩に近い時期に起きたもので，胎児の頭はすでに骨盤の中に下降していました．分娩中には，2人の胎児とも問題はなく，羊水もきれいでした．そのため，運動中におきた胎児心拍数の低下はおそらく，酸素欠乏によるものではなく，むしろ，母親の骨盤の構造が胎児の頭部に圧迫を加えたためであったと考えられます．

反応の解釈

　胎児の心拍数は増加し，減少しないという事実は，定期的に運動する時には，胎児の心臓組織への酸素欠乏が進行することもなく，酸素運搬の減少に対して胎児は十分に適応しうることを意味しています．同時に，分娩間際の激しい運動や，長時間に及ぶ運動によって，子宮内の胎児腸管の蠕動が起きない事実からは，運動が胎児腸管への酸素運搬を悪化させるものではないことがわかります．胎児呼吸様運動や胎動が正常と変わらない事実からは，脳や筋肉への酸素運搬が十分維持されていることがわかります．このように運動してきた母親の胎児は，おそらく，もっとおとなしいお母さんの胎児よりも，問題になりうる事柄にうまく対処できるように考えられます．例えば，問題になりうる事柄の1つとしては分娩があり，次に分娩について検討してみることにします．

　運動後，胎児の心拍数が180bpm以上と非常に増加したり，あるいは20bpm以上も減少したり，また，胎動が長時間なかったりした場合には，どうするべきでしょう．このような胎児の反応は，健康で合併症のない妊婦ではほとんど見られません．ですから，もし1つでもこのような反応が見られた時には，重要な警戒すべきサインとして考え，より詳細な評価を行なうべきでしょう．すぐに，母親は左側臥位をとって横になり，水分を補給すべきで，また胎児心拍数と胎動のモニターを行なうべきです．胎児心拍数と胎動はすぐに元の状態に復帰するはずです．そして医師に報告し，他に原因があるかどうかはっきりするまでは，この胎児の反応は肺や血流や胎盤機能などの母親から胎児への酸素運搬のシステムになんらかの関係があると考えるべきです．このことが除外されて，問題が矯正されるまでは，母親は運動して，この酸素運搬システムにス

トレスを再び与えるべきではありません。
　次のようなことを考えてみる方がいいように思います：
「このことが生じるかどうかをどうやって知るのか？」
「胎児の反応をチェックするためには，どうすれば良いか？」
　胎児の心拍を時々モニターしたり，胎動について特別に関心を寄せていないと，決して知ることはできません。多くのお母さんは胎児が動くことで安心しているのですから，常にこのことをチェックしているといえます。胎児心拍をチェックするには特別な機器と訓練が必要ですが，実際には教えてもらえばお母さん自身で行なうこともできます。しかし，経験からいうと，第8章の149ページ～151ページで述べるような特別なカテゴリーに入る妊婦でない健康で正常なお母さんには，推奨しません。

妊娠中期や末期では，運動後に胎児の心拍数が減少したり，30分以上胎児のキックなどの胎動がない場合は，大事な警戒サインです。彼女に医師の診察を受けさせ，状況が明らかになるまで，再び運動をさせるべきではありません。

分娩中の胎児の状態

　運動してきたお母さんの胎児が，他の胎児よりも丈夫であるなら，分娩の開始時や，陣痛に対する反応は，運動してこなかったお母さんの胎児と比較して大きく異なっていることがわかるはずです。分娩開始時には胎児の予備能力の低下を示すような証拠もないでしょうし，分娩中には胎児心拍数はより安定しているはずです。出生時の状態や子宮外生活に対する適応能力も，同様により優れたものであるはずです。

・分娩の開始

　私たちの研究では，運動してきた母親から250人の赤ちゃんが産まれました。そのうち，医師がハイリスクな分娩であると心配した例はわずか4人だけでした。産科医が心配した例がわずかに1～2％であることは，非常に頻度が低いものです。活動的であっても運動をしない母親では15例，約5％，運動をしていたがその後止めた母親では8例，約10％がハイリスクな分娩であったことに比べると，はっきりしています。

しかし，運動をしてきた群の2例には羊水量の減少がありました。羊水量の減少は，運動していない群では5倍多く，運動していたがその後止めた群では2倍多く存在していました。その他のケースで最も多かったものは，巨大児や，あるいは予定日をはるかに超過した例（運動してきた群で1例，他の群では7例）などでした。何例かには胎児発育遅延（運動群では1例，その他の群には3例），高血圧，出血などもみられました。このような合併症の頻度は，3群共に非常に少なく，統計学的計算は行ない得なかったのですが，運動してきた群ではやや低率である傾向がみられ，運動してきた群の胎児は分娩開始時には大概良好なコンデイションであると考えられました。

次いで，私たちは，それぞれの運動してきた母親の羊水中のホルモンの一種であるエリスロポイエチンを，分娩初期に測定しました。分娩末期に行なった運動が胎児の酸素供給を悪化させていないことを確認するためです。エリスロポイエチンは体内の酸素レベルが低下した時に遊離されるホルモンであり，身体を刺激し，赤血球を製造することで，酸素運搬を良くするものです。高地に住む人で赤血球を増加させるホルモンで，重篤な肺疾患の人たちでも増加しています。また，分娩前の胎児の酸素レベルが低いと増加し，この時期の酸素欠乏に対する感受性の高いマーカーとなります。エリスロポイエチンが作働した後には，腎臓から排出されます。胎児であれば，羊水中に出てくることを意味します。そして，羊水中に何時間か留まることになります。分娩まで運動をし続けてきた母親と，妊娠末期には運動を止めた母親の羊水を採取し比較したところ（Clapp, Littleら 1995），予想通り，運動してきた群の羊水ではエリスロポイエチン濃度は高値ではなく，実際には低値でした。つまり，運動してきた母親の胎児は，運動をしなかった母親の胎児よりも，酸素欠乏を経験することが少なかったと考えられました。

・分娩中

分娩時，まず第一に私たちが参考にしたのは，胎児心拍数の子宮収縮に対する反応でした。私たちが得た証拠は次のようなものでした。つまり，運動してきた母親の胎児は，子宮の収縮に良く耐えるということです。これは運動しない母親や，途中で運動を止めた母親の胎児に比べて，明らかでした。医師や看護婦，助産婦などが胎児の状態を案じなければならないような事態は，運動し

ていない対照群の胎児の半分以下の頻度でしか起きていません。

　次いで，母親の運動が，臍帯を券絡させるかどうかについて検討しました。臍帯券絡があると，胎児が産道を通過する時に臍帯がより強く絞まって，問題になることがしばしばです。非常に驚いたことですが，またしても臍帯の券絡の頻度は増加せずに，かえって，明らかに減少していました。

　胎便の存在から，分娩中に胎児の腸管蠕動を起こす程のストレスがあったかどうかを見てみましたが，運動している母親の胎児においては，胎便の出現頻度はとても低かったのです。

　最後のチェックとして，以下の事柄に関し，分娩時に臍帯血を採取して，運動してきた母親と，それ以外の母親とで比較してみました。まず第一に，エリスロポイエチンの濃度は低値のままであり，分娩中に利用できる酸素の量が適当であったことが示されました。次いで，運動し続けた母親の胎児血では赤血球濃度の割合が少なく，いくらかの時間，胎児は比較的ストレスのない状態にあったことを示しています。血液のアシドシースの測定からも同様のことがいえました。そこで，すべての事柄は，運動してきた母親の胎児は，実際に，丈夫であることを示す証拠となったのです。妊娠末期や分娩時に通常起きるストレスがあっても，分娩中に注意を喚起すべき面倒な警戒信号を生じるようなことはなかったことも証拠となります。

新生児の状態

　新生児が生まれると，生後数日はどんな状態であるかを診察し，子宮内から外界に移行する準備が充分整っているかどうかを検討しました。運動し続けてきた母親からの新生児は太っていないため，体温維持に問題があるかどうかを観察しました。しかし，何ら問題はありませんでした。新生児の初期の体重減少でも何の問題もなく，体重は急速に出生時体重に復帰しました。血糖値について正常かどうかをチェックしましたが，すべて異常はありません。現在までに，わずか4例の低血糖の新生児がいましたが，すべて，対照群の母親や，運動していても途中で止めた母親からの新生児でした。運動し続けてきた母親から生まれた新生児はやせていても，飢餓によるものではなく，代謝的にはまったく問題のない新生児であることを意味していると解釈しています。このように，運動し続けてきた母親から生まれた新生児はたとえやせてはいても，発育

遅延児が生まれた直後に通常示すような徴候はなにも示していません。このことから，運動し続けてきた母親から生まれた新生児は正常であり，一方，対照群の母親からの新生児は大きく，太っていて，発育し過ぎであるように考えられたのです。

> 運動する母親からの新生児は子宮外の生活に適応するまでの移行期になんの問題も呈さず，覚醒期がしっかりしており，世話しやすい傾向にあります。

次いで気づいたことは，運動してきた母親は，自分たちが予想していたよりもずっと簡単に新生児を世話することができたと報告することでした。新生児は早くから眠りにつき，夜中急に泣くことがないと，母親は誇らしげに報告してくれます。この新生児達は，異なった強い個性を持っているようにみえました。そこで，生後5日目に，個性と神経発達について盲目的にチェックしてみ

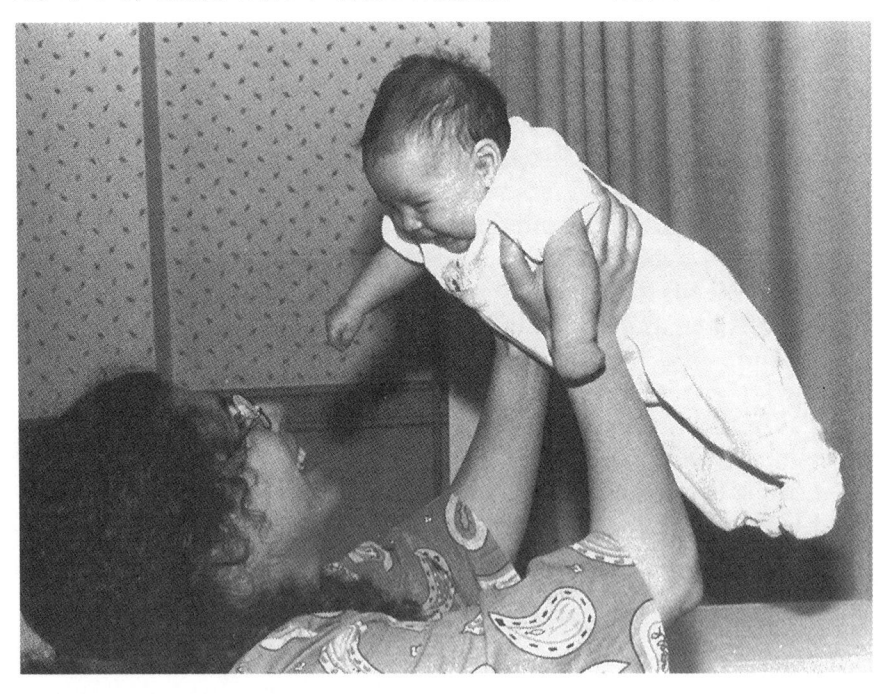

図7.1　運動を続けた母親からの新生児は世話がしやすい傾向がある。

ました。予備的な検討ではあるのですが（Clapp, Simonianら 1995），母親の印象は正しいもので，一般的に，妊娠中も運動を続けた母親の新生児は，以下のような2つの面でうまくやっています。

―外の環境で起きた事柄に容易に反応する。
―困惑した場合や，他から慰安をうけることが必要になった場合など，自分自身で沈静化を図ることが簡単にできる。

この2つの性質から，以下のことが推測されます。つまり，新生児は出生時にはより成熟しており，そのため，図7.1に見られるように，両親にとって世話しやすい赤ちゃんになっていると考えられます。

なぜ母親の運動は子どもにとって有益となるのか

定期的に運動すると，なぜ子宮外の生活にうまく適応でき，その後も，うまくやっていけそうで，またより丈夫な新生児が生まれることになるのでしょうか。これらの興味ある質問のすべてに答えることはできませんが，良い手引きとなることがいくつかあります。

・間欠的なストレスと刺激の価値

ストレスや刺激に対し，すべての生物学的なシステムは反応し，そして変化するということを示唆する証拠があります。幼児期，小児期，思春期，成人となってからの発達もそうです。実際，成人になってからの運動訓練は，いい例です。つまり，刺激とストレスにより運動機能は変化します。もう1つの例は，視覚や聴覚，言語などの発達がそうです。目の網膜に印象が入ってこなければ，脳の視覚野は発達しません。同じことが，音や聴力の脳内経路についてもいえます。話すことの発達には，会話が重要で，子どもを持っている人なら誰でも知っています。

> 生まれる前の音や振動の刺激は，胎児の脳機能の発達を加速的に早める可能性があります。

おそらく，出生前にどのような違いがあったのか，私たちは自分自身で問い質す必要があります。母親が運動していた時には，母親は刺激を作り出し，そして刺激が胎児の発達や成熟などを前向きに変化させている可能性があります。まず，今までに述べてきたように，栄養や酸素の運搬は間欠的に変化します。このことにより，胎児や胎盤はさらに効率良く働きます。（このことはまだ検討していません）。次いで，そこには間欠的に音や振動による刺激が加わります。胎児は母親の環境内にあって，入ってくる多くのことを聞くことができ，おそらく，脳内の発達のスピードを速めるでしょうし，また脳内の色々な経路の成熟を開始させることになるでしょう。胎児の時に聞いたクラシック音楽や，話しかけや，読み聞かせたことは胎児をリラックスさせ，生後の発達を促進すると，実際信じている人たちが多くいます。それから，心拍数や温度など，あるいはその他のことなども間欠的に変化します。そのため，おそらく，心臓や体温調節のシステムなどが発達しうる能力をさらにより優れたものにすると考えられます。まだ誰も知らない他の能力もあるでしょう。私たちは，この子どもたちが年をとって，検査されるまで待たなければならないのです。

・特別な刺激性と反応性

　胎児，新生児，幼児に対して運動は様々な効果をもち，このことを刺激性と反応性より説明してきました。私たちが現在まで認めてきた多くのことから，あなた方も納得して下さると考えています。運動や妊娠自体が刺激となって母親側が反応したこととしては，以下の三点があります。第一には母親の血液量が余分に増加すること，第二に胎盤が発育し機能が高まること，そして，第三に熱放散能力の亢進などが明らかな例です。胎児を直接調べることはできないのですが，私たちが測定することができた反応をヒントとして考えてみると，胎児が丈夫である理由は，単に母親の中で運動が惹起した変化のためだけとはいえないようです。例えば，胎盤の胎児側血管の容量は増えており，また分娩時に調べた臍帯血中の赤血球の割合は低下しています。両者の観察から，運動し続けてきた母親から生まれた新生児の血液量は増加していると推測することができます。このため，胎児がストレスを被った時にも，血流は全身の組織に行き渡り維持されるようです。これは母親にとっても全く同様のことが言えます。同じく，出生前後の行動の変化から検討すると，母親の運動は色々な方面

に対する刺激となり，これに対して胎児は適応し始めているように考えられます。この適応性は，人生の後期になると価値あるものとして実証されるかもしれないのです。実際，その通りというういくつかのヒントを私たちは得ており，次の段で示します。

長期的な結果

助産婦や産科医にとっては，ある種の問題に対してどう取り扱えばよいのかを決める場合，非常に困ることがあります。フォローアップに基づく情報が手元に全くないか，あるいはあったとしても非常に少ないような場合がそうで，何を決断するにしても，しばしば困惑する理由になります。つまり，新生児をどのように取り扱えば，長期的な結果として最良のものとなるかどうか，それを知る方法は存在しないのです。

> 新生児の発育と成長をみると，すべての点で，運動してきた母親から生まれた新生児は，対照群の新生児と同じであるか，あるいはより優れた状態にある。

このため，長期的な結果に関する情報を追加して考えないと，ストーリーは不完全なものになると考えました。妊娠中の運動の安全性と有益性に関する最終的な結論は，妊娠中に運動し続けてきた母親からの子どもたちがどのようになるのかにかかっています。

―肥満になるのか，あるいはやせになるのか？
―成長がいいのか，遅れているのか？
―障害として働く証拠が後日判明するのか，あるいは後にスーパースターになれるのか？

これらを明らかにするための唯一の方法は，子どもを追跡し，テストし，観察することだけです。心理学者と一緒に，この子ども達がどうなっていくかをみることは，私の人生の最良の時間でした。答えは，良好なものでした。もちろん，私は，このようなテストをすべき時をいつまで待てばいいのか，確信がありませんでした。そこで，1つのグループでは1歳の時点で，その他のグル

ープでは，正規の教育が開始される直前（5歳の時点）をテストの時期として，詳細なチェックをすることにしました．

1歳時

現在まで，ほぼ100人の1歳児を調べてきましたが，結果は，妊娠中運動を続けてきた母親から生まれた児にとって良いものです．生理的な外観にはまったく相違はありません．体重は同じ，身長も腹囲も同じで，脂肪量も同様です．脂肪量の成績は意外でしたが，おそらく，私たちが選んだ測定時期に関係しているのでしょう．すべての新生児は歩行を覚えるまでは脂肪が蓄積します．それ以後，やせていくのです．私たちにとって残念だったのは，ほとんどの新生児は1歳ちょうどで歩き始めることです．

運動してきた母親から生まれた幼児は，1歳での標準的な知能テストではより優れた結果であるようです．現在まで，幼児の発達を調べる標準的な試験であるBaylerテストでは，対照群の幼児よりも明らかに優れた成績でした．精神的な面でも，相違は少しではあるものの，明らかに優れた結果でしたし，身体的な面でも同様な結果が得られました．

5歳時

5歳時点での児の評価について，最初のシリーズの検討を終了しましたが，素晴らしい所見が得られました（Clapp 1996b）．すべての児を検討したのではないことを指摘しておきますが，これは重要な点です．なぜなら，運動以外の多くの事柄が関連して私たちの知りたいことを混乱させる心配があるからです．そのかわりに，母親が妊娠中に激しい運動をし，妊娠中や分娩中や幼児期や小児期になってもまったく問題のなかった20人の児を選びました．そして，小児の成長と発育を，活動的だが運動はしなかった母親から生まれた20人の児と比較しました．さらに，発育と成長に関係する可能性のある出生前後の様々な因子を両群で同じようにマッチさせました．例えば，分娩前の体重や，身長，教育程度，社会的な経済状態などは両群で同じにしてあります．その他に，新生児出生後の母親の身体的な活動性や家庭以外での労働，同様に性別，出生順位，全身の健康状態，母乳栄養，推定摂取カロリー量，家族のレクリエーションの種類，また児の世話の仕方なども同様である群と比較しました．そして，

5歳の誕生日が来る1カ月以内に，体重，身長などを計測しました。また，母親が運動したかどうかについて知らない熟練した心理学者が，精神的，身体的能力に関し，2日間かけて詳細な評価を行ないました。妊娠中の運動は，小児にとって害を与えるものではありませんでした。また，小児に対する長期的な結果としては，良好な成果であるといえるようでした。

―身長，四肢の長さ，あるいは頭囲や胸囲は両群で相違はありませんでした。
―運動した母親からの子どもは，分娩時にはやややせているだけでなく，その後の体重増加も少ないものでした。そして，身体的に活発であっても，運動しなかった母親から生まれた子どもに比べ太ってはいませんでした。
―読書や算数の能力，身体的協調性や，手先の器用さ，視覚―運動の統合性などは両群で相違はありません。
―運動した母親の子どもは，全般的な知能と喋る言葉のテストのスコアで比べると，他の対照群よりもかなり高いものでした。

　出生時にやせていた新生児は，幼児期や小児期を通じて正常に発育しますが，やはり，やせのままでした。この身体的な特徴がこのままであれば，将来，心血管系や代謝系の病気になるリスクが少なく，長期間に及ぶ利益となるでしょう。
　同様に，妊娠中に運動した母親から生まれた幼児は精神的にも，身体的にも発育が損なわれている証拠は見いだせませんでした。事実，いくつかの面では，より優れた面があるようです。しかし，この所見は，私たちがコントロールできないような小児期の生活面の影響が関わっている可能性も否めません。そのため，この他に3つの事柄を現在調査することに決めています。まず，子ども達がもう少し大きくなったら，再び検査をすること。次いで，成長と，全般的な知能と会話する言語能力などについて，すべての対象児が5歳になったら調べること。3番目には，すべての対象児が1歳になった時に評価を行ない，1歳と5歳との間に起きた環境の相違に関係しうる事柄を排除すること。現在では，私たちが論ずることのできる情報としては，これらの内のわずか1つの事柄だけです。それは，本章の最初に述べた1歳時点での所見です。どのような場合でも，現在までの所見は，運動を妊娠中継続しようとしている母親や，心

配している母親を安心させることです。

まとめ

　母親が激しい運動を持続することは，まだ生まれてこない胎児の害になり，出生後長期的にも悪い結果になるかもしれないという危惧がありました。しかし，どこを検討してみても，私たちが見いだした証拠は，妊娠中の運動は短期的にも長期的にも，子宮内の胎児にとって利益になると推測させるものでした。この証拠は幅広い検討で得られたものです。様々な運動プログラムに対する胎児心拍数や，胎児行動などの反応を検討してみた結果もそうでした。さらに，これらの反応と同時に起きる生化学的証拠から検討しても，臨床的な検討でも，胎児は妊娠末期のストレスや，陣痛や分娩時などに被るストレスに対して，運動をしなかった母親の胎児よりも耐えられることが証明されています。さらに，妊娠中の胎盤の発育や機能などを調べた研究や，児の形態や機能を出生間近や，幼児期や小児期に評価した結果も証拠となります。これらの研究は，妊娠中運動し続けてきた母親からの子どもには，多くの面で優れたところがあることを示しています。そして，逆に，欠点になるという証拠は認められていません。事実，私たちは，未だ，短期的にも長期的にも，妊娠中や授乳中の母親が運動をし続けたために生じる問題点を見い出せません。これが真相であれば，総体的ではあっても，個々に応じながら，生殖過程の各時点でどのように運動プログラムを進展させるのかという方向に，私たちの関心を転ずべき時です。第Ⅲ部では，妊娠中と授乳中の運動処方をする際のいくつかの原則について述べていきたいと思います。

第Ⅲ部　運動処方と管理

　第Ⅲ部は，運動を実際に行なう女性とそのインストラクターのために書かれています。妊娠・授乳中に個々の運動プログラムを作成する際に必要な情報を提供し，妊婦自身はもとよりその運動の指導にあたる人にも有用でしょう。第8章では，どのような女性に運動処方が必要となるか，あるいは必要ないか，また，運動の禁忌について一般的な原理をまじえて幅広く述べ，以下の章で用いられる運動を行なう上に必要となる常識的な考え方を示します。第9～11章は，それぞれ受胎，妊娠初期，後期，出産後における特別な運動処方について述べています。これらの章では，はじめに妊娠の各時期ごとに出現する生理的な身体の変化を解説し，初心者，レクリエーションとして運動を楽しむ女性，競技者のそれぞれに必要な情報を提供していきます。

第 8 章

運動処方の原則

本章では，妊娠の各時期における有効な運動処方を作成するために必要な原則について述べます。あなたは本章を通じ，以下の3つの明確な原則を学ぶことになるでしょう。

1. 妊娠しようとしている女性や妊婦・褥婦における運動処方へのアプローチは，妊娠を計画していない女性や非妊婦のものと同様です。
2. 運動への全身的なアプローチは，女性の生活，運動計画，妊孕性のバランスに影響するため，個別に考えていかねばなりません。
3. 競技選手ではなくリラクゼーションを求めてレクリエーションとして運動している多くの健康的な女性であれば，妊娠を計画しても新しい運動処方は必要ありません。そうした女性たちは，特別な運動処方なしに，通常に行なっている運動計画を妊娠中も続けることができます。

はじめに，個々の運動プログラムを改良する場合，妊娠中の特別な運動計画など存在しないことを思い出すことが大切です。妊娠ということだけを理由に，個々の運動プログラムを改めるべきではありません。つまり，新しい運動プログラムは，すでに運動をレクリエーションとして行なっている多くの女性には必要ないのです。もし，妊娠中何か別の問題が起きたり，運動量を上げたいと思わない限り，例えば，適切なジョギングやエアロビクス，あるいはその他の健康スポーツを，すでに週3回程度継続していた妊婦には，おそらく新しい運動処方は必要ありません。同様に，マラソンを行なっている女性が，予期せず妊娠した場合，しばらくマラソンを休むのであれば運動処方は必要ありませんが，もし続けたいと考えているとすれば，新たな処方が必要となります。

いかなる場合であっても，妊娠のための新しい運動プログラムが必要と思ったら，各自の妊娠中の生活全体を考え，それを形づくるパズルの1ピースとして運動プログラムにアプローチし，健康であることを目標にそれらをデザインすれば良いでしょう。

第2に，運動処方は運動自体に加え，以下の要素を含んでいるべきです。

    知識   観察
    相互作用 安全

教育・指導　　　管理

　知識面の要素は運動プログラムに発展性を持たせ，相互作用的な要素は，個々の目標に見合った運動プログラムを，妊娠や授乳のような女性として避けられない変化に対応させるものです。また，運動プログラムの教育的，観察的要素は，運動の安全性を高め，身体的な問題を減少させます。さらに，運動計画と妊娠の進行をともに管理するための計画を立てる必要があります。
　さて，これらをふまえ，妊娠を計画している女性と，妊娠中の女性のための個々の運動プログラムを作るために必要な詳細を以下に述べていきましょう。

誰に運動処方が必要か？

　妊娠しようとしているか，あるいは妊娠中，どのような女性に運動プログラムの見直しや軽減が必要となるか？ それを決めるために，2つの重要なポイントがあります。

1．運動に対するやる気はどうか？
2．最近の健康状態や運動習慣，あるいは妊娠に対するリスクはどうか？

　もし，各自が運動計画を変更する必要性があるような，新しい目標や異なる目標を持たなければ，妊娠を希望していたとしても，通常行なってきた運動を変更する必要はありません。つまり，確立された運動計画で，安全かつ低い強度の運動を行なっている健康な女性は，妊娠後も何ら変更することなくその運動を続けることができるということです。ウォーキングやジョギングを継続して行なっているか，週2〜3回ヘルスクラブに通う，あるいはハイキング，水泳，ゴルフ，テニスなどを行なってきた女性の大部分がこのカテゴリーに入ります。もし，毎日運動を行なっていたとしても，レクリエーションとして楽しむのであれば，妊娠したからといってそのプログラムを変更する必要はありません。
　残念ながら，運動プログラムにおいて，誰もが判断できるような頻度，持続時間，強度についての明確な定義は存在しません。しかし，妊娠のために運動プログラムを見直し軽減すべきか，あるいはその必要がないか，明らかにしな

ければなりません。

1. もし，年に6回以上競技会などに参加している場合，プログラムを見直し，おそらく軽減する必要があります。
2. もし，月経周期が順調（25-35日型）ではない場合は，排卵か黄体期の長さに問題があります。これらはいずれも妊孕性を低下させるため，現在行なっている運動プログラムを見直し，おそらく軽減する必要があります。

妊娠にいたる過程で，運動プログラムを詳細に評価し，より良い効果を引き出すために，女性を4つのグループに分類してみましょう。

1. はじめて運動をしようと思っている女性

このグループは初めて運動をしようとする者と，以前に運動プログラムに失敗している者が含まれます。したがって，重要なことはやる気が出て，刺激的なプログラムにするということです。

2. 挙児を希望する競技選手で，競技力の維持や向上を望む女性

このグループで大切なことは，運動以外の生活面を，競技選手として望まれる運動能力レベルに合わせ，厳密に管理することです。すなわち，競技選手においては，胎児心拍数，胎動，胎児発育，母体体温，血糖値などの母児の健康評価をより頻回に行なう必要があります。こうしたケースには「1オンスの予防には，1ポンドの価値がある。(An ounce of prevention is worth a pound of cure)」という格言が重要となります。いずれにせよ，このグループは妊娠を希望した時点から，妊娠中，授乳期にわたり，運動を含む全ての生活を包括するプログラムをヘルスフィットネスの専門家に相談することをお勧めします。また，もし，可能であればこうした競技選手には，妊娠中の運動に関する様々な研究にボランティアとして参加してほしいと思います。

挙児を希望している競技選手は，妊娠を希望した時点から，妊娠中，授乳期にわたり，トレーニングと妊娠の順調な進行が両立するような，個々のトレーニングプランを開発，管理するため，常に一人，あるいはそれ以上のヘルスフィットネスのプロフェッショナルと関係するべきです。

3．リクリエーションとして運動を楽しむ女性のうち，その能力をより高めたいと考えているもの

　この場合，大切なことは慎重な管理とトレーニング量の増加に伴う知識(education) です．成功するにはわずかずつでも向上することが大切で，向上していることを確かめるには，運動能力の詳細で定期的な評価が必要になります．

4．通常運動により，改善するか，悪化する疾患を持っている女性

　このグループのための運動処方に関する詳細な解説は，本書の範囲を越えていますが，大切なことは，常に専門医と相談しながらアプローチすることです．特に，整形外科，内分泌，呼吸器，心血管系に関する問題を抱えている場合は，常に専門医とコンタクトを保つべきです．

運動の適量

　よくされる質問は以下の2つです．

1．どれぐらいの運動が良い効果を得るのに必要か？
2．安全限界はあるのか？

　これらの質問に対する答えは，安全で効果的なトレーニングプログラムを作成する上で重要です．しかしながら，妊娠経過は個々で異なり，どのような運動量の範囲が適切かを答えることは，一般に考えられているよりずっと複雑です．したがって，まず，この質問に関する解説を行ない，それをもとに，どの程度が多すぎるか，少なすぎるか，適正な範囲はどのように決められるべきかについて述べます．母児に対するリスクと良い効果を明確にするには，以下の質問をクリアしなければなりません．

―妊娠初期は妊娠後期に比べ，運動するには良い時期か？
―全ての種類の運動は，同様に良い効果をもたらすか？
―同じ運動を行なう場合，それに関わる努力が少ないか，中等度か，多いかということは，問題になるか？
―週3回，20分間の運動は十分か？　毎日，60-90分間はやりすぎか？

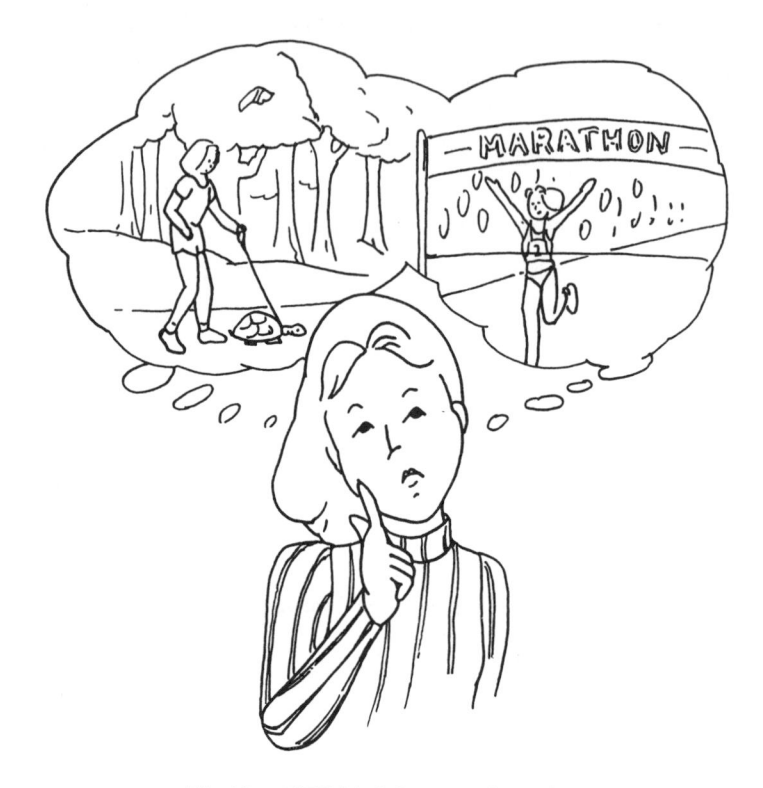

どれぐらいの運動をしたらいいのでしょうか？

以下のパラグラフで，この領域における研究成果を示し，その答えを見直すことにします。

妊娠時期と運動

はじめに，妊娠・授乳中に行なわれる通常の荷重負荷運動は，母児に何ら問題を与えないことを思い出してください。妊娠初期と後期では異なる身体的変化が起こっているため（第2章参照），これら異なる時期における運動は，それぞれの身体変化にあわせた効果を持つべきです。つまり，妊娠中や授乳中といった異なる時期に，ライフスタイルの1つとして行なわれる様々な種類の運動が，もし適切なものであれば，それぞれの異なる効果により，妊娠の予後を向上させるわけです。

妊娠初期から中期にかけての通常の運動は，しばしば多くのやっかいな症状（疲労感，吐き気など）を改善し，母体の妊娠への適合や，胎盤の発育を助けます。胎盤の発育は，順調な胎児発育を促し，妊娠をより安全に進行させます。また，妊娠後期まで運動を継続することは母体に多くの良い効果を招きます。もし，運動強度が適当であれば，母体体重増加も制限し，母児の肥満を防ぐことができ，分娩の進行や予後に多くの良い結果をもたらします。

> 運動の効果は妊娠初期と後期で異なります。妊娠初期の運動は胎児の発育を助け，母体の症状を軽減します。妊娠後期の運動は母児の健康を維持し，母体体重の増加を抑え，分娩時間を短縮します。

そこで，「異なる妊娠時期における運動プログラムが，個々の妊婦の目標を満たすために必要な量は？」といった質問があがるでしょう。この質問に答えるためには，現在行なっている運動プログラムの状態，健康状態，また現在の妊娠週数を再評価する必要があります。そして，個人個人に実現可能な目標を各発達段階に応じて定め，妊娠経過を損なうことのないプログラムを作るのです。例えば，もし健康な女性が以前より運動を続けているなら，妊娠を希望した時から，妊娠・授乳のいかなる時期においても，少なくともそれ以前と同等の運動を行なうことができます。すなわち，様々な妊娠時期における適正な運動量は，その運動能力の達成目標に加え，母児に対しどのような効果を望むかに依存しています。もし，はじめて運動をするなら，母体の調子を良くし，胎盤と胎児の発育を助けるため，運動量をあまり増やすべきではありません。しかし，妊娠の中期から後期にかけては，体重増加を抑え，分娩時間を短縮するために，より多くの運動を行なうことができます。運動の安全限界は妊娠時の各自の身体的状態によって決まります。正常妊娠を経験している健康な女性では，通常，問題は胎児が安全に過ごせるかではなく，如何にオーバートレーニングの症状を出すことなく経過させるかということになるでしょう。この点に関しては，後述します。

運動の種類

種々の運動種目が様々な健康状態を向上させるという事実は，多くの種類の

運動が妊娠中も行なえるということを示唆しています。例えば，個々の大きな筋肉を用いる持続的な荷重負荷運動（ランニング，エアロビクス，クロスカントリースキー，エアロバイク，ハイキング，ラケットとボールを使うスポーツ，ウエイトトレーニング）は心血管系，体温調節，全身の代謝系などに直接作用します。これらの全身的な反応は，妊娠による身体変化にも共通するため，こうした種類の運動はおそらく優れた効果を持つと考えられます。もし，ある運動計画が，希望する十分な効果を示さなければ，それはおそらく運動種目毎に身体的効果が異なるためと思われます。したがって，荷重負荷運動はおそらく妊娠中最も適した運動です。

> 通常の持続性のある荷重負荷運動は，明確に母体の妊娠への適合を助け，妊婦においては最良の運動種目です。しかしながら，適切な頻度，運動時間，運動強度は個々において異なります。

女性の選ぶ運動種目は，そのライフスタイル同様，トレーニングプログラムの目的に合っていなければなりません。初心者にとって，運動に楽しみを見いだし，気軽に行なえることは重要です。同様のことはレクリエーションとして運動を楽しむ女性にも言えます。残念なことに，不確かで，ぎこちなく，退屈なものはしばしば練習を休ませ，中断させてしまいます。変化することもまた興味を持ち続けるために必要です。

競技選手の場合，その種目の必要に応じたより集中した運動計画が求められます。図8.1のような強いトレーニングは，特に上半身を鍛えたいと望んでいる場合，競技者にとって不可欠です。

運動頻度，時間，強度

運動の頻度，時間，強度は，妊娠に対する身体の適応能の向上に影響します。例えば，中等度から高度の強度にある運動では，その持続時間が心血管系への影響を決定する重要な因子になります。短時間から中等度の持続時間では，心血管系機能は良く維持されます。しかしながら，中等度から高度の運動強度が長時間にわたれば，その後半，心血管系機能は低下します。

運動強度もまた重要です。例えば，毎週4回かそれ以上の頻度で，低い運動

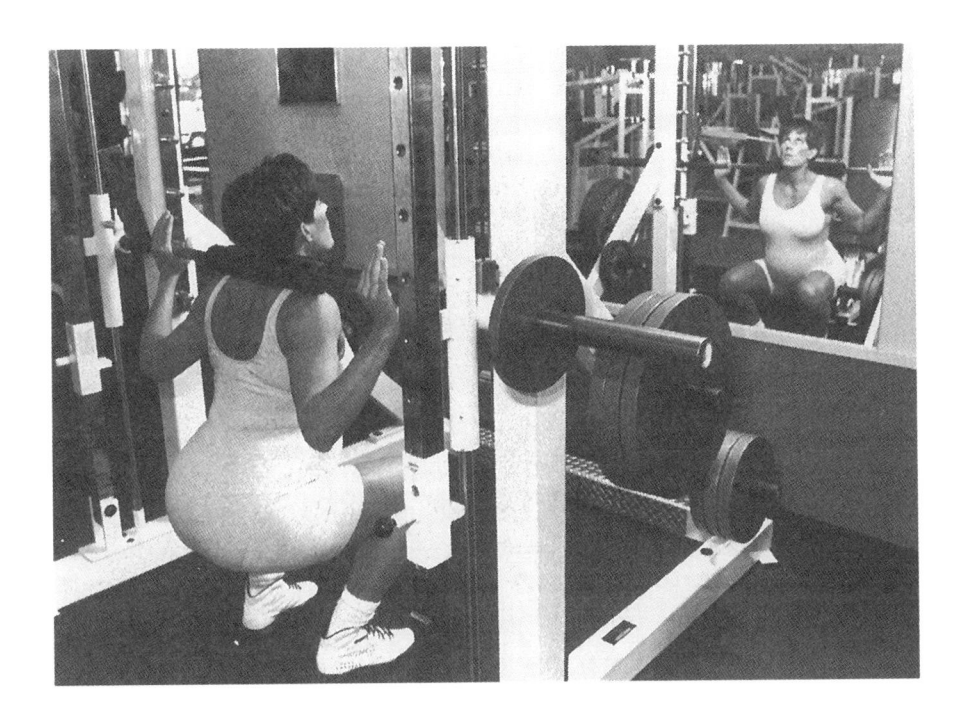

図8.1 妊娠後期のウエイトトレーニングはOKです。

強度のランニングを1年間続けている若く健康な男性は、インスリンの反応性においてトレーニング効果を持ちますが、体重を変化させたり、心肺機能を著しく向上させるには至りません。しかし、同様の持続時間でも、運動強度を上げることで体型や心肺機能に強く影響します（Ochidaら 1989）。そして、このことは妊娠中であってもあてはまるのです。

すなわち、妊娠中であっても非妊娠時と同様に、こうしたすべての運動にはその効果を発揮するために、有効な範囲が存在しています。母体運動による胎児心拍数の変化を例に挙げて解説しましょう。

より強く長い運動強度と持続時間は、胎児心拍数を大きく変化させ、子宮血流量と血糖値を減少させます（Clapp, Little, and Capeless 1993）。これは運動頻度、時間、強度が胎児の栄養補給に大きく影響することを意味しています。したがって、トレーニングに対する胎児心拍数や母体血糖値の変化は、妊娠中に必要な運動の頻度、時間、強度を決定する上で重要な要素となります。こう

したことが，競技選手などに，妊娠中の運動に関する様々な研究へボランティアとして参加することを希望する理由です。

さらに，それぞれの運動プログラムにおける必要カロリーを計算し，食物摂取のタイミングを記録することも重要です。これは，十分な栄養を確保し，かつ過剰なカロリー摂取を避ける食生活の助けにもなるでしょう。実際，よく見かける妊娠中の過度の体重増加の原因には，適切なカロリー摂取の減少を行なうことなく，運動量だけ減少させてしまうというものがあります。また，十分なカロリーを運動中かその直後に摂取せず，頻回に長時間の練習を繰り返せば胎児の栄養不全を招きます。したがって，こうした必要カロリーの計算と記録は妊娠期間を通して重要です。

適切な範囲と量に依存した効果

すべての運動による効果は，運動が適切な範囲にある時，最大に発揮されます。運動がある一定のレベル（閾値）に到達しなければ，いかなる効果も発揮されません。また，あるレベル（上限）を越えた場合も，より良い効果が得られるわけではなく，かえって効果は下がってしまいます（オーバートレーニング効果）。すなわち，閾値と上限の間で，大部分の効果はその運動量に依存して出現するわけです。そして，このことは第3～7章で示したように，妊婦においてもあてはまります。さらに，運動の閾値と上限は，それぞれの求める効果によって異なってきます（例えば，胎盤の発育と出生体重）。実際，妊娠中に行なわれている多くのトレーニングは，それらが効果を出すために必要な運動レベルの閾値に到達していないため，種々の妊娠予後を向上させることができません。すでに述べたように，このようなプログラムは，かりに妊娠中の母体の状態，あるいは諸症状をわずかに改善したとしても，妊娠経過や，その予後に関しては，おそらく効果を示さないでしょう。

運動量を減らすべき場合

オーバートレーニング症候群の代表的な症状が出現した場合は運動が過剰になっています。疲労，痛み，やる気の低下，怪我や感染症を起こしやすくなる，運動が元気に行なえないなどがその症状です。オーバートレーニング症候群はしばしば見かけるもので，それを避けるか改善する方法は妊娠中も非妊時と同

様です．1つの例外を除き，妊婦も非妊時と同じです．それは胎児がいるということです．したがって，妊娠中は胎児のオーバートレーニングにも注意を払わなければなりません．

> もし，母親か胎児にオーバートレーニングの症状が出現したら運動量を減少させなければなりません．

オーバートレーニングを管理するために必要なことは，慢性疲労の状態を頻回にチェックすることです．症状が出現した場合，効果的な解決方法は運動プログラムを改良するか，残業や睡眠不足など疲労の原因となる生活習慣を改善することです．もし，痛みを伴うようであれば，問題はおそらく過剰な運動か，不適当な運動にあります．また，運動が長時間楽しめず，変化に乏しいと感じているなら，おそらくその運動は過剰になっています．息が上がりやすかったり，運動に関係しない疾患が出現する場合は，おそらく運動と休息のバランスが悪くなっています．もし，より筋力を必要とする運動を増やすことで全体の運動量が低下するようであれば，それはオーバートレーニングと考えられ，プログラムの改善が必要になります．さらに，母親にとっては過剰でなくても胎児にとっては過剰となる場合もあるため，胎児の運動に対する反応にも注意を払い，もし，必要ならプログラムの改善を考慮してください．

どのように胎児は，母親にその運動が過剰になっていることを伝え，そして，母親は気づくのでしょうか？（第7章参照）出生前に加わったストレスは，出生児体重を減少させます（Clapp 1994b）．母親とその運動を管理するインストラクターは，運動が胎児の栄養摂取を妨げれば，発育が遅延することをよく理解しておくべきです．また，もう1つの指標は，いかなる運動であっても，胎児がストレスと感じた場合，運動後に胎動が減少することです．妊娠中期から後期における目安は，運動終了後の30分間で，正常な場合は常に2〜3回以上の胎動を感じるということです．それでも心配であれば，時々運動に対する胎児心拍数の変化をモニターすれば良いでしょう．成人の反応と同様，適切な範囲内の運動に対し，胎児の心拍数は増加します．妊娠32週以降であれば，その増加はおよそ1分間に5〜25拍，妊娠末期であれば30〜35拍まで心配ありません．しかし，ストレスが強すぎれば，逆に心拍数は1分間に20〜60拍程度の

低下を示すことになります。さらに、これ以外にも心配なことがあれば以下のことが勧められます。

―超音波検査による胎児行動の評価など、適切な医療相談を受ける。
―もし、問題が見つからなければ運動時間と強度を10〜25%減少させる。
―新しい運動計画を作成する場合は、運動前後に頻回に胎児心拍数を観察する。

運動量を増やすべき場合

　運動量を増加させて良いかどうかを判断することは簡単です。1週間に運動に費やす時間とその平均運動強度から算出される運動量が、各自の設定した目的を達成するのに十分か否かを判断すれば良いのです。ここで問題となるのは、トレーニングの閾値が、それぞれの求める効果によって異なる点です。運動の目的はわかりやすく、的を得たものでなければならず、運動種目や運動のパターンは、それぞれの運動がもたらす効果を確かめた上で、慎重に選ばなくてはなりません。例えば、ウエイトを付けて反復する静止ジャンプのような強いトレーニングは爆発的なパワーと瞬発力を向上させます。しかし、低い限界内でパワーと瞬発力を向上させるため、そうした運動を繰り返しても、心肺機能や長距離の持続力を増すことはできません。したがって、運動を行なう際にはそれぞれのトレーニングが、どのような効果を持つかを正確に把握し、各自の目標に対し、何が最も適当かを判断する必要があります。これらを考慮したうえで、希望する効果をもたらすために最適な種目を選択し、適切な頻度、強度、時間を設定し、トレーニングを始める必要があります。

運動プログラム作成のためのガイドライン

　さて、すべての妊娠中か、妊娠しようと考えている女性のための、全身的な運動プログラムの作成に用いられるガイドラインを示します。はじめに、ごく一般的に規定されている最近のガイドライン (American College of Obstetricians and Gynecologists 1994; Artal 1996; Artal and Buckenmeyer 1995) を示し、その後、より自由で現実的なアプローチを比較検討しながら詳細に述べることにしましょう。

表8.1 健康な婦人のための妊娠中の運動ガイドライン（アメリカ産科婦人科学会）

- 通常の中程度の強度と時間の運動が好ましい。

- 勧められる運動はストレッチ，自転車エルゴメータ，水泳，ウォーキングであり，他の種目は避けるか，内容を変更・軽減して行なう。

- 振動が加わったり，跳ね上がったり，大きな動きは避け，無理な動作やジャンプ，あるいは急激に方向を変えるような運動は行なわない。

- 妊娠4カ月以降は仰向きで運動を行なってはならない。

- 5分前後のウォームアップやクールダウンのためのストレッチングは勧められるが，過度にストレッチングを行なってはならない。

- 座りがちな生活を送っている女性は短時間の低い強度の運動から開始し，徐々に運動を増加させるべきである。

- 疲れたら運動を休む。もし，異常を感じたら運動を中止し，医師に相談する。

- 運動量に合わせて摂取カロリーを増加させ，運動前，運動中，運動後は十分に水分補給をする。

- 運動するときは高温多湿な環境を避ける。

伝統的に規定されたガイドライン

　アメリカの研究者とアメリカ産科婦人科学会によって最近改定されたガイドラインを表8.1に示しておきます。その中で彼らは妊娠中に運動を継続することの価値を評価しているにもかかわらず，危険を避けることだけに焦点を当てています。したがって，妊娠・産褥期にある女性に対し，運動の種類を制限し，その強度や時間を減少させるといったことに専念しています。しかし，これらのアプローチには疑問があり，その必要性について，本書の第II部で述べた論

理をもとに，本章で検証することにしましょう。

自由で現実的なアプローチ

　第II部では，すべての妊娠期間を通じ，種々の種目を行なうことができることを示しました。これらの情報は，運動のプログラムを妊娠に適した全身的で，かつ現実的なアプローチに変更するために有益なものです。一貫性，教育，安全性は，バランス良く完全な運動計画と日常生活に不可欠です。このアプローチの優れている部分は，大胆に作られている反面，運動計画と妊娠の進行をそれぞれモニターすることで，その不安を減らしているところです。以下に，その詳細を簡潔に述べます。

・持続性

　妊孕力と身体の活動能力はそれぞれ欠かすことのできないもので，相互に連携しその機能を発揮します。もちろん，行なって良いことと悪いことはありますが，妊娠期間を過ごすために，運動処方を変更したり，減少させたりしなければならない論理的な理由は明確ではありません。

　しかしながら，女性とそのヘルスフィットネスの指導者は，妊娠を希望しているか，妊娠中か，あるいは出産後の回復期にいるかにより，各時期の注意点を守らなければなりません。ある女性は運動と妊娠の問題点をはっきりさせたいと思っています。また，妊娠中の運動が良いことだと信じている競技選手は，妊娠後は以前より運動量を増やさなくてはならないと考えているかもしれません。その意図は良いのですが，注意事項を無視するような運動は妊娠・授乳中に行なうべきではありません。これは妊娠中に限らず，事故の原因となります。

・教養・知識

　医療には，疾患を治療する際の医師と患者双方の教育・知識の重要性を強調した古い格言が2つあります。それは「知識がないことは罪（A little knowledge is a bad thing.）」と「知識と常に参加することは同調する（Knowledge and regular participation go hand in hand.）」です。

　これらの古い格言は運動プログラムのデザインを行なう上に重要で，すべての種類の運動処方にあてはまります。実際，これらはプロフェッショナル・ラ

イセンスや種々の資格の基本的な概念や，特殊領域における教育のコンセプトになっています。種々の妊娠の時期のための，安全で適切な運動プログラムを作成するには，運動と妊娠の進行に伴う身体的な変化の相互関係を理解する必要があります。教養・知識面の目的は，運動を行なう女性とフィットネス・プロフェッショナルが，無用な心配を避けるために十分な情報を得るようにすることです。このことはまた，運動に参加する女性同士の交流を助け，様々なプランに参加しやすくすることでしょう。こうした教養・知識面の情報は膨大にありますが，その中でも特に大切で，運動を行なう場合，知っておかなくてはならない最低限のものを以下に示しておきます。

1．運動と妊孕性の関連性に関して，科学的に検証されている理論はない。
2．妊娠するために必須の排卵や受精に関する知識。驚くことに，妊娠を考えている女性の最も多い質問は「月経周期のどこで妊娠できるのですか？」です。
3．妊娠しようと考えた時から，分娩までの各時期における運動の母体への影響や，胎児への影響。例えば，過剰なストレスは卵巣機能を障害し，妊娠を妨げる。また，妊娠の成立とともに，運動に対する母体心拍数の反応は急激に変化する。
4．身体的トレーニングと妊娠は前もって決まっているものではない。最短時間で望む効果を得るためには熱意と時に柔軟性が必要となる。そして，身体的トレーニングと妊娠は，それぞれ生活の中で互いにバランスを取る必要がある。
5．常識的に考えられている行なって良いこといけないことの理由。例えば，なぜ，脱水が身体に悪く，水分補給が必要かを知っている女性は，妊婦，非妊婦にかかわらず，安全管理のひとつとして，運動の前後あるいは運動中に十分な水分補給を行なっている。

・相互関係

　運動計画を立てようしている女性にとって，それがライフスタイルと妊娠の進行に伴い変化していくニーズや目的に一致していることを確かめることは重要です。これを忘れば，練習に満足がいかず，集中力が欠け，怪我や障害を引

き起こすでしょう。運動を継続して行なっている女性は，妊娠中各自の目標を持ち，そのプログラムは完成され適切なものです。とすれば，それは常にこの原則にのっとって作られています。運動はリラックスをもたらし，QOL（生活の質）を向上させるため，多くの女性が行なっています。決して競技能力を身につけることが目的ではありません。したがって，1週間に5回の運動は，多くの女性のライフスタイルに一致せず，1週間に2回では少ないかもしれません。

> すべての運動プログラムは各自の目的とライフスタイルに沿っていなければなりません。

ライフスタイル，運動計画，妊娠の相互関係は，妊娠がある時期から次の時期に進行していくように変化するものです。例えば，妊娠初期のホルモンによる「つわり」などの副作用や新生児との生活により，しばしば，ライフスタイルや運動計画を変更せざるを得なくなります。こうした変化は，いずれも生理的で，避けて通ることはできず，妊娠中に運動を行なうすべての女性でその対応が検討されるべきです（第9～11章参照）。

・教育・指導と安全性

インストラクター（ヘルスケア指導者）は，妊婦の運動プログラムを作成する場合，身体能力の向上のみを優先するわけにはいきません。すなわち，特別な指導と観察が必要になります。誰もが運動器具の使い方やストレッチの方法，あるいはウォームアップやクーリングダウンについて熟知しているわけではありません。さらに，インストラクターの資格を取るためにも必要であり，運動中の個々の生物力学は重要で，慎重に観察され，考えられるべきです。初心者でも，何ら指導を受けることなく適切に行なうことができる人もいます。しかし，例えば，初心者のランナーでは，通常，スライドの長さ，踵のつけかた，上下の動きといったことなどが問題になります。心構えとバランスはウェイトや種々のトレーニングマシンを用いる際に重要です。わずかな指導が問題を避け，運動をより楽しく，価値あるものにします。

実際，初心者あるいは経験者であっても，安全なことと，行なってはいけな

いことに関する理解や知識はしばしば間違っているものです。安全性は運動種目，個人の経験，妊娠時期によって異なり，一律ではありません。運動を行なう施設や環境温度，水分・食事摂取の時間や方法なども重要で，安全を確保するために考慮すべきです。一般に，多くの初心者は，過剰に運動を行ないがちです（残念ながら，これは経験者にもしばしばみうけられます）。新しい運動計画を始める場合，はじめはつらくてもいずれ良い効果をもたらすといった前提は，痛みや怪我，あるいはオーバートレーニング症候群を起こしやすいものです。ごく最初から休息と活動の周期を守り，リラクゼーションが得られなければなりません。大まかな目安は，リラックスできない運動は避け，各練習ごとに一定の休息を取るということです。

・モニタリング

　運動を行なう女性とその指導にあたるインストラクターは，運動と妊娠経過をともにモニターすべきです。運動計画と妊娠時期によりそれは多様なものとなります。競技選手が行なうような厳しいプログラムには，特別なモニター技術が必要になりますが，通常のプログラムではそれほどの技術は必要ありません。表8.2に著者が使用しているモニター用の記録用紙を示しておきます。

　さらに，運動以外でもモニターすべき項目を以下に示します。

1．一般健康状態
2．水分摂取
3．体重
4．栄養
5．休息と活動の周期

　こうした妊娠中の指標は，第9～11章で示す妊娠の各時期に応じてモニターされるべきです。

　もし，トレーニングによって問題が生じたら，インストラクターはそれを評価し，対処すべきです。また，運動以外の妊娠経過における問題に対しても，インストラクターは妊婦自身とその取り扱いについて，一緒に考えるべきです。もちろん，その他のいかなるトレーニングの諸問題についても，徹底的な評価

表8.2
運動記録

名前: _____　　　　　　　記録 # _____

日付	運動の種類	運動時間	平均心拍数	RPE*	コメント

*Borgの自覚的運動強度の判定表（RPEスケール）：6 - 強度なし；8 - ほとんど強度なし；11 - 軽い（普通）；13 - ややきつい；15 - きつい；17 - 非常にきつい；19 - 過酷；20 - 最も過酷

と治療が必要です。そして，もし運動計画がその問題の原因になっている場合は，一定の間，それを軽減するか中断しなければなりません。

伝統的なアプローチと自由なアプローチの比較

　もし，妊娠しようと考えていたり，分娩後の数カ月間で，運動計画を再構築する必要がある場合，2つの方法が考えられます。

　第一は，保守的なもので，エアロバイクや水泳が母児にとって，最も安全な運動として勧められています。これらの運動は，ボールや他の器具を用いるものと異なり，転倒による打撲や子宮収縮のリスクを負うことなく行なうことができます。マスターレベルの水泳選手やトライアスリートは，妊娠中その競技力を維持することができるにもかかわらず，非妊時にくらべて水泳の学習効率が低下することや，プールや器具といった施設，設備の問題，さらには変化に乏しいなどの理由から，多くの場合，運動から遠ざかってしまいます。

　第二の方法は，いくつかの注意点さえ守れば，怪我などのリスクはすべての種目で少なくなるということを前提にしたものです。したがって，運動種目は多種多様になります。この方法は健康状態をより向上させ，かつ，リスクを回避したいと願う女性のニーズをかなえることができ，より現実的で，実践的なものと考えられます。

　近年規定された一般的なガイドライン（表8.1）では，多くの種目が制限されていますが，実際の運動プログラムでは，個々のニーズや目的を満たすもので，個別化されていることが望まれます。4つの考えるべき点があります。

1．女性が妊娠過程のどの時期にいるか？

　例えば，彼女が妊娠16週以前であれば，妊娠に有害な振動や打撲によるリスクは少ないので，コンタクトや打撲を伴う可能性がある種目（ホッケー，ソフトボール，乗馬など）でも，妊娠早期か出産後であれば行なうことができます。また，繰り返し上下に急激な加速，減速が加わる種々の陸上競技も妊娠後期と授乳中では呼吸不全をまねく可能性があるので勧められませんが，その他の時期では問題ありません。

2．どのようなことで怪我の可能性が高くなるか？

　ロープやハーネスを用いないロック・クライミング，あるいはマウンテン・

バイクのレースはアイススケートやインラインスケートに比べ明らかなリスクをもたらします。
3. 各自の経験はどうか？
4. 何が目的か？

　これらの質問に答えながら，リスクと健康的な効果をどこで線引きするか決定していきます。もし妊婦あるいはそのヘルス・フィットネスの指導者がこの線引きに迷ったら，さらなるプロフェッショナルからアドバイスを受けることをお勧めします。何か基礎疾患があるような場合，このことは特に重要です(詳細は以降の章を参照)。

　少年期や老年期のような，ある一定の時期に起こりやすい運動による怪我や障害は多数報告されていますが，現在までのところ，妊娠中に特異的に発生する怪我や，その発生率と妊娠週数の関係について明らかにした報告はありません。このことは，妊娠自体がそれほど多くの運動種目の禁忌にならないことを示唆しています。

　今日まで，著者らは多くの女性ランナーや数種類の運動（トライアスロン，クロスカントリースキー，自転車，水泳，ウエイトリフティング，エアロビクス，階段昇降マシンやローイングマシン）を継続して行なっている女性を観察してきました。また，ラケットボール，登山，乗馬，ダウンヒルスキー，水中ランニング，あるいはコンタクトを伴うスポーツについてもある程度の制限を加え，指導してきました。さらに，水中エアロビクス，自転車エルゴメーター，サーキットトレーニングなどに関する研究も多数報告されています。しかしながら，これら多くの経験においても，母体の怪我はまれで，また運動による胎児の怪我は皆無です。

　もちろん，こうした外傷率の低さは，少なくとも一部は，多くの競技選手がそれを避けるため，自発的に運動の方法を変えるか量を減らすかしているためです。例えば，著者らがモニターしていたホッケー選手たちは，妊娠が成立した場合，妊娠12週までにほぼ全員がホッケーを休みましたが，精力的に持久力トレーニングのプログラムをやり通しました。また，ラケットボール選手は妊娠末期になると，ウォールショットを返すための側方への動きを自然に減少させます。ダウンヒルスキーの選手は妊娠中期から後期にかけて，速度を落とし

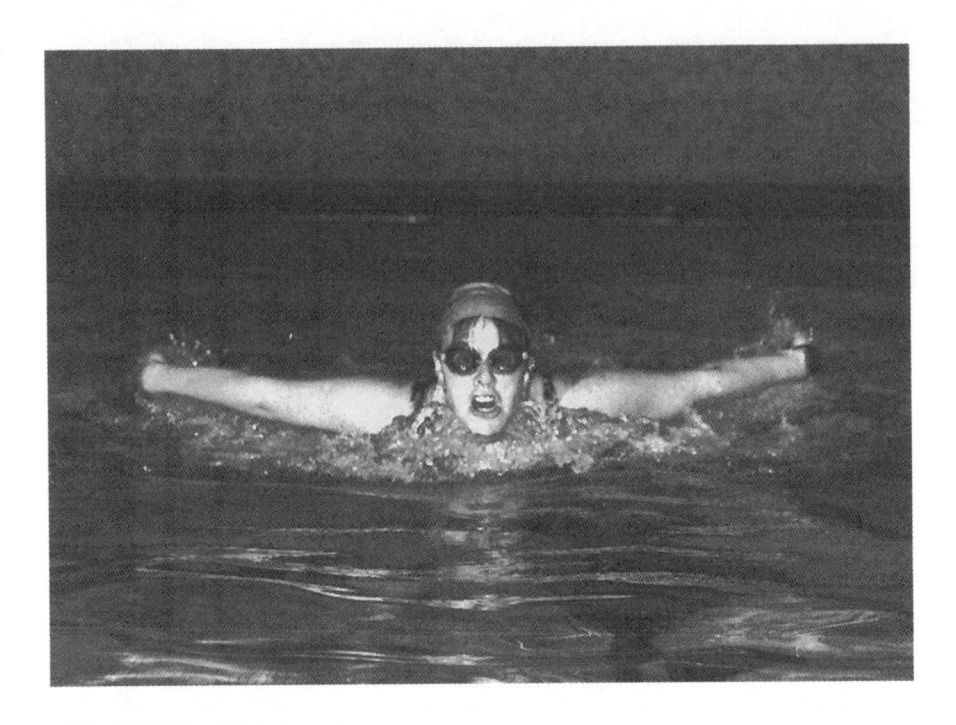

図8.2 妊娠後期の水泳はOKです。

トレーニングを重ね，スキーを継続します。ランナーは妊娠中，練習を休むことはありませんが，その靴やランニングサーフェスには細心の注意を払います。しかし，水泳選手は競技用のスタートとターンの練習を続け，エアロビクスのインストラクターは妊娠前と大きな変更をすることなく，パワームーブやステッププログラムを消化します。

行なって良いこと、行なってはいけないこと

もし，ヘルスケア・プロバイダーあるいはフィットネス・インストラクターと運動を行なう女性が2つの基本的な原則に従えば，そのプログラムは妊娠中，安全で楽しいものになるでしょう。それは，何ができるかを常識的に考え，一般的な原理は，いつの時期でも通用するということです。

この2つの原則に従い，個々のプログラムを作成するため，以下に行なって良いことと行なってはいけないことを示しておきます。

・行なって良いこと
1. **広い視野でプログラムにアプローチする。**
    運動技能より，健康，身体能力，妊孕性などの向上に焦点を当てる。
2. **楽しく，すこしエキサイティングなプログラムを作る。**
    何か期待させるようなものにすべきで，単調な骨折り仕事ではいけない。
3. **運動量が健康の維持あるいは増強に，十分であることを確かめる。**
    すべてのプログラムは，ある一定の運動量を満たさなければ，いかなる効果ももたらしません。個々のレベルにより異なるものの，中等度から高度の運動強度で20分間が，妊娠可能な年齢の健康な女性にとって最低限です。
4. **もし，良いと感じているなら，それはおそらく良いことです。**
    いかなる時でも例外があります。この原則は，特に熱心に高い強度の運動を継続している妊娠後期の女性に適応されるものです。図8.3にこのポイントを示しました。もし，良いと感じているなら，こうした精力的なステップ・エアロビクスのジャンプを繰り返すことも，腹部のサポートなどを併用することで，安全に行なえます。
5. **常に記録し，定期的にチェックする。**
    これは達成しようとする意識を高めます。こうしたことを行なわなければプログラムのどこかで失敗するものです。
6. **小さなことにも注意を払う。**
    水分補給，栄養摂取，休息と活動の周期などをはじめ，いかなる小さな不適合でも改善することは，運動自身のプログラムと同様に重要です。
7. **運動と同様，妊娠経過に十分な注意を払う。**
    もし，運動はうまくいっていても，妊娠が成立しなかったり，妊娠経過が順調でなければ，注意を払うべき問題が存在します。

・行なってはいけないこと
行なってはいけないことの大部分は，行なっても良いことの反対側にあります。しかしながら，なかには特に注意をすべき例外もあります。
1. **よく考えずに新しいことを始めてはならない。**
    不快なことや問題を起こす可能性のある行動は，はじめからできるだけ回避するよう努めましょう。このことのよい喩えは旅行です。誰もが寒いとこ

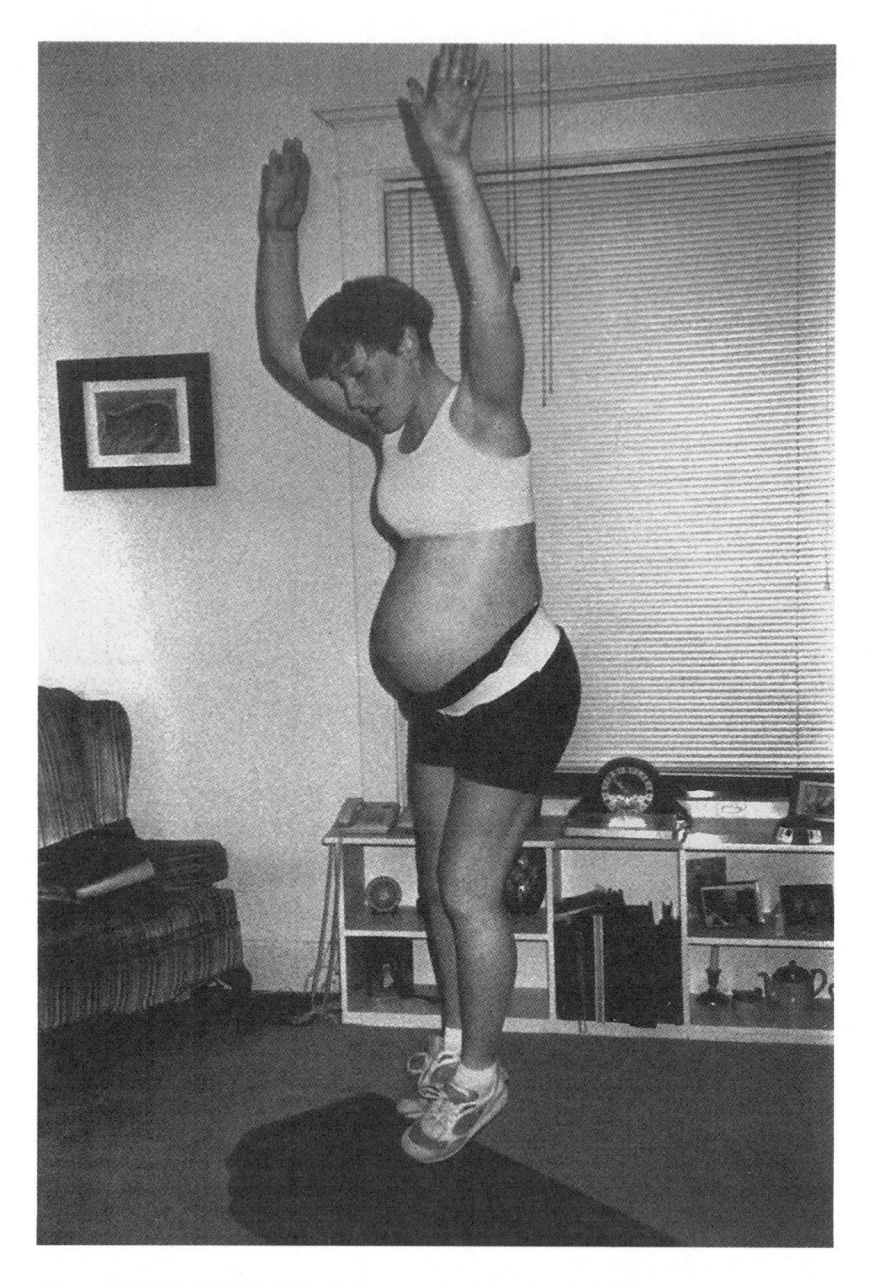

図8.3　妊娠後期における下腹部をサポートしてのステップ・エアロビクス

ろから温かいところ，あるいは海から高地へ旅をします。しかし，その前に温度や気圧といった環境が運動能力と爽快感へどのように影響するかを考えるべきです（Pivaruik ら 1992）。

　著者のある友人はアリゾナへ出かけたとき，通常彼女が行なっている日中のランニングを，荒野の道で水分を持参せずに行ないました。ランニングを始めて30分が経過した頃，彼女はめまいを感じて引き返しましたが，重篤な脱水を起こし，直腸温は40℃に達していました。こうしたことは，特に妊娠初期には避けなければなりません。また，東部か中西部に住む女性の多くは，ほんの気軽な気持ちでコロラドかユタへ，週末のスキーを楽しみに行きます。しかしながら，多くのリゾート地は標高3000メートル付近にあり，山頂はさらに300〜400メートルは高くなっています。もし，彼女たちが妊娠していて，この標高に慣れることができず，呼吸困難や不眠に陥れば，胎児へもその影響は及ぶことになります。

2．準備を怠ってはならない。

　十分な準備なしに新しい状況に臨むべきではありません。わずかでも起こりうる可能性がある怪我や急激な環境変化に対する適切な処置は，計画段階で学習すべきです。これは，特に自然にかかわるハイキング，登山，マウンテンバイク，ツアースキーなどのスポーツで，妊婦，非妊婦にかかわらず重要です。

3．運動により痛みが出現するなら続けてはならない。

　もし，痛みが出現したら，運動を中断し，評価しなければなりません。運動に伴う痛みはまれには良い徴候になりますが，通常，時間の経過とともに悪化します。女性における特別な注意点は，腹部や骨盤の痛みです。それらは，すべての妊娠過程において出現する，種々の疾患の初発症状になる可能性があります。

4．疲労を無視してはいけない。

　これは判断することが難しい領域です。運動による疲労は誰もが感じますが，極度な反復する練習中の身体的ストレスからくる疲労は，妊孕性や妊娠経過に悪影響を及ぼし，ひとつの疾患として捉えるべきです（Clapp 1996c；Luke ら 1995；Mamelle, Laumom, and Lazar 1984）。

　どの程度ならば正常で，どの程度が過剰となるか。ここに2つのガイドラ

インを示しておきます．常に疲れていて，何か他のことをやり遂げることが難しくなり，1日中それを引きずっているようなら，その疲労は過剰です．また，疲労感がやる気や運動量の明らかな減少を伴っている場合も，過剰です．しかしながら，これらの疲労は必ずしも運動からくるものばかりではなく，生活習慣が原因となることを思い出してください．実際，こうしたことはしばしば妊娠初期や分娩直後に認められます．こうした状況に陥った場合は，原因を明らかにするために，運動を1～2日休むか，運動量を減少させることをお勧めします．それで具合が良くなれば，原因はその運動量にあり，その負荷を10～15％軽減すべきです．しかし，その運動が適したものであったとしたら，運動を休むことで症状は悪化します．こうした場合は，できるだけ運動を継続し，日常生活におけるその他の原因を検索すべきです．

5．運動プログラムをあまり厳格に作らない．

天候の変化やその状況に応じ，つねに若干の修正ができるようにしておきましょう．

運動の禁忌

わずかな特殊なものを除けば，妊娠過程にあったとしても，運動の禁忌は通常の健康な女性と同様です．妊娠は正常な生理現象で，疾患ではなく，運動の効果は女性自身と妊娠の双方に現れます．この項では，健康な女性で，特別な問題が発生しなければ，妊娠を希望してから妊娠に至るまで，医学的なアドバイスは必要なく，通常行なっている運動を継続できることを示します．

> 4つの重大な運動の禁忌は――怪我，病気，頭痛，出血

妊婦，非妊婦において，運動を始めるか，見直す前に，慎重な評価と治療を必要とする4つの禁忌があります．ひとつは身体の傷害，すなわち怪我です．2つ目は急性の発作性疾患と慢性疾患であり，これらは当然体の傷害となります．妊娠中は特に免疫機能の変化など，いくつかの生理的変化により，呼吸性疾患や手術からの回復が遅延するという問題があります．したがって，こうした状態では，仮にやる気の高い競技選手であったとしても，保守的な選択を取る必要があります．3つ目は，頑固で反復する局所的な疼痛で，最後に，不正

性器出血があげられます。この出血はしばしば運動とは関連しませんが，危険な信号で，今まで発見されなかった疾患の予兆となることもあり，無視すべきではありません。さらに，いくつかの追加すべき禁忌がありますが，妊娠過程の特別な時期に限られたものです。各々の詳細は，以下の3つの章で解説します。

より保守的なアプローチは最近のアメリカ産科婦人科学会のガイドライン(1994)に示されています。彼らはまた，運動の相対的禁忌に関するシリーズ

表8.3　健康な婦人が妊娠中運動を行なってはならない場合(禁忌)

絶対的禁忌	相対的禁忌
妊娠中毒症	胎児発育遅延の既往
破水	短時間で分娩した既往
早産	妊娠初期の不正出血
妊娠12週以降の不正出血	過度の肥満
頸管の開大（頸管無力症）	過度のやせ
胎児発育遅延	座りがちな生活習慣
多胎妊娠	28週以降の骨盤位
胎盤異常	動悸，不整脈
3回以上の流産，早産の既往	貧血

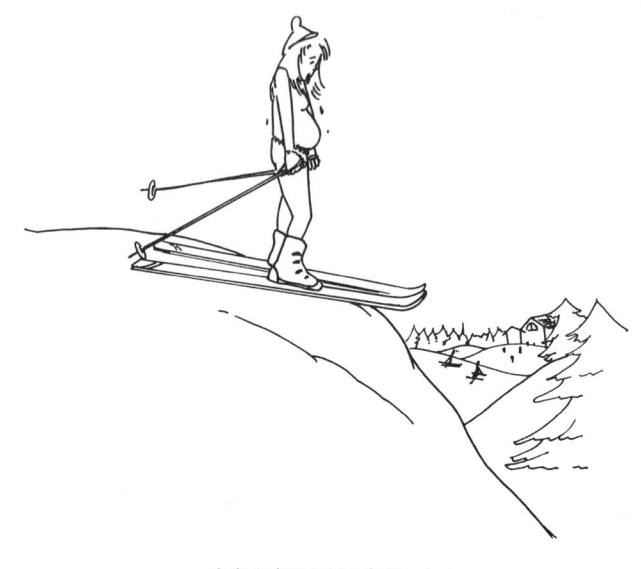

ああ！来るんじゃなかった！

を出版しています（Artal 1996；Artal and Buckenmeyer 1995）。その要旨を表8.3に示しておきました。それらの多くは常識的なもので，本項の急性疾患のカテゴリーに該当します。しかしながら，多胎妊娠，早産の既往，頻回の流産などに関し，禁忌にすべき明確な医学的報告はなく，根拠が乏しいままに制限されていることを付記しておきます。

まとめ

妊娠過程にある健康な女性のための運動処方へのアプローチは，非妊娠時と同様の原則に従うべきです。運動を行なう女性が必要な知識を得られ，かつ，妊娠経過と運動の調和がとれた全身的なアプローチをお勧めします。運動と妊娠過程は常に進行して行くもので，連続的なモニターにより評価すべきです。大部分の健康な妊婦は特別な運動処方を必要としません。しかしながら，激しい運動を行なっている初心者や競技選手は，運動量を増加させ妊娠中の健康と運動能力を向上させたいと考えている女性と同様，詳細に検討された運動処方から，より良い結果が得られると考えられます。特別な医学的な問題を抱え，医療を必要とする女性にも同様のことがいえます。妊娠過程を通じ，適切な種

目，強度，頻度の運動は，良好な健康状態を保ちます。もし，オーバートレーニングの症状が出現するか，急性の身体的問題が起これば，運動計画を短縮する必要があります。反対に，十分な効果が得られなければ，運動量の増加が必要になります。いかなる場合でも，運動を継続していくために必要なことは，各練習時間に休息時間を設け，適切な運動量はリラックスをもたらし，過剰なものはストレスや疲労の原因となることを理解し，常識的に対応することです。また，妊娠中であっても，運動の禁忌は通常の健康な女性と同様です。この考え方は，アメリカ産科婦人科学会が規定している保守的なガイドラインや禁忌と異なるものです。

第 9 章

妊娠前ならびに妊娠早期

生理学的相互作用は異なりますが，私は生殖過程における受胎前および妊娠早期のモニタリングを運動処方と結びつけて説明してきました．それはこれらが連続しており，実際問題として分割することが困難であるからです．実際のところ，女性が維持可能な妊娠状態であることに気付くまでには，妊娠早期のかなりの部分が経過しています．

私は基本的な点を強調し，異なる様々な状況においてそれらをどのように適用させるかを重視します．そこでまず，正常な受胎を確実にするために当然起こるべき3つの事象に対し，運動が与える影響に関してわかっていることを再検討します．次いで，これら2つの期間中に生理的に進行していることがらの重要性に関して，皆さんの記憶を呼び起こしたいと考えます．御存知のように受胎や妊娠早期には，いくつかの特有な問題がありますが，この時期の運動処方の主要な目的は，今後必要とされるもの，およびその後の妊娠から得られる利益に備えて，身体の準備をすることです．

妊娠継続のための4大要素

妊娠成立のために，女性は健康な卵子を作り，子宮は受け入れの準備をしなくてはなりません．また，卵子はタイミング良く精子と出会わなければなりません．もしも，これらの要素のうち，1つでも欠けたら妊娠は成立しません．

> 妊娠成立のための4要素は——
> 健康な卵子，健康な精子，準備の整った子宮，タイミング

卵子が成熟し排卵されるためには，女性の体内でいくつかのシステムが正確に作用しなければなりません（図9.1）．脳内の視床下部というところからの信号が下垂体を刺激し，周期的な蛋白ホルモンを分泌させます．これらのホルモンが卵巣にはたらき，卵子を成熟させ排卵させることになるのですが，卵巣そのものがエストロゲンとプロゲステロンという2つのホルモンを分泌し，さらに複雑な構造になっています．エストロゲンとプロゲステロンには2つの作用があります．1つはエストロゲンやプロゲステロンが逆に下垂体や視床下部に作用し，そこからのホルモン分泌を調節しています．これにより，卵子の成熟や排卵が的確に行なわれています．もう1つの作用は，受精や受精卵の成熟の

ための子宮内膜の準備です。

　同様の過程が，精子を作り出すために男性の精巣（睾丸）でもみられます。女性との違いは，女性での過程が周期的なのに対し，男性では持続的であることと，精子の作られる過程が6～8週と若干長いことです。いずれにせよ，排卵直後の卵子に健康な精子が出会い，受精するように性交が行なわれ，受精卵が子宮へと移動し，着床することになります。確かに複雑なシステムではありますが，タイミングさえ良ければ90～95％問題なく進行します。

　では，なぜ運動が心配なのでしょう？　運動がこのシステムの問題点に4つの点・方法で貢献できることが明らかになってきました。

1．女性の脳が心理的，肉体的あるいは栄養的なストレスを感じた時，視床下部へ「今は良い妊娠に適さない」といった信号を出し，視床下部は下垂体への刺激を止めます。順次，下垂体は卵巣へ信号を送るのを止めて，卵巣は排卵やホルモン分泌を行なえず，無月経となります。ところが，ストレスが減ってきた時には，脳は「いまはもう大丈夫！」のサインを出し，このシステムは再稼働します。

　これは普通の防御反応であり，例えばストレスの多い環境にある，遠い大学に通う，ダイエット中，新しい仕事，家族の死，新しい地域への転居，慢性疾患等の女性でしばしばみられます。この反応を引き起こすストレスのレベルには個人差があります。運動トレーニングが身体上，精神上，栄養上の

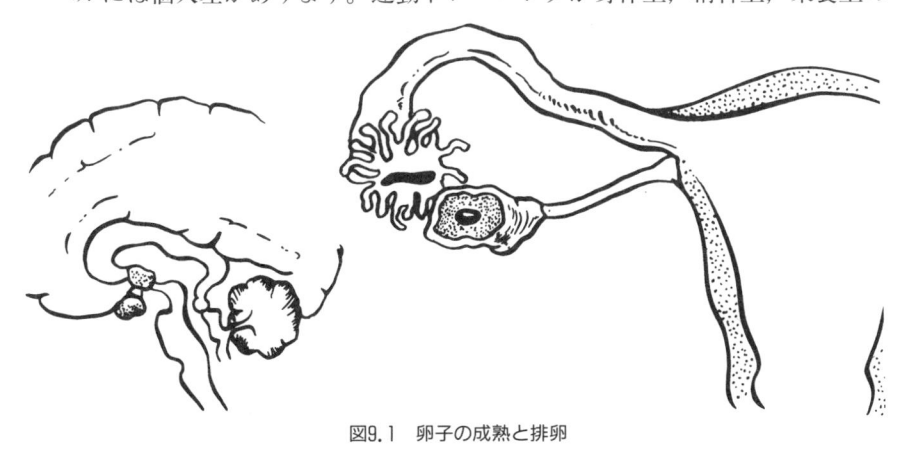

図9.1　卵子の成熟と排卵

ストレスを発生させるレベルに達しても,身体は同様に作用します。したがって,競技スポーツ選手が,その競技シーズンのピーク時にこのような体験をすることは希なことではありません。しかしながら,その年のシーズンオフにはこの反応は消失することが期待できます。はるかに運動量の少ない女性でもこのような反応は起こりますが,彼女たちには他にも個々に様々なストレス要因(仕事,人間関係,摂食障害など)があります。多くの場合,これが運動によるものなのか,あるいはストレスによるものなのかという疑問に辿り着きます。私の経験では,この時期においては運動ではなく他のストレス要因によるものがほとんどです。

2. わずかなエネルギーのアンバランス(カロリー摂取に対するエネルギー消費)を生じている女性スポーツ選手において,同様の状況が起こる可能性があるという報告があります(Loucks 1996年;Loucks ら 1992年)。これらのケースでは月経周期は正常のままですが,甲状腺機能障害が考えられます。甲状腺機能障害により脳下垂体からいくつかの蛋白ホルモンの律動分泌の回数が変化します。ホルモンレベルのこの突発的上昇と低下のパターンが変化すると,卵巣からのエストロゲンや他のホルモンの分泌を抑制することがあり,このため排卵や受精卵の子宮内膜への着床を阻害したり,月経周期に影響がでたりします(黄体機能不全と呼ばれる状況です)。これらが受精能に与える直接的影響について,運動している女性を対象とした報告はまだありませんが,これらが女性の妊孕性を損なう可能性があります。

3. オーバートレーニングや過労が,性的関心や性的行為の減少をもたらすことがあります。妊娠するように複数の卵子が卵管内に存在することを忘れないで下さい。

4. なかなか妊娠に至らない場合,男性の生殖可能な精子の産生能の低下が原因であることがしばしばあります。精子産生に対する運動の影響はあまり報告されていませんが,前述のようなストレス症候群に類似した症状が男性スポーツ選手にも見られることがあり,精子数の減少や性的関心の喪失と関連があることは明らかです(Ayers ら 1985年;Eichner 1992年)。さらに,精巣の温度が少しでも上昇すると,精子の生存能力は劇的に低下します。スポーツ選手のぴったりフィットした合成繊維のウェア(例えばトライアスリートのユニフォーム等)を長時間身につけてトレーニングを行なっている間

に，このような状況が発生する可能性があります。これに関するヒトを対象とした報告はありませんが，持久性スポーツ選手で見られた原因不明の精子減少症ではこのことが影響を与えているものと考えられます。興味深いことに，最初の避妊方法は精子を殺し生殖能力を低下させるために，男性が長時間熱いお湯に入浴するといったものでした。暑い日の長時間の運動中に，同様の作用が容易に起こり得ることが想像されます。いずれにしても，持久性トレーニング中のスポーツウェアなどが精巣の温度に与える影響には，もっと注目すべきであると思われます。

妊娠前の生理学的機能

女性の生理学的機能は妊娠前の期間には変化しませんが，妊娠を試みる前にはすべてのシステムが生理学的に正常かどうか確認することを重視すべきです。このことが，運動と生殖過程の初期の相互作用がスムーズにいくことの確認の手助けになります。

当然，妊娠の成立を試みる時期は大規模な競技会の開催時期などではなく，理想的には運動計画の安定した時期であるべきです。また，女性は可能な限り健康でなければなりません。つまり，日常的に健康であることの他に，十分な栄養，規則的な排卵，妊娠早期に現れる変化に対する精神的心構えを意味します。これらのうち，いずれかでも注意を要するようであれば，この時期に対処すべきです。何故なら，どんなことであっても問題が少しでもあれば，その後もっと多くの問題に広がる可能性があるからです。例えば，あらゆる基礎疾患の活動性や程度，および妊娠中に起こり得るであろうその影響は，妊娠前に評価する方がはるかに容易です。同様に，栄養素の量や配合に伴う問題が存在する場合など，直ちにそれを変更すべきです。何故なら，妊娠すると，妊娠早期の症状によって判断に迷うことがあるからです。

御存知のように，妊娠するには排卵しなければなりません。疑問や懸念があるにもかかわらず年齢または他の義務的状態により早急の妊娠を希望する場合，避妊を止めてから1年後ではなく，妊娠を試みる前に排卵の状態を検査すべきです。自分の身体が遭遇するであろう変化に驚かないために，今すぐ妊娠早期について学ぶべきです。短期間で自分のライフスタイルを変えることは，通常誰にとっても難しいことです。その上，妊娠するとその時間は，もっと短くな

ります。

妊娠初期における生理学的機能

　ここで，妊娠初期とは受精後8週間または最終月経初日より10週間をいいます。生理学的には，この時期は胎児と妊婦の双方にとって急速で，時に劇的な変化が起こりうる時期です。この時期に胎児はわずか数日で1個の細胞から球状の細胞群に発育し，さらに急激に異なる組織となります。これらの組織はさらに発育し，分化し，その後一生役立つすべての臓器や器官を形成していきます。もちろん，すべてが順調にいくことが極めて重要です。

　同時に，母体の各器官の様々な反応を，胎児と胎盤からの信号がリセットすることになるので，妊婦は通常，この再調整が起こっている間は気分がすぐれません。運動に対する身体の応答の多くは，この期間中に変化します。ほとんどの女性が不快な症状，例えば頻脈や運動直後のめまいなど，すべてを経験することになります。常に熱感があり，身体がだるく，息切れがしたりします。鼻閉感があったり，胃の不快感があったりして，洗面所からあまり離れられなくなったりします。

　この時期は，運動の効果によって胎盤とその血管系の初期成長を刺激し，妊娠初期の母胎適応を様々な面から促進する時で，その過程において多くの不快な症状が改善される可能性があります。したがって，妊婦がこの相互作用の効果を期待するならば，運動を続けることは極めて意味のあることです。これら妊娠初期の利点が妊娠後期の自身の安全域をもたらすため，長い目で見ればさらに重要です。

運動の禁忌

　まず，すべての人にとって，運動を開始または継続する前に評価を受けるべきですが，下記の症状がある時には特に注意しなければなりません。

―無月経あるいは希発月経の既応
―外傷
―急性疾患
―痛みを伴う，または伴わない性器出血

—難治性の悪心，嘔吐
—今までにない疼痛，特に腹痛または骨盤痛の突然発生

　これらはすべて重大な問題の症状の可能性もあり，しばらくの間運動を変えるか，中断しなければならないこともあります。ある程度知識を得た後でも，不確かな場合には，常識と堅実性で判断すべきであることを，常に念頭に置いておいて下さい。

運動開始
　運動処方を開始するといった長期のライフスタイルの変更がうまくゆくのは，個人的に運動プログラムを続けて実行し，それによって何か得るもののある場合だけです。このことは，以前に試みが失敗に終わった人にとっては，さらに重要です。初心者にはもう1つ，あまり多くやらない，あまり速くやらない，ということが重要です。

・教育
　妊娠に対する運動のプラス効果を知ること，そして心配事があればそれを軽減することにより，運動処方を守ることが容易になります。すべての女性および彼女たちに協力する健康フィットネスの専門家が知っておくべき重要点は，以下の項目です。

—月経のリズムと機能，受胎，および妊娠初期に関する基本的事項
—運動の月経周期や排卵に対する，あるいは妊娠初期に及ぼす効果
—運動することによる身体の反応が妊娠に与える影響

運動を開始しようとする妊婦を教育するための臨床医の手引き
　教育を正しく行なうためには，少なくとも2～3回の講義を計画しなければなりません。多くの人は1回の講義でせいぜい4～5項目程度しか理解，記憶できませんが，学習しなければならない情報は多いのです。それぞれの講義用に重要点を強調したプリントを用意し，受講者に配布すると良いでしょう。これにより講義に集中させ，また参加者は後日これを参考資料として利用できま

す。講義やプリントはできるだけ簡単にして，内容は多すぎず，その進行は速すぎず，基本から始めて，常にそれを基にして話を進めるべきです。

・月経のリズム，受胎，妊娠初期の基本について話をする。
・正常な月経機能(25～35日周期，2～6日間の月経，月経開始時は重く，徐々に軽くなる，等)についてふれる。
・よくみられる異常(例えば点状出血，月経不順，ストレスや病気の影響など)について話す。
・正常月経周期の女性の受胎可能な時期（通常次の月経の12～17日前。最近は19日前まで可能なこともあるとされている）について論じる。
・正常に排卵しているかどうかを調べる方法（直腸温の上昇，月経中間期の透明な膣分泌物など）について述べる。
・妊娠初期の症状とその変化について論じ，この時期に新しい胚組織が急速に形成されて，最終的に胎児になることを話す。

　このような背景について話をした後に，運動が月経周期，排卵や，妊娠初期に女性の体内で起こる機能変化に及ぼす影響について話を進めていきます。運動することによって身体にどのように影響するのかを示し，個人の問題と直接関係がある点をはっきりさせます（例えば卵巣機能不全や月経不順，体重増加，脂肪の蓄積，血流量の増加，運動中の心拍数，運動したときの血糖の変化，息切れ感の増加，めまい感や熱感など）。また，同時に発生した2つの新しい事柄（運動と妊娠）が，時に双方にとって弊害となり得ることも（排卵を例にとって）説明します。
　理想的には，身体が妊娠に対処しなければならなくなる前に運動に慣れるように，妊娠の6週間前に運動処方を開始すべきです。しかし，これ以上待てない，または既に妊娠している場合には，1週間に20分間の運動を3回までで，中等度の疲労度のレベルで開始し，妊娠初期を過ぎるまではそのレベルを維持しなければなりません。
　最後に質問の時間を設けるか，またはその女性特有の状態にあてはまる事柄について話し合います。答えられない質問が出た場合には，何とか答えを見つけだすか，答えることのできる人を紹介すべきです。

・**相互作用**

　運動が楽しくて個人のライフスタイルに合ったものならば，プログラムの忠実な遂行が可能で，得るものも大きなものになり得ます。これは，特に運動を始めようとしている女性にとっては重要なことで，この女性ならびに彼女の健康管理士は，有効なプログラムを作るために，生活全体について話し合いをすべきです。これには，以下の質問に対する本人の回答が大変役立ちます。

—どんな種類の運動が楽しいですか？
—運動に使える自由な時間はどれくらいありますか？
—一日のうち自由な時間はいつですか？
—利用できるジムや屋外練習場などの施設はありますか？
—友人や家族に運動器具を持っている人がいますか？
—一緒に運動できる人がいますか？
—他にしなければならないこと（育児，仕事，家事，委員の仕事など）はありますか？
—運動の時間がもっと必要な場合に，誰かが何とかすることができますか？

　プログラム作成時に多少の工夫を施せば，運動がより楽しいものになり，運動を確実に長時間続けられるようになります。しかし生活習慣や目的に合っていなければ，うまくいきません。これが基礎情報が必要な理由です。プログラム作成時の工夫には，以下のものがあります。

1．1日を運動で始めるようにする。

　　1日を運動で始めることを勧めます。これにより自分の1日の当初の目標が，ほとんど達成されるからです。余儀なく計画の変更をせまられる事態に日常生活上しばしば遭遇しますが，もしも運動が済んでいれば，時間をやりくりするためにその事態を脇へ押しやる必要がなくなります。つまり，1日のうちの早い時間に運動を終えていれば，残りの時間は気楽で，より生産的になり，継続の強化につながります。

2．友人と一緒に，またはグループで運動を行なう。

友人とあるいはグループで運動を行なうことによって，より忠実になり，前向きの結果が得られます。一緒に運動を行なうことによって自分以外の誰かが運動に参加することになり，従わなくてはならない微妙なプレッシャーが生じます。また，あまり運動をしたくない日でも，昨日の会話の続きをする，あるいは普段は会うことのできない誰かに会えると思うことで励みになります。エアロビクスに人気がある理由の一部はここにあり，時間があって自分に合っているなら，このカテゴリーに属する人にとっては，良い選択といえます。

3．プログラムの中に「ごほうび」を組み込む。

　私は，各女性の明らかな好き嫌いに合わせて「ほうび」をつくることにしており，よくこれをプログラムの一カ所以上に組み込みます。「ほうび」は，休憩-運動サイクル（マッサージ，映画など），栄養要素（好物かもしれないが〝良くない〟スナック），無難な要素（セッションごとに，新しい靴や洋服），評価要素（身体の外見，ウエストサイズ，肌のしわの深さ，体力，持久力など）などにすることができます。

4．達成感を得るために運動の記録をつける。

　これは，運動中の本人やその健康管理士がこれまでを振り返り，運動を始めた当初よりどのくらい体の調子が良くなったかをみるのに役立ちます。

5．運動が日常生活に完全に組み込まれるまでは，一時的な不快・不便は，すべて避けるべきである。

　私の経験的なやり方として，一時的な不快がなくなると，自発的に運動記録を健康管理士に見せ始めるので，その時に，運動量を増やすように指示しています。健康管理士としては，運動の開始時期を希望より遅らせなければならないかもしれませんが，その方が結果的には早く目的に到達できることになります。

6．最終的には，運動を行なう本人が内容変更の決定をするということを忘れないように。

健康管理士は適切な時期を提案したり勧めたりしても良いのですが、もしもうまくいかない場合には、本人が最終決定をしなければなりません。例えば、妊娠初期の倦怠感や吐き気などのために本人が一時的な後戻りや運動の変更を希望した場合には、それに反対してはいけません。これらの症状は妊娠が正常であることを示していることもあり、症状は最悪でも短期間（3〜5分間）の運動でおさまることがあることも覚えておいて下さい。

・運動の種類

次の段階は、どんな種類の運動が目標を達成するのに適しているかを決めることです。通常これには嗜好、フィットネス、体重管理、外見、体力、予防衛生、特別な技能開発、体調などが組み込まれます。

私は、運動を始めようとしている女性に運動処方を作るには、三面的アプローチが良いと考えています。女性が好む体重管理に効果のある最低でも20分間は続けられる運動（ランニング、登り坂のトレッドミルウォーキング、エアロビクス、階段昇降）とストレッチ、体力トレーニングの組み合わせを勧めています。このアプローチを気に入っている理由は、持久力、柔軟性、体力が一度に向上し、体格、機能、体調に直ぐにそしてはっきりと効果が現れるからです。さらに、動作は私たちが日常用いているものに類似しているために、日常生活における身体機能に顕著な効果が期待できます。エアロビクスのレッスンはたいていこれらすべての要素を含んでいるため、良い選択といえますが、自分のライフスタイルに合致していなければいけません。ヘルスクラブ、YWCA、YMCAなどの費用やスケジュールに問題があっても、その運動が気に入っている場合には、ビデオやケーブルテレビ番組の運動プログラムを利用することも可能です。

他にも多くの選択肢があります。運動を自分の空いている時間に行なわなくてはならない場合には、フィットネス施設や、少なくともグループプログラムは適していません。このような場合には、ストレッチ、抵抗バンド(resistance-band)運動と速足歩きの組み合わせ（ウォーク・ジョグ）、ジョギングへと発展させるとうまくいくことがよくあります。

様々なサーキットトレーニングの運動もすばらしい効果をあげますが、利用に制限があり、特別な技能が必要となります。フィットネス施設で利用できる

いくつかの器械も効果があります。この中にはステップやクロスカントリースキーなどが挙げられます。家庭用にこれらを購入することもできますが，欠点はこれらには学習曲線があり，エアロバイクのように他の活動（読書，テレビ鑑賞，つき合いなど）と組み合わせても，すぐに飽きてしまうことです。また，体重に対してはあまり効果を示しませんが，水泳も選択肢の1つです。しかし，水泳の技能はすぐには習得できないため，水泳の経験やコーチの指導がない場合には，挫折しがちです。また，水泳経験者の中には，コースの往復は退屈と感じてしまう人もいるかもしれません。女性が楽しいと思う他の活動（ラケットやボールを使うスポーツ，水中スポーツ，ホッケー，ウエイトトレーニングなど）は事前準備や特殊技能を必要とする間欠的活動なので，初めて規則的な運動を始めようとする女性の初期の運動プログラムに組み込むべきではありません。

・教育・指導と安全性

運動のプログラムが決まったら，すぐに必要な衣服や器具，購入場所のリストを作成します。特に重要なものは，適切で良質な靴です。古いテニスシューズや普段履いているスニーカーでウォーク・ジョグなどのプログラムを始めると，痛くなったり，けがをしたりすることがあります。

健康管理士は少なくとも運動の第1，5，10セッションを視察して，女性のバイオメカニクスが正常で，環境が安全で，本人が楽しんでいて，上達しているかどうかを確認します。このための指示は，個別的配慮がなされ，通常モニタリングと組み合わせて行なわれます。

次の安全上の問題は，程度と速さです。私のアドバイスは，「体調や開始時期の個々のそして本人の認識を信頼しなさい」ということです。しかし，「ほうび」に必要な域に達する能力レベルに，運動実行者が到達しなければならないことも忘れてはいけません。少なくとも，中等度と自覚できる運動強度で週3回，20～30分間のセッションで開始します。妊娠を強く希望していたり，新しく妊娠した場合には，初期の妊娠が完全となるまでは，そのレベルを維持します。

> やりすぎ，急ぎすぎは禁物

妊娠前に時間的余裕がある場合には，6～10セッションごとに運動の一部を強化することを勧めます。これは怪我を避けるのには十分な遅さで，顕著な向上を遂げるには十分な速さです。私は通常，開始後にまず運動量（歩調，動作範囲，速度）を増加させていきますが，これは個人に向上感を与えるためです。そしてその後に継続時間を増やします（一度に5分）。最後に変更するのが頻度ですが，これは頻度を変えるのが早すぎると，不快感やけがをする危険が増えるからです。妊娠した後，あるいは3～5カ月間妊娠しなかった場合には，強化の間隔をもっとあけて，10～15セッションごとにします。

　最後に，環境条件，食事パターン，休息・運動サイクル，水分補給などについても考慮が必要ですが，これについては後述します。

・モニタリング

　規則的な運動プログラムを始めたばかりの女性を熱心にモニタリングする必要はありません。経過の評価と双方の領域における生理学的反応に重点を置くべきです。私たちの経験では，適切な性交渉があった3～6周期中に妊娠しなかった場合，生殖領域（通常運動には無関係）に問題がある可能性があります。この時点で，受診，検査を勧めます。排卵のある規則正しい月経があったかどうかが，重要な問題です。

　私はまた，妊娠を希望する場合には月経周期と性交渉の記録をつけるように勧めてきましたが，これは運動をしてもしなくても，その後に妊娠が困難になった時に，時間を節約するためです。私たちが概説する運動プログラムの開始が月経周期の規則性を干渉するという証拠は，まだ認められていません（実際に，証明は可能であると考えられます）。しかし，この女性グループによる私の経験にはまだ限界があり，彼女たちに記録をつけてもらうのは良い考えだと思います。

　妊娠初期に，妊娠に関するすべてが正常に進行していることを示す3つの事柄を注意するように勧め，定期的に記録するように指導しています。「体調はどうか？（週1回）」，「体重はどれだけ増えたか？（月2回）」，「臀部，大腿部，腹部に脂肪がついたか？（月2回）」といったものです。これらの各質問に対してふつうは「あまり良くない」，「1.5～2ポンド（約680～900g）増加」，「ええ，たくさん」などという答えが返ってきます。

妊娠前および妊娠初期の段階では，その経過と運動に対する反応のモニタリングは少し重複します。女性がどのように感じているか（疲労，体調など）は，これら2つの時期においてオーバートレーニングを防ぎ，プログラムを変更するかどうかを決定するのに重要です（詳細は第3章を参照）。能力の向上は少しずつ，しかし着実であるべきで，その最良の評価対象は忍耐力，満足感などです。運動による心拍数の増加は，妊娠するとさらに顕著になります。女性は，Borgの自覚的運動強度の判定表（RPEスケール）を用いて運動強度を計ると良いでしょう（p66　図3.2参照）。安心のため体温を定期的にチェックし，体液減少の指標として体重減少の有無を一定の間隔で確認します。これは1～2週間に1回で十分です。食事が適切かどうかを調べるのに最も良い指標は，妊娠前の安定した適切な体重と，その後8週間の6～10ポンド（約2.7～4.5kg）の少しずつの体重増加です。

・行なって良いこと、行なってはいけないこと
1．環境条件，特に温度設定に注意する。

　　妊娠を希望している時期や妊娠初期を通じて，女性は高熱を避けなければなりません。規則的な運動および妊娠の両方に対しての適切な設定は，高温多湿の環境で運動しない限り問題ありません。私は，炎天下でのランニング，エアコンの効かない，あるいは換気の悪いジムなどでの運動はさせないようにしています。また，ほとんどの健康管理の専門家は，妊娠初期の熱い風呂，サウナ，蒸し風呂は避けるように勧めていますが，私たちの経験では，妊婦は中心部の体温が著しく上昇するよりずっと前に熱い風呂，サウナ，蒸し風呂から自発的に出るものです。また，この点について，運動後にチェックするには，入浴後に直腸温か膣内温度を何回か測定すれば良いのです。38℃（100.4°F）以下であれば，継続してもかまいません。

2．水分補給および塩分摂取に配慮する。

　　水分補給は心血管の恒常性にとって重要ですが，循環血液量の不足する妊娠初期では特に重要です（第2章参照）。水分補給を行なうのに最も良い方法は，塩分摂取を維持し，1日中および運動中に十分に水を飲むことによって尿をうすめることです。脱水状態のときには運動をしない，水分補給なし

では運動しないという2つの原則が成功への鍵となります。朝に運動する人は，起床時に水を飲んで，夜排尿するようにします。

3．食事パターンに配慮する。

　妊婦が極端な血糖減少を避けるのは，妊娠初期の胎児にとって母体の糖代謝の状態が極めて重要だからです。妊娠初期に低血糖を避けるため，女性はある種の炭水化物（果物，エンドウ，豆，サラダ，パスタ，ナッツ，穀物100％のパン，アイスクリーム）を少量，頻回（3時間ごとと就寝時のおやつ）に食べる必要があります。炭水化物の種類は非常に重要です。でんぷんやジャガイモの加工物（大部分の穀物加工物，白パン，ドーナッツ，フライドポテト，ポテトチップ，プレッツェル，ポップコーン，ケーキ，クッキー，他の大部分のアイスクリーム以外の菓子）は，実際食後1時間で血糖を急速に低下させることがあり，これは胎児にとって良いことではありません。また，この低血糖は大部分の女性を極めて空腹にさせるため，必要以上に食べることになってしまいます。最善策は，妊娠前に良好な炭水化物の摂取パターンに慣れさせてしまうことで，これは妊娠初期の吐き気の症状を和らげるのにも役立ちます。運動の時間に関連して，食物摂取のタイミングも重要です。運動は食後の2時間は始めるべきではなく，運動の直後に少量のスナックを食べるべきです。私のアドバイスに従って朝一番に運動を行なう場合には，液状のスナックを運動中に摂り，その後に少量朝食を摂取させます。4時間以上何も食べないでいることは避け，急激な体重増加は妊娠初期ではごく普通のことであると考えるべきです。

4．過度の疲労は避ける。

　妊娠中の女性の身体には，運動と同様に普段よりも休息が必要です。妊娠しようとしていない場合でも，疲労を避けるのは気分や行動を良い状態にするには大事で，運動の専門家は「休息-運動サイクル」という新しい言葉をつくり出しました。実際には，計画した運動の1時間ごとに最低1時間の静かな楽しみの時間を設けることです。これがうまくいかない場合には，他の用事を減らすようにします。今は，生殖過程および運動を最優先事項とすべきです。

5．妊娠の可能性がある時にはできるだけ速く確認する。

妊娠した場合，すぐに確認すべきです。今では，すごく簡単なことです。家庭用の妊娠テストは，数滴の尿があれば確実に，正確に判定できます。その結果，現在の状態が明らかになり，妊娠初期に出産予定日を予測するのに役立ちます。また早いうちに，妊娠が順調かどうかを確認するために，医師の診断を受けるようにします。最終月経の8週間後には，超音波検査で胎児の状態や多胎妊娠かどうかを正確に診断できます。

6．運動を中止して検査を受ける。

局所的な痛み，性器出血，突然の体調の変化などが生じた場合には，運動は中止し，原因を見つけるために医師や助産婦のところで検査する必要があります。

> 常識的には，冷静さを保ち，水分補給し，休息し，よく食べること。

レクリエーションとして運動をする人

娯楽と健康のために定期的に運動をしている女性は，運動を競技として行なうことがほとんどありません。彼女たちは，妊娠中にいつもより少しだけ多くの運動をして，一般的な水準よりも気分が良くなればそれで良いと思っているため，最も運動プログラムを作りやすいグループのひとつといえます。彼女たちの動機や取り組み方ははっきりしており，ほとんどの場合，達成可能な目標を持っています。通常，彼女たちは好奇心が強く，多くの疑問を抱いています。このような女性にとって必要なことは，安心感を与えるための説明，励まし，およびモニタリングだけです。

・教育

このグループでは，運動に対する心配は問題になりません。既に運動は安全なものであるということがわかっており，妊娠中に運動プログラムを強化しようとは思っていません。運動は娯楽のために行なうのであって，競技には興味がないのです。また，好奇心旺盛で，様々な分野の説明および指導を求めます。

その例を以下に列挙します。

―運動量を増やせば満足感は増すのか？
―運動量を増やせば妊娠，陣痛および分娩は軽くなるのか？
―できるだけ大きな利益を得るには，具体的に何をすればいいのか？
―妊娠中期以降には，運動のレベルは通常どうなるのか？
―妊娠中期以降の運動は快適か？

レクリエーションとして運動をする人への教育の，臨床医向けガイド

　このグループに対する前半のセッションでは，基本的な同一題材（月経周期，妊娠初期の変化と諸問題など）を扱わなくてはなりません。その後，後半のセッションでは，彼女たちが本当に知りたがっている問題に焦点を当てます（多くの質問がでると思われます）。プリントを使うのも良いでしょう。また，運動と妊娠の両方に関する新しい推薦図書も準備しておく必要があります。著者の場合，後半のセッションは定期的な運動トレーニングにより身体の働きがどのように変化するのか，さらに運動を増やすとどのようなことが起こるのか（閾値，および量とその反応の関係）の説明から通常始めます。次に，定期的な運動が妊娠による変化をどのように改善するのかを説明します。さらに，運動による利益について解説し，最後に生殖過程早期に運動を行なうことにより生じ得るリスクについて触れます。全体を通じて，適切なモニタリングの下で運動量を徐々に増やせば，利益は最大になり，リスクは最小になることを強調します。

　その後，彼女たちの質問に答える形で性行為，排卵，栄養，休養，体温調節，輸液などについて様々な説明を行なうことになります。最後に，他に質問がないか彼女たちに尋ねる際には，回答時間として10～20分間の余裕をみておいて下さい。さらに，その時々に質問される問題について説明するために，時間をとられることも覚悟しておきます。

・**相互作用**

　レクリエーションとして運動をする人のほとんどにとって，妊娠をはじめとする人生の様々な出来事と運動量の漸増との両立は，それほど困難なことでは

ありません．ほとんどの人が，自分の時間を組み入れた安定したライフスタイルを既に確立しており，他のスケジュールも進んでとり入れてモニタリング等の時間も調整します．彼女たちは親になる準備ができており，運動あるいは生殖過程のいずれかに問題が起きた場合には，柔軟に対応し，時に妥協が必要となることを認識しています．多くの場合，フィットネスプログラムへの固執，医療担当者とフィットネス担当者とのチームワークはそれほど重要になりません．実際，このような問題が発生した場合には，担当者を変更すれば，すぐに問題は解決します．

・**目標設定**

　このグループの女性の大半が，2種類の分野で目標設定の必要性があります．技術，スピードおよび距離が重要になるのはごく希であり，妊娠中には健康状態の改善と満足感の向上が常に重要となります．健康状態を改善するには，その人にとって重要である2種類以上の項目（持久力，筋力，柔軟性，外観など）に焦点を当てることを推奨します．次に，妊娠に関係なくどれくらい向上したかを示す要素をモニタリングするなど，これらの項目を改善するための計画をたてます．やむを得ない理由がある場合以外には，新しい技術，スピードおよびバランスの分野で目標を立てることは推奨できません．これは，このような分野で向上することは，妊娠中期以降は困難であると考えられるからです．一方，満足感を改善するためには，運動負荷の変更は必ず安静時間の延長に合わせてバランスをとりながら変更するなど厳重な注意を払うことが必要です．これを守らなければ，運動のしすぎによる症状がでることもあります．休息と運動のバランスが適切に保たれていれば，運動量および種類が増えるに従って，その人の満足感は増えます．このことは，記録をつけるか，他の女性と比較することによって容易に知ることができます．

・**運動の種類**

　レクリエーションとして運動をする人たちに対するプログラムの多くがあまりにも特定の運動にかたよりがちになるため，筆者は複合プログラムを推奨しています．したがって，持久力，筋力および柔軟性の要素を含む，より多様なプログラムを作ることが必要です．

・持久力

　通常は，その人が行なっている運動を継続してもらいますが，妊娠中期以降には，別の種類の運動を1種類または複数導入します．代替運動は，その人の体型および運動の種類に基づいて決定します．例えば，比較的背の低い女性ランナーの場合，通常妊娠後期には肋骨と骨盤ガードルとの間の空間がなくなってしまいます．その結果，成長した子宮は外側以外には行き場を失い，腹部は過度に押し出され，子宮と胎児は恥骨弓上に位置することになり，ストライドごとに上下に動きます．腹帯は通常役立つのですが，かなり不快感を与えるため，運動の強度，頻度および持続時間を変更しないとすれば，ランニングから階段昇降，衝撃の少ないエアロビクス，クロスカントリースキーマシンまたは水中ジョギングに変更する必要がでてくる場合もあります．その人が代替運動の1つに早い時期に慣れれば，妊娠後期にこの運動への移行がスムーズで容易になります．同じことが，最初にラケットまたはボールを使うスポーツ，アイスホッケー，体操などに焦点を当てていた女性にも当てはまります．持久力増強のための運動として，最初行なっていた運動を徐々に置き換えていくことにより，ほとんどの人が効果を得ます．

　ただし，妊娠のごく初期や妊娠しようとしている時期には，持久力のための運動への急激な変更は推奨しません．この時期に多くの運動を行なわない理由は，もしその時点で身体が十分機能（排卵，妊娠初期のホルモン環境，体温調節など）していたとしても変更することによりこれらが機能しなくなる可能性もあるからです．したがって，持久力のトレーニングに費やす追加時間は，この時期には週に合計30分以内に制限しています．

・筋力

　レクリエーションとして運動をする人が，上半身の筋力増強を目標としたウエイトトレーニングプログラムを開始または継続することも推奨できます．これは多くの人が必要としているもので，急速な向上が容易に確認できます．既に筋力トレーニングをしている女性であれば，通常行なっているメニューを継続し，妊娠10～12週位まで負荷，回数，セット数はいずれも増やさないように指示します．また，ウエイトトレーニングをしたことのない女性の場合には，

軽量のフリーウエイトから開始し，持久力のプログラムにウエイト負荷をつけて上肢を動かす運動を組み込むことを推奨します。エアロビクスはこのような女性には理想的な運動ですが，これをランニング，ステッピング等に組み込むことも可能です。ただ唯一問題となるのは，そのバランスです。したがって，器具または独自のフリーウエイトプログラムに対する準備ができるまでは，3～4ポンド（約1.4～1.8kg）を上回るものは推奨できません。このような運動は，妊娠前はもちろんのこと妊娠28週以前であればいつでも導入できます。妊娠28週以降は，いずれの運動を開始するのも少々困難となります。通常は計画の一部としてこの移行を行ないますが，それを始める準備ができたかどうかは本人に決めてもらいます。

・**柔軟性**

ストレッチングは妊娠に関係なく運動プログラムには取り入れるべきです。これはその人の動きの幅を維持し，身体がかたくなったり，疼痛や痙攣が生じることを回避し，実際これにより筋肉損傷の発生率も低下させます。問題は時間がかかることで，多くの人がしばしばこれを怠ってしまいます。ここでは，妊娠中でもストレッチングは以下の働きがあることを覚えておいて下さい。

1．正しい姿勢とバランスを保つのに役立つ。
2．自分はある程度様々な姿勢をとり続けることができ，身体の伸展により必要な動作もできるという自信ができる。
3．満足感と自信を高める。

　筋肉が既に温まっていて損傷を受け難くなっている状態から徐々にクールダウンする時，一連のストレッチング運動を導入することにより，柔軟性を維持または向上できます。仰臥位で行なうものも含めあらゆるストレッチング姿勢をとってはならない理由は全くありません。柔軟性および協調が主な目標であれば，徐々に運動プログラムに取り入れることで容易に増強することができます。
　現在のガイドラインでは，妊娠中には最大限の伸展は避けることが望ましいとされていますが，これが有害であったり，脱臼の頻度が高くなるといった客観的な証拠はありません。結論が出ていない唯一の問題は，著者の研究室で現

在研究を進めている妊娠後期に仰臥位で行なう床運動の安全性の問題です。

結論として，エアロビクスプログラムはこれら3つの要素を含んだ有効で且つ楽しい方法ですが，前述の如く，このほかにも代替運動は多数あります。すべて本人の好み，本人のライフスタイル次第で決定できるのです。

・教育指示と安全性

規則的なレクリエーション運動のプログラムが継続しているからといって，使用している器具や装備が適している，そして生体反応が正常であるとは言えません。器具は良い状態かどうかチェックしておくべきです；運動環境は一定であるべきで，温度は29℃（85°F）以上は望ましくありません。コストの面から非常に難しい問題ですが，夏期のヘルスクラブのエアロビクスやウエイトルームでは，部屋が熱すぎないか，常に注意すべきです。生体学的な問題点やどのようにして温度を調節すべきかの指示は，健康フィットネス指導者によって評価されます。これはほとんどのレクリエーションとして運動をする人にとって有意義で，特に妊娠による身体の変化に対処するために有効です。

「行動を起こす前に準備し，考えなさい」という私の意見が，安全性を高めます。ほとんどの女性にとって，いつも行なっている運動は確立しているので，通常これは問題になりません。しかし旅行をする時（例えばスキーなど良い例ですが）など，今までしたことのない何かを始めることもあります。このような時など，常識に従って行動すべきです。すなわち，調子が良くなければ，けっして続けてはいけません！

・モニタリング

レクリエーションとして運動をする人にとって個々の運動の目標に向かったモニタリングは，極めて重要です。彼女たちにとっても受胎は重大なことですから，生殖過程のモニタリングをする上で，日付の確認（最終月経の日あるいは妊娠反応が陽性となった日）と，体重増加の記録が必要です。運動に対する反応のモニタリングは警告となり，努力目標となり，温度変化に対する注意ともなります。

パフォーマンスの変化や運動の方法に対する生理学的反応は，2週間ごとに評価します。その後は，1カ月ごとの評価になります。パフォーマンスの変化

が遅い場合，トレーニングの構成要素を少し増やす必要があります。また，もしもストレスの兆候（疼痛，過度の疲労等）や正常ではない反応（体温上昇，範囲を超えた行動）が認められたら，中止して，より詳細にわたる評価を要します。通常，運動を中止することで改善が認められ，反応は正常範囲内のものになります。

通常のチェック項目は，運動の記録（第8章参照）を付けることにより得られる情報，例えば速さ，回数，運動量，平均心拍数等から導くことができます。他の項目の記録例は表9.1に示します。これには，数値（体重，皮膚のしわ，糖）や「＋」，「0」，「－」や程度（コンディション，筋力，柔軟性）などで，それぞれ記録します。皮膚のしわや血糖値測定は，専門的知識や器具を必要とするので，一般向きとは言えません。しかしながら，利用できるのなら有用な情報です。

・行なって良いこと，行なってはいけないこと
―環境状態に注意する。
―（低血糖にならないように）食生活に留意する。
―十分に水分をとる。
―1時間運動したら1時間休憩する（休息・運動サイクル）。
―早期に妊娠の確認をする。
―異常な症状を認めたら受診する。
―熱すぎるのは禁物。
―疲労は避ける。
―熱い気候の地域への移動や，標高の高い土地への移動は良くない。

競技選手

このグループの目標と姿勢は，前者に比べ著しく異なります。グループとして，彼女たちは競争的で，個人的で，頑固で，自分たちにとって何がベストであるかを知りたがり，フィットネス指導者や健康管理士に確認したがります。加えて，彼女たちの目標と期待は，受精した時や妊娠中にできうることを遥かに超えています。これらの理由から，筆者はこの範疇の女性には，妊娠しよう

表9.1
進歩の記録

時/日	体重	コンディション	筋力	柔軟性	皮膚の状態	血糖値

と思う前に細かく，わかりやすいプログラムの作成を勧めています。彼女たちはけっして一人ではなく，コーチ（あるいは他の健康フィットネス指導者）や健康管理士が協力してくれます。

これらの専門家は競技選手の信頼と尊敬を得なければなりません。理論，教育，計画そしてモニタリングによる専門的な意味のあるアプローチによってなされます。もしも適切な関係がなければ，何も達成できず，他の専門家と再出発することになります。もし関係が良ければ，運動能力のレベルと設定目標にマッチしたプログラムを作成することができます。

・教育

アプローチや程度は異なりますが，初心者やレクリエーションとして運動をする人と共通のものがあります。レクリエーションとして運動をする人に対しては目標を説明することであり，初心者にとっては，確認事項を明らかにすることでした。競技選手の主要な目標は，計画，設定されたプログラムを確実にこなし，けっして過度にならないようにすることです。

競技選手へ教育するための臨床医の手引き

競技スポーツをしている人に安全で効果的な運動法を承諾させるには，生殖過程の様々な時期でのトレーニングの効果について詳しく説明をすることです。競技選手がトレーニングに接するのと同じ視点で，生殖過程も考慮すべきです。これは，強固な，意味のある，現実的なアプローチを意味します。例えば，到達したい目標を設定し，目の前の障害物およびそれを避ける方法を認識し，どのような手段がその目標に達するのに必要かを具体化するのです。生殖過程や妊娠中のトレーニングについては，柔軟に，そして時には妥協が必要であることを強調しておくことも重要です。問題や衝突が起きた時には，トレーニングの領域と同様の論理的アプローチをもって解決すべきです。

月経周期の基礎がわかったら，次に，激しいトレーニングによる身体的，栄養学的ストレスは，状況によっては排卵を止めることがあり得るということについて説明する必要があります。受胎するためには，規則正しい排卵が必要であることも説明します。

運動プログラムは，生殖過程や，妊娠の時期によって適切なバランスをとり

ながら変更していく必要があります。私がよく引き合いに出す4つの例は，オーバートレーニング，高体温，脱水，そして厳格な競争等による生殖への影響です。一言でいえば，競技選手は，競技の成功よりも生殖過程が順調に進むかどうかという点に耳を傾けて，理解し，行動すべきなのです。

運動と生殖機能の間の適切なバランスをとり得る，運動の反応と生殖過程両方の指標をモニターすることの重要性を強調し，同様に，そのポイントの背後にある論理的根拠を理解させるようにすることです。そのポイントは，以下の通りです。

・運動の量を急激に増やす時期ではない。
・持久的運動の時期ではない。
・高地トレーニングの時期ではない。
・中・長距離競技会の時期ではない。

全員が警告をすべて理解し，全ての疑問点を解決するためには，通常2つのセッションが求められます。最初の教育は，運動の詳細の計画とモニタリング法についてです。これにより，喜んで行なうのかそうでないのかを決められ，計画を立てる過程で焦点をあわせやすくなります。

・相互作用

もし厳しいトレーニングスケジュールを継続し同時に妊娠を希望するのであれば，自分のライフスタイルをあくまでもシンプルに変えなければならないことを強調すべきです。ここには，1つではなく2つの優先事項が存在し，お互いに意味のある何かを与え合わなければなりません。特に妊娠しようとしていたり，妊娠初期の競技アスリートにとって，バランスの良い食事や水分補給の維持や休息と運動のバランスとそのモニタリングは極めて重要で，注意を払うべきです。

競技選手にとって，妊娠による症状や身体的変化が現在行なわれているトレーニングの継続を困難にしている場合には，目標達成を変えるための戦略を造り出さなければなりません。運動プログラムのすべてにわたる成功のためには，運動の効果だけでなく，妊娠の成立など要求通りの効果を生み出しているかど

うかの判断を頻繁に行なう必要があります．もし，両立していなければ，目標や計画を変更する必要があり，しかも早くするべきです．これは，コーチや健康管理士によって速やかに，確実に行なう必要があります．反対に，選手は通常，「妊娠について」よく知らないことが多く，医学的な判断，手助けを必要とします．

・目標設定

　選手と健康運動インストラクター，健康管理士は，生殖過程の時期には，目標設定について率直に話し合うことが大変重要です．トレーニングの目標は，通常問題にはなり得ません．誰もが2つのトレーニング目標，すなわち，身体全体および細胞レベルにおける運動の効果，そしてそのスポーツの特殊技術の向上を考えます．生殖過程の妊娠スタート時の目標設定に関しても，同様のことがいえます．

　万全の努力と厳しい競技についても考えなければいけません．残念ながら，この領域での明快な答えはありません．ある種の厳しい競技と全力をあげての運動でも，よく訓練された一部の人々にはOKであったという，逸話風の報告は散見されます（Clapp 1989a, 1994a；Cohen ら 1989；Erdelyi 1962；Lotgering ら 1991；Villarosa 1985）．しかしながら，これらには生理学的影響の批判的根拠や長期的結論を示すデータが欠けています．

　筆者の個人的なアプローチ法においては，私を悩ませる競技そのものについてではなく，最高点まで持っていくことと競技，およびそれらに付随した徹底した持続的な運動がもたらす生理的影響について指摘することから始めます．私たちがもっと情報を得るまでは，危険すぎると思われるので，思いとどまっています．

　しかしながら，私は客観的でありたいと考えています．もし，選手が生殖過程の4つの潜在的な悪い兆候（無排卵，脱水，高体温，低血糖）を避けたいと考えているのなら，おそらく不確実なわかっていないことも避けるでしょう．これらから，競技は限られた基準範囲内ではOKであると思われ，アドバイザー，プランナーとしての筆者の最低線は以下の通りです；これらの諸問題を起こすことなくトレーニングのパフォーマンスレベルを達成できることを私に示してくれるのなら，私は快く競技について真剣に話すつもりです．最後に，

選手が諸問題を起こさずトレーニングして競技できるか否かを決定する唯一の方法は，様々なトレーニングセッションの間に頻繁に測定することであることを指摘しておきます。

このアプローチ法は，多くの場合に使えます。もしできない場合には，選手に別のアドバイザリーチームの選択を示唆，指示するのが良いと思われます。チームとして効果的に進むのなら，本人と同様，健康管理士や健康運動インストラクターも心地良いことが必要です。

・運動の種類

競技選手のトレーニングプログラムには 3 つの構成要素を組み入れます。それは，持久力，筋力，そして各運動特有の技能トレーニングです。

・持久力

持久力には 2 つのタイプ（距離と回数）があり，これらは心血管系機能，肺機能，物質代謝，そして運動と妊娠過程両方のためのエネルギーの維持や改善に必要です。ランニングはシンプルで，リスクが少なく，特別な施設は必要ないため，筆者はランニングに頼る傾向があります。しかし，この時期にインラインスケート，クロスカントリー，階段昇降などを除外する理由はありません。スイマーは泳ぐことを好むし，トライアスリートは他のことを好みます。サイクリストとトライアスリートには，サイクリングを勧めています。それは，前章までに出てきたデータによれば，荷重負荷運動は妊娠と運動の付加的効果を得やすいからです。

持久力のトレーニングは，どのくらい行なったら十分といえるのでしょうか？　各スポーツの特性が異なるので，正しい回答はありません。誰にでもベースとなるものが必要ですが，スプリンターや体操選手のベースとなるべきものと，中距離や長距離走者のそれとは大きく異なります。順調な，規則正しい排卵のある選手にとって，この 2 つの時期を通じてこの構成要素をうまく維持していくことが最良と考えます。量的な指標としては，妊娠しようとし始める以前の量と似たようにするのが良いと思われます。このアプローチに対する論理的な根拠としては，もし身体が平常状態を保ち続けられるのならば，妊娠経過に危機的な状況とはなり得ないということです。

もしアスリートが排卵していないことがわかっているなら，トレーニング量を変更，量的に削減するかどうか，考慮しなければなりません。これは，簡単にかつ正しく答えられるような問題ではありません。正しく評価するには，個人の全般的な状況を考慮して，長い目で見たアプローチが必要です。まずトレーニングそのものよりも，生活上の様々なストレスをもたらすもの全体をはっきりさせるようにすべきです。もしも生殖過程の問題が運動の内容よりも，むしろ他の生活上のストレスを改善することによって解決されるなら，問題解決のプランを作り，それに従うべきです。改善する項目は以下の通りです。

―ライフスタイルの安定
―栄養状態の改善
―身体を動かさない時間を増やす。
―ストレスを作る関わりや活動（例えば委員会の仕事，超過勤務，資金集めなど）の削減または削除

もしもこのような変換ができない，あるいは適当な期間（2～3カ月）になされなければ，運動プログラムの持久力要素は徐々に減らさなければなりません。運動距離や回数を25%減らすことは妥当で，もし持久力トレーニングがその原因なら，すぐに戻ります。もし，3カ月間で効果がなければ，運動によるものではなく，医学的な検査が必要です。

・筋力

ウエイトトレーニングは妊娠初期の筋力の維持と増強に必要です。個人やスポーツの種類によって特別なプログラムがありますが，妊娠前，妊娠初期でも，特に内容を変える必要はありません。選手が体力トレーニングプログラムを持たない希なケースでは，運動器械を使うようにしましょう。初めに，上半身と四肢を鍛えます。筋肉量（最大の強さで限られた回数）よりもむしろ筋力増強（回数や頻回のセット）を考えるべきです。

・スポーツ特有の技術

この時期に，技術トレーニングで酸素補給，栄養，水分補給および体温の問

題が生じなければ，通常またはそれ以上のレベルを続けられない理由はありません。例えば，減圧が必要とされる深さへのスキューバダイビングは，「潜水病」を起こし成長過程の胎児の組織への酸素供給を不足させるかもしれません。バレエや体操競技における体重の問題や，長距離ランニング時における水分摂取や体温上昇なども同様の問題となる可能性があります。

・教育・指導と安全性

運動プログラムが適切ならば，次は装備のチェックです。量の多いトレーニングスケジュールでは，使い古した装備は危険です。装備のチェックは，2週間ごとか2カ月ごとに行なうべきです。競技アスリートは，断続的な激しいトレーニングにより運動効果が得られるのですが，この時期の身体的特性を考慮してトレーニング環境の安全性を調べ，次なる指示の用意を心がけるべきです。

> 脱水，体温上昇および外傷を避けることが鍵となります。

このグループの安全性に対する問題点は，初心者に対して論じられてきた問題点を含みます。

・モニタリング

このグループの選手には厳格なモニタリングが必要です。初期の段階では，2つのこと——運動に対する選手の生理学的反応と生殖機能が正常であることの確認——に焦点を合わせるべきです。これにより安全性とその過程が確認できます。運動内容の評価は，妊娠前に行なっていた方法と同じ手順で行なうべきです。

> 生殖過程およびトレーニングに対する生理学的反応を注意深くモニターしなさい。

もし女性が妊娠を希望しているのなら，規則的な排卵が必要で，排卵のパターンはモニターしなくてはならない重要な生殖機能です。規則的に排卵しているかいないかを本人に確認するためには，簡単な質問があります。あなたの月

経は規則的（26～30日周期）で，正常（月経前緊張症状や月経随伴症状の有無，2日間以上の持続など）ですか？ もしそうなら，規則的に排卵していることが想像されます。月経前緊張症状を伴った規則的な月経が，正常な排卵を想定させます。中間期の極短期間の下腹部痛（しばしば排卵時に起こる）も，排卵の間接的な証拠となり得ます。しかしながら，確実で最良の2つの指標は，中間期から月経開始まで続く体温の上昇と，12時間位はみられるある程度量のある，透明な中間期の膣分泌物です。選手は毎日起床前に，特別な体温計を用いて体温（できれば直腸温）を測定すべきです。排卵があれば，夜中に0.4～0.6℃上昇し，これは少なくとも12日間続きます。もしも，もっと気にするのならば，膣分泌物のチェックを自ら行なうこともできます。さらに，排卵日のあたりに性交渉を持てるように，基礎体表に性行為の記録を記載することも奨めています。これらがすべて「OK」なら，3周期で妊娠し，産婦人科を受診することになります。

> 中間期の分泌物や月経前緊張症状は，中間期からの体温の上昇とともに排卵が起こっていることを示す指標です。

　もしも妊娠を疑ったら，妊娠週数の計算とその妊娠が正常かどうかを確認することが賢明です。このグループにおいて，これが大切な理由が2つあります。まずその1番目は，確実に診断することで，選手が自分の生殖能力についてだく不安を軽くすることができます。もう1つは，もう少し妊娠が進んだ時期に問題が生じた場合，運動の影響が，妊娠にどれだけ関与しているかを知ることができるからです。もしその時まで待つなら，3週間かそれ以上，運動をしなければ良いのです。妊娠週数の計算や確認は正確な最終月経の日付（チャートから），月経周期中の性生活の記録（同様にチャートから），早期の妊娠判定検査（無月経後4日目の早朝尿で），超音波検査で胎児の生存の確認，胎児の大きさの測定(受胎後5週半から6週，あるいは最終月経より7週半から8週)で行ないます。

　妊娠初期には，運動した時の体温の反応をモニターしなければりません。毎週最もハードで長時間行なった運動の直後，クールダウンする前に直腸温か膣内温を測定します。ヘルスクラブやYMCA，YWCAでの運動は時に問題と

なるのですが選手は必要とした時にプライバシーが保たれるような環境設備が必要です。もし可能なら，鼓膜体温計を購入すると良いでしょう。鼓膜体温計は，センサーを外耳道に挿入することで深部体温がわかるのです。迅速で簡便なのですが，高価です。口腔温は勧めません；この状況下では不正確だからです。安全性から，私たちは通常，柔軟性のある直腸体温計を用いて，定期的に選手の直腸温を計測します（図9.2）。水泳選手にも同様のことがいえます。何故なら，プールの温度はまったく違うからです。もし温めすぎ(82°F＝約27.8℃以上）たり，また4000ヤード（約3700m）以上泳いだりすると，身体は熱くなり過ぎます。似たようなポータブル装置も利用可能ですが，研究面以外ではあまり実用的とは言えません。

　何をもって「OK」の上限とするか，わかっていません。しかしながら，私たちの経験では1.6℃（約3°F）の上昇や約38.9℃（約102°F）までの体温上昇は，異常な結果と関係はないと考えます。ただし，もし選手が優れているかあるレベルを維持できるのなら，トレーニング環境の温度設定（運動する時間帯，エアコンなど）や，激しい運動の持続時間について工夫することが望ましいと考えます。もしもそれができないのならば，他の方法——例えばホースやファンなどからの冷水を浴びるなど——での状況変化を試みるべきです。また計測ができないなら，その運動によって問題を起こすであろう部分を切り離すなど，トレーニングの内容をもう少し変えることです。

　モニターすべき残りの3つは，脱水，血糖および本人の感じる良いコンディションであるという意識です。脱水をモニターすることは，選手の循環血流量の消耗や循環系のストレスによるレベル——子宮の循環血流量を減らす——を反映します。これは，容易に測定できます。厳しい運動の前後に衣服を脱ぎ，身体を拭き，体重を計ります（汗を含んだ衣服は大変重いのです）。運動ごとの体重減少を3ポンド（約1.4kg）以下に保つべきです。いずれにせよ，妊娠初期には循環血流量が減るので，水のボトルは常備しておかなくてはなりません。

　血糖値は，成長過程と運動両方のためのエネルギーの有効性を反映します。妊娠成立と同時に，肝臓によってすべての糖分は脂肪組織に貯蔵される方向に動きますから，グルコースをリリースするストレスホルモンを増加させるような運動をしなければ，血糖は急激に下がります。特に，あまり強くない長距離

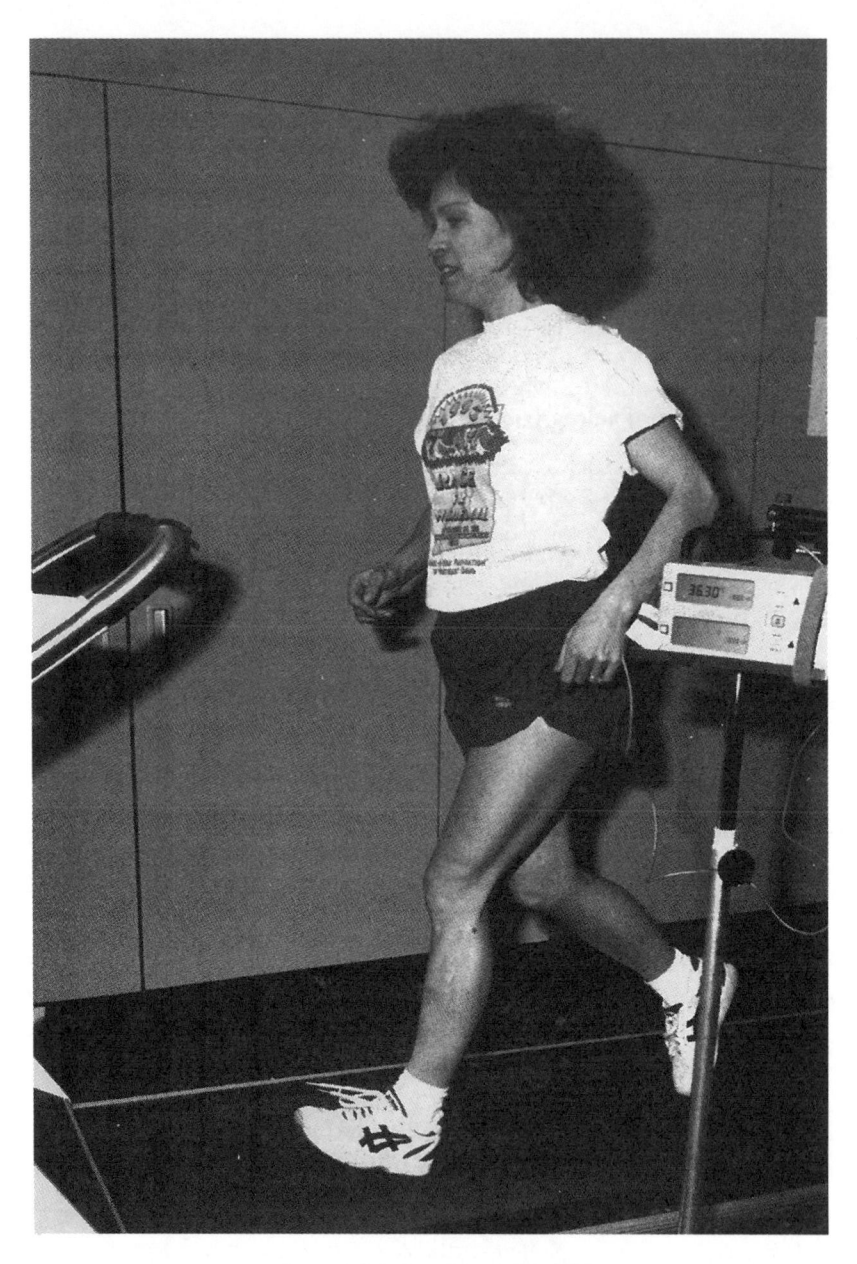

図9.2　妊娠初期の運動時の体温測定

トレーニング中やその直後には，そうなります。妊娠が進むにつれて反応はより悪くなるので，受胎したらすぐにモニターしたほうが良いでしょう。選手は針で指を刺して，血糖測定紙に1滴落とし，糖尿病患者が使う携帯用モニター装置で，簡単に測定できます。しばらくすると，自分なりの方法で，計るタイミングがわかるようになります。理想的なレベルは，55mg/dl～60mg/dlです。「うまくいっている，気分が良い」という感覚は，妊娠初期にトレーニングし過ぎかどうかチェックするのには最も適しています。選手は週2回は，朝自分の感じを自分に問いかけて，その答えを心理的，身体的な面から考えると良いと思います。もし答えが「すばらしい」，「かなり良い」なら，このままで良いけれども，もしも「ひどい」，「あまり良くない」なら，再評価すべきです。

　妊娠しようとしている，あるいは妊娠初期の競技選手は，運動をする時には以下のルールに従うべきです。

・行なって良いこと，行なってはいけないこと
1．**環境状態に注意する。特に高温多湿および換気の不十分な環境は避ける。**
　　競技選手は定期的に自分の体温の上昇をチェックすべきです。自分の体温より暑く感じることが多いようです。今のところ，明らかになっているハイリスクは1つしかありません。それは競技選手が普通のクラブまたはジムで極端に激しいインターバルトレーニングをした時に起こります。大量の筋肉組織を使う運動，例えばプライオメトリックスやversa climbingを行なうと，深部体温は直ちに上昇し，15～20分以上その運動を続けると，P207で述べた約38.9℃（約102°F）を越えてしまいます。

2．**運動をしている時と同様に，いつも規則的に飲水することによって，水分と塩分の十分な供給をする。**
　　澄んだ尿は適度な水分補給が確実に行なわれていることのサインです。尿が澄んでいない時は，少し運動を軽くした方が良いこともあります。

3．**頻回に，かつ充分に食事をとる。**
　　早朝の体重に基づいてカロリー摂取を調整しましょう。体重を減らす時期ではありません。もしも減っているようなら，妊娠しようとしている間に少

し増やし，その後妊娠中には少なくとも1週間に1ポンド（約454g）増やしなさい。トレーニングの2～3時間前に食事をとることによって，運動による血糖の低下を最小限におさえます。さらに，このトレーニングレベルでは，特に長時間の激しい運動の後では，選手はトレーニングセッションの終了後と同様に補助的に炭水化物の摂取をするべきです。

4．気まぐれのダイエットと過度のビタミンへの手出しは禁物。

標準通りの栄養摂取はもちろんOKです。しかし中には多量の服用，摂取が先天的胎児奇形と関与しているものもあります。例えばビタミンAは"大犯罪者"です。

5．交互に，休憩-運動をする。

競技選手にとって適切な休息は，極めて重要な要素ですが，時としてそれによる影響がでてしまいます。これには，対応策があります。午後の昼寝の習慣もその1つで，妊娠初期の全身倦怠感がある時には，この午後の昼寝が習慣となりやすくなります。早寝，早起きと昼寝は，妊娠とトレーニング双方にとって理想的なスケジュールです。また，時間のある時に他の分野のことに興味を示すのも良いことです。図書館には，様々な分野の情報源としての書籍やビデオテープがあります。多くの選手は運動とは関係のないこと(時期的には，保育に関するものが新鮮で，興味深いのではないかと思われます)に興味を示します。テーブルゲームやパズル，映画やテレビなどは，一般社会と同様に，どちらかというと付加的な要素です。グループ活動をする上での良い情報源とは，知り合いの選手や地元のアスレチッククラブから得られるものです。

6．妊娠に向けての最も良い時期，つまり（妊娠目的の）性的行動の最良の時期は月経周期の中間のあたりであるということを憶えておく。

競技選手の中には競技スポーツと不妊に関しての様々な風説によって，その最良の時期を逃していることもあります。妊娠に至る期間が短ければ短いほどリラックスできるし，全てが気楽になるのではないかと思われます。

7．妊娠を確認し，早めにドクターか助産婦を受診する。

8．常識的に行動する。

9．標高7500フィート（約6860m）以上の高所でトレーニングをしない。
　　運動はともかく，平地での生活に慣れている妊婦が高所に行くと，妊娠の時期に関係なく悪影響をもたらすという報告もあります（Falk 1983）。

10．重大な問題の兆候かもしれない症状を無視しない。
　　例えばある場所に集中した持続的な痛み，性器出血や良い状態と感じている時の突然の変化などです。

11．不規則な生活は禁物。
　　運動と妊娠といった目下の2つの重要な要素を中心に生活を築くべきです。

運動する女性に必要なその他の事項

　前述のように，基礎疾患のある女性の運動処方は，この本の範疇を超えたものです。運動プログラムの構想と管理は，本人，健康管理士，フィットネストレーナーのチーム一丸となってアプローチされるべきです。なぜならば，この領域には未だ不明な部分が多いからです。妊娠中の様々な病的合併症（高血圧，妊娠糖尿病，切迫早産など）に対して運動が妨害となるのか，あるいは治療的効果となり得るのか，調査や研究が始まったところです。そして，これらに関する情報が臨床的に利用できるまでには，まだしばらく時間が必要でしょう。それでも，いくつかの基礎疾患を持った人への運動の影響が，試みと間違いによって，少しずつわかってきています。いずれにせよ，私たちがより多くを知るようになるまでは，このグループの多くの女性について，個人の特色を加味した厳重なる注意が必要でしょう。

まとめ

　生殖過程を通じて，身体がどのように変化していくのか，そしてなぜきちんとしたガイドラインに沿った運動が重要なのかを理解することが重要です．特に，レクリエーションとして運動をする人なのか競技選手なのかによって要求は異なりますが，運動プログラムに必要かつ重要な要素に対するアプローチには共通点があります．

　規則的な運動と妊娠が出会った時に共通する問題は，妊娠を維持すること，不安因子の除去，ストレスや疲労や運動に対する過度の反応の回避などです．これらに対する一般的な解決法は，注意を払いながら，個人のライフスタイルの範囲内で常識的にバランスをとっていくことです．

　重要な生殖過程の項目は，規則的な排卵，受精，正常発育などです．運動の注意すべき項目としては，高体温，脱水，低グルコース血症（低血糖）を避けながらの運動の持続と上達が挙げられます．その他，栄養，適切な休息，良好なコンディションであるという本人の意識なども重要ですが，次章では，妊娠中・後期において期待できること，するべきこととしてはいけないこと，について触れたいと思います．

第 10 章

妊娠中期〜後期

妊娠中期から後期にかけては，母体・胎児ともに常に変化している時期です。同じ状態のままのものはなく，そのような混沌とした状態でさらに運動を行なうとなると，非常に複雑なことになります。ですから，運動と妊娠の双方のニーズのバランスをとるために，妊娠の経過に伴う両者の反応をたえず見守りながら，運動プログラムを作っていくと良いでしょう。

この章ではまず，妊娠中期～後期に起こる生理学的に重要な事柄について述べます。次に，この時期に運動を続けて行なってはいけない場合について述べ，それから，運動のプログラムそのものについて詳しく述べます。そして，この章の残りの部分では，バランスと適応と妥協について述べ，母親のため，または胎児のため，あるいはその両者のために運動をやめるべきであるというような状況があることも述べます。さらに，この章の残りの部分では，運動と妊娠の両方にとって何が大切か，何をしたら良いのか，何をしてはいけないのか，そしてそれはなぜか，ということについて述べます。

妊娠中期の生理学的機能

妊娠中期，胎児はどんどん成長して外見上は成人を小型にしたような状態になります。しかし，臓器の機能の成熟はもっと後の時期にならないと起こってきません。胎児は酸素や栄養素の供給と同様，身体の機能をちゃんと果たすために胎盤や母体にまだ頼っているわけです。このことに興味深い2つのことを付け加えておきましょう。1つは，胎盤は運動に対する母体のニーズと，胎児が成長するためのニーズのバランスを調節しているのだということ（Clapp 1994b）。もう1つは，この時期に運動をずっと続けていると，胎盤の成長と機能を促進するということ（2，3章を参照：Clapp, Rizk 1992, Jacksonら 1995）です。従って，運動のストレスは，胎盤の発育を促し，そしてそれは，結果的に母体・胎児のニーズを守って双方のバランスをとることになります。

このように胎盤機能の指標は，妊娠が運動プログラムとうまくバランスがとれていて，正常に経過しているかどうかみるために使うことができます。研究のためならば，胎盤機能は詳しく調べることができますが（Clapp 1994b），やり方は複雑で，特殊な設備を必要とします。そこで，そのかわりに実際に使え，信頼できる方法を紹介しましょう。

それは，胎盤機能の結果とも言える胎児の発育，これをモニターすれば良いということです。胎盤の働きが良いのであれば，胎児はどんどん大きくなるでしょう。働きが普通ならば，胎児の成長も普通です。そして，もし胎盤機能に異常がある時は，児の成長はゆっくりとなるか，場合によってはまったく成長しなくなります。幸いなことに，胎児の発育の仕方は感度の良い指標であり，胎盤機能が少しでも変化すると児の発育が変化します。従って，胎児の大きさのチェックを行なっていけば，運動と妊娠のバランスがうまくとれているかがわかり，また妊娠が正常に経過しているかもわかるわけで，優れた方法であるといえます。

　母親にとっては，妊娠中期は「こんなに体調の良かったことは今までなかった」という時期です。もし，そう感じなければ異常がないかちゃんと調べた方が良いでしょう。妊娠初期の不快な症状はなくなり，妊娠への適応はほぼ完璧となります。大抵体調は良く，信じられないくらい活動します。実際面では，決められたトレーニング計画のレベルを超えないように注意することが必要になってきます。

妊娠後期の生理学的機能

　妊娠後期は子宮外で生活できるように，胎児のすべての内臓器官が成熟する時期です。胎児の行動パターンははっきりしてきて，ある状態から別の状態へと反復を繰り返すようになり，普通は覚醒しているようになります。実際に多くの人は，胎児は子宮外のこと，特に音や振動に対し，反応すると感じるようになります。彼らは親が子宮外の状況をコントロールするならば，胎児の神経学的な発達を促し，児の人格に影響を与えることができると信じています。臨床的には，胎児の行動パターンが発達してくると，運動も含むいろいろなものに胎児がどのような反応を示すかということによって，胎児の状態が評価できることになります。

> 　妊娠後期には，母親の意識はトレーニングよりも，出産に備えることに移っていきます。

　妊婦にとって，妊娠後期は早く終わりたい時期です。あっという間に思った

以上に体重が重くなり，子宮内から胎児に蹴られるのにもあきて，夜は良く眠れず，胎児は大丈夫だろうかと悩み，陣痛や分娩とはいったいどんなものだろうかと気になりだします。母親の意識は自分自身よりも陣痛・分娩や新しく生まれてくる児の方へと移っていくのです。従って，分娩が近付いてくると，運動のプログラムの重要性はうすれていくかもしれません。

一方，たいていの女性はこの時点までに運動をするとより気分が良くなり，運動を続けていれば，予定日前にトラブルのないお産ができるとわかるようになっています。多くの女性の運動に対するモチベーションは分娩の時まで高いままであり，安全で効果的な運動を続けることは何の問題もありません。従って，妊娠中期に運動を行なってはつらつとしている女性が後期までモチベーションを持ち続けた場合，運動を止めなければならないとしたら，それはどのような理由によるのかが問題となります。

運動の禁忌

もちろん，妊娠中期～後期であっても，運動が基本的に禁忌であるのは8章で述べたのと同じ場合です。すなわち，怪我をしている時，病気の時，多量の性器出血がある時，そして痛みがある時です。しかし，今回は2～3付け加えなければならないことがあります。それを絶対的禁忌と相対的禁忌にわけてみましょう。

・絶対的禁忌（絶対に運動してはいけない場合）

まず最初にあげられる絶対的禁忌は，子宮内から繰り返し少しずつ出血してくる場合です。子宮内から，という点は大切です。性器出血の原因が実は子宮の出口の部分の局所的な変化によることがあるからです。従って，性器出血がある女性は，出血の原因を明らかにするために，産婦人科医か助産婦に診察をしてもらうことが大切です。もし，出血部位が子宮の出口の部分，あるいは膣壁であるならば，運動を続けても大抵大丈夫です。しかし，子宮の中から出血しているとなると，胎盤が子宮の壁についている位置の異常（胎盤が子宮の出口に近いか出口の部分についている）が原因であったり，胎盤の端の部分が子宮の壁からはがれかけていたり，あるいはまた子宮や胎盤の血管の進行性の破綻が原因であったりします。これらのいずれもがよからぬ状態であり，詳細に

医学的な診断をつける必要があります。そして，このような場合に身体を動かすことは病態を悪化させることになります。病態が進行すれば，早産や多量出血などが起こることもあり，へたをすれば命に関わることもあり得ます。このような場合には選択の余地はなく，出血の量がきわめて少なくても運動を止めなければなりません。

2番目の絶対的禁忌は陣痛が始まる前に破水してしまった場合です。破水が満期で起こった場合も，もっと早い時期に起こった場合も同じです。このような状態では，荷重負荷がかかる運動でもかからない運動でも，身体を動かすことによって臍帯が児の頭や肩のそばに移動し，圧迫されることがあります。胎盤は胎児にとって肺であることを思い出せば，臍帯が圧迫されることは胎児の首を締めているようなものであり，もちろん胎児に良いはずはないことがわかるでしょう。そして，破水が満期よりかなり前に起こった時は，荷重負荷運動は起こってはいけない陣痛を誘発しうるし，また，腟内の細菌が子宮内へ上行感染を起こす機会を増やすことにもなります。

3番目の絶対的禁忌は，分娩予定日よりかなり早い時期（10ヵ月以前）に陣痛が起きているか，起きそうな時です。このような兆候がある時には，胎児は危機に直面しているので，運動をやめた方が賢明です。

突然陣痛がはじまり，病院へいって薬を使ってそれを止めるような事態になったら，運動を止めようというのでもよいでしょう。しかし，実際にはことはそう単純ではありません。妊娠7ヵ月に入ってからは，毎週子宮収縮が次第に増加していくことはよくあることで，異常なことではありません。時には，子宮の収縮が強くしかも規則正しく起こってきて，妊婦が，そして時には医師までもが陣痛が始まったのではないかと勘違いすることがあります（偽陣痛という）。運動は子宮を収縮しやすくさせるので，話がややこしくなります。そして，妊娠後期に運動を行なうと腹部の張りが増加していくことに妊婦は気付くでしょう。これは正常なことであり，ほとんど問題ないのですが，本当に大丈夫といえるのでしょうか？

我々の経験では，運動を行なった時に起こってくる腹部の張りの程度は，早産となるかどうかを判別するための良い指標となりそうです。運動をやめたあと，腹部の張りがすぐおさまるようであれば，まったく問題はありません。しかし，運動をやめた後，20〜30分以上も腹部の張りがおさまらないようであれ

ば，本当の陣痛が来てもおかしくない状態です。個々のケースにおいては，通常より早期に子宮の出口が薄くなってきているか，子宮口が開いてきているかを医師か助産婦に時々内診してもらって確かめると良いでしょう。もし，子宮の出口が薄くなったり開いてきたりしているのであれば，いくら妊婦自身が体調が良いと感じても，運動を止めるべきです。このようなことが起こっていなければ何の問題もありません。

第4の絶対的禁忌は子宮の構造に異常がある場合です。そのような場合には圧倒的に早産になりやすいからです。初回の内診時に子宮口が正常に発育していないことがわかることもあります。（本人の母親が妊娠中にDESを服用していた女性でよくみられる；第1章を参照）しかし，たいていの場合はあまり危険な兆候もなく，初めの子が早産になってしまった後に詳しく調べて，はじめて子宮の構造の異常がわかることが多いのです。もし，子宮の構造に異常があることがわかっているのなら，安静により早産の再発が防げるので，次からの妊娠では妊娠早期から運動はやめた方が賢明です。

5番目の絶対的禁忌は，病気の急性期の場合と，医師が身体を動かすのはやめた方が良いだろうと判断する時です。これらのケースでは常に明確な判定規準があるわけではありませんが，妊婦は担当医のガイドラインに従うべきです。これらに属する2つの主なケースは，胎児の発育が遅い場合と妊娠中毒症の場合です。伝統的には，これらの状態は安静により治療されています。

・相対的禁忌（できるだけ運動しない方がよい場合）

健康な女性にとって，運動が禁忌とされるのは絶対的なものではなく，相対的なものが大多数です。最も論争の的になっているのは，双胎妊娠（それ以上の多胎妊娠については後述）と，早産の既往がある人の場合です（第8章の最近のガイドラインの要旨を参照）。双胎妊娠の場合には，単胎妊娠の場合にくらべて安静にした方が良い理由として，双胎妊娠では早産が多いこと，そして胎児の成長に必要な栄養量は双胎の方がずっと多いことをあげる専門家もいます。しかし，研究者がこの問題について批判的な目を持って評価すると，双胎妊娠の場合は安静にしていてもいなくても早産は起こることがわかります。そこで私は，双胎妊娠の場合，妊娠後期に運動を行なっている時には医師や助産婦によって注意深く見てもらうことが合理的であると思います。もし，早産に

なりそうな証拠が多くなってくれば，彼女は運動をやめるべきですし，そうでなければ続けてかまいません。同様のことは双胎妊娠における胎児発育についても言えると思います。胎児の発育が正常なら運動を続けて良いし，発育が遅ければ運動を止めれば良いのです。

　これまでに6例の双胎妊娠例について研究を行ないました。このうち，5例は運動を続けることにしましたが，結果はいずれも問題のないものでした。5人の内の1人は妊娠中期に子宮口が開大してきたので，運動を止めるようにアドバイスされました。彼女はアドバイスに従い，結局満期に元気な双生児を分娩しました。5人の内の別の1人は，8カ月までは順調に経過しましたが，その時から片方の児の成長が停止してしまいました。そこで主治医は予定日より前ではありましたが，児を娩出させることにし，両児とも元気に生まれ，その後の経過も良好でした。他の3人は妊娠経過はまったく正常で，みな運動を続け，満期に正常に育った元気な児を分娩することができました。双胎妊娠とわかってすぐに運動をやめた1人の妊婦は，予定日より3週間前に無事に出産しました。

　3つ子の場合，あるいはもっと希な4つ子やそれ以上の場合はどうでしょうか。不幸なことに，これらの妊娠では母体や胎児に多数の医学的問題が生じ，かなり早期の早産になることが普通です。これらの多数の問題点があるために，児の成長を十分にさせること，妊娠期間を延長できそうなことは何でもすることに妊娠管理の重点が置かれます。その結果，本当に安静が児の成長を促し，妊娠期間を延長するかどうかはわかってはいませんが，最近の臨床現場では安静が命じられています。もう少しいろいろなことがわかるまで，医師や助産婦の言うことに従っておくことをお勧めします。

　以前の妊娠で早産を経験したことのある人も，子宮の構造に異常がなければ，医師や助産婦の管理を受けて妊娠中期〜後期まで運動を続けて良いでしょう。その他多くの相対的禁忌は，合併する母体疾患のためです（心，肺，内分泌，骨，あるいは筋肉疾患）。このような場合は，前に述べたように，医師や助産婦，フィットネスプロバイダー，そして妊婦の間で協議して，個別化して対応することをお勧めします。妊娠中期〜後期まで安全に運動を続けることができる大多数の妊婦のために何をしたら良いのか，何をしたらまずいのかを我々は今も研究しています。

運動処方

　妊娠中期～後期の運動プログラムの基本は，初心者でも競技選手の場合でも同じです。唯一の相違点は，トレーニングプログラムの強度と妊娠のニーズとのバランスをとるために必要な検査の量が違うことです。初心者，レクリエーションとして運動をする人，そして競技選手に対する一般的なあるいは個別の注意事項を第8，9章で述べました。同様に，妊娠中・後期において各々のグループで何が必要なのかを述べながら1つのガイドラインで説明します。

・教育

　初心者，レクリエーションとして運動をする人，そして競技選手のための教育は4つの部門にポイントをおくべきです。まず1つめに，妊娠のおおまかな経過がどのようなものかを知る必要があります。次のポイントは，話し合いや絵本，あるいはビデオなどにより，胎児が次第に大きくなっていく様子や，母体の心理的，肉体的変化を知ることです。これらを知ることによって，あと2つのポイントがわかりやすくなる素地ができます。その2つのポイントとは，妊娠が運動パフォーマンスに及ぼす影響，もう1つは運動を続けることが，母体，胎児，妊娠経過とその結末に与える影響のことです。運動能力の違う3つのグループは同じ情報を与えられるべきです（パートⅡ，第3～7章参照）。

　教育の内容は胎児の成長・発達，母体の変化，そして妊娠と運動の相互作用に重点を置いてください。

・モニタリング

　妊娠中期～後期を通じて運動に対する急性反応と慢性反応をモニターし続けなければなりません。モニターの方法については前述した通りですが，この時期になってくると，さらに児の反応についてまで範囲を広げなければなりません。この分野でこれまでに明らかになっていることから判断すると，運動と妊娠のバランスは非常にうまくとれていると思われます。簡単なことですが，しなければならないことは，母体と胎児の健康状態を時々チェックすることです。もし両方とも元気なら，バランスがとれています。もしどちらかが何らかの変化を示していたら，バランスをとるように微調整すべきです。

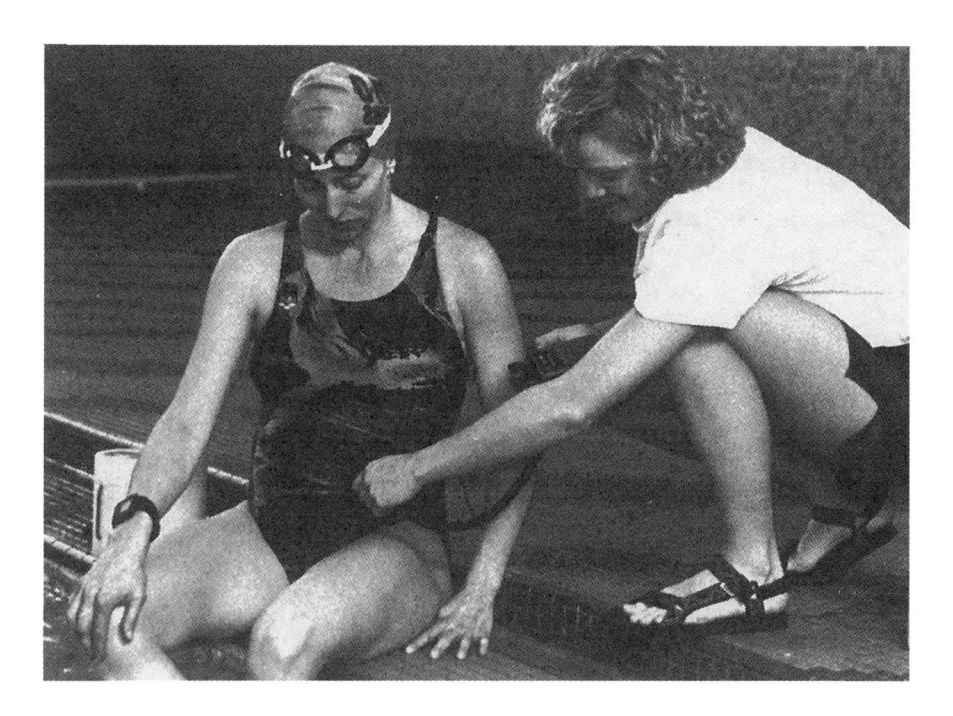

図10.1 胎児の心拍数や反応に注意を払いましょう（写真は水泳の後）。

・**急性反応の評価**

典型的なトレーニングに対する母体と胎児が示す急性反応は，時々評価しなければなりません。というのは，運動が胎児の発育不良，脳障害などの慢性障害につながるような急性障害を起こしていないかどうかを確かめるためです。3つのグループの中では評価の頻度や程度は異なるかもしれませんが，評価の方法は同じにしなければなりません。

ここでは，母体の体温，飲水量，血糖値，パフォーマンスのレベルの変化に注意すべきです。そして，胎児の心拍数や行動の反応についても注意を払わなければなりません。図10.1で示すように，これは短時間に簡単にできます。

> 妊娠中〜後期では，母体の体温，代謝，胎児心拍の運動に対する反応に注意すべきです。

初心者の場合は，4～6週ごとに評価を行ないます。運動パフォーマンスが変化するのにあわせ，評価のやり方を変えるべきです。すなわち，より強い運動に対しては，より綿密な評価をくだすべきです。このように，評価のやり方は，運動の前後で胎児心拍や胎児の動きを調べ，2～3の質問をする（汗をかいた時暑いと感じましたか，お腹がすきましたか，疲れましたか，など）ことから，一流の競技選手に要求される大変な検査までいろいろです。

　競技選手は2週ごとに評価を受けるべきでしょう。そして，最もきつい練習（継続時間と強度）をモニターすべきです。評価のためには特別な装置が必要なので，評価は運動試験研究室かスポーツセンターで行なわなければなりません。フレクシブル直腸温度計を用いて，運動前・中・後10分間深部体温の測定を行なうのが理想的です（図9.2参照，Clapp 1991）。もしそれが無理ならば，選手は練習前，最も練習のきついところと練習後の3ポイントで体温を測定すべきです。直腸温は電子体温計で測定できます。もし装置があれば，新しい耳用の温度計で鼓膜温の測定を行なえば，より便利です。体温が限界を超えるようであれば（第9章参照），練習のパターン，環境，あるいは強度を変えるべきです。

　練習の前後で体重をはかり，そして体液の移動を評価するために血管内からの体液の喪失を測定すべきです（ヘマトクリット，総蛋白量などで）。同様に，練習前後での血糖値も測定すべきです。体重減少，ヘマトクリット値の上昇，血糖の低下の上限は各々3～4ポンド（約1.4～1.8kg），15％か4～6ポイント，25mg/dlにおさえるべきです。運動負荷，酸素消費量，自覚的運動強度，血中乳酸値などの測定により，運動の強度や効率をチェックすべきです。もし運動負荷が変わらないのに，酸素消費量，自覚的運動強度，血中乳酸濃度が変化した時は，運動効率が良くなっているのであれば運動負荷を増やすべきです。逆に，運動効率が低下しているのであれば，運動負荷を減少させるべきです。

　競技選手の場合は，運動を行なった時の胎児の心拍数と行動の反応をモニターすることが重要です（図10.1）。もし，胎児の反応が設定限界を超えるようなら，超音波検査を行なって，胎児の動き，行動状態，呼吸様運動，そして胎盤の大きさのチェックを行ないます。通常の場合，胎児心拍数の増加は妊娠中期では毎分10～25拍，妊娠後期では毎分35拍まででしょう。胎児心拍数が減少したり，増加しなかったり，あるいは2回連続して胎児心拍数の増加が設定値

を超えるようなことがあれば，酸素の供給が十分ではないと考えられるので，超音波検査をもっと細かく行なう必要があります。もし超音波検査ができないのであれば，すぐに運動の強度と継続時間を10〜20％減らした方が良いでしょう。それでも問題が繰り返して生ずるのであれば，より詳しく調べることが絶対必要です。

　レクリエーションで運動を行なっており，だんだんパフォーマンスレベルを上げつつある人の場合は，初心者と競技選手の間くらいのモニタリングを必要とします。初心者と同じように，4〜6週ごとの評価が必要ですが，私の意見では，評価の内容として血糖と体温の運動に対する反応，パフォーマンスレベルの進歩の判定，運動を行なった時の胎児心拍の反応を含むべきでしょう。

・母体の健康状態の評価

　このカテゴリーに含まれるものは，私達にとってみななじみのあるものであり，3つのグループすべてに共通で，以下のようなものです。

—運動を行なった時の自覚的な疲労度，不快感，満足感
—体重増加，可能ならば体脂肪の増加
—飲水状態
—休息–運動のサイクル
—パフォーマンスレベルと自覚的運動強度

　妊婦が自覚的に体調が良いと感じ（図10.2，10.3参照），適度に休むことができ，尿がきれいで，体重増加も十分であるならば，彼女は現在の運動プログラムを維持または増進して良いでしょう。もしそうでなければ，ライフスタイルあるいは運動計画を適当に調節する必要があります。どちらのケースでも，自覚的運動強度が2〜3ポイント変化した時は，パフォーマンスレベルを変えたほうが良いでしょう。自覚的運動強度が下がった時は，運動計画を増やすべきで，逆の場合には減らすべきです。

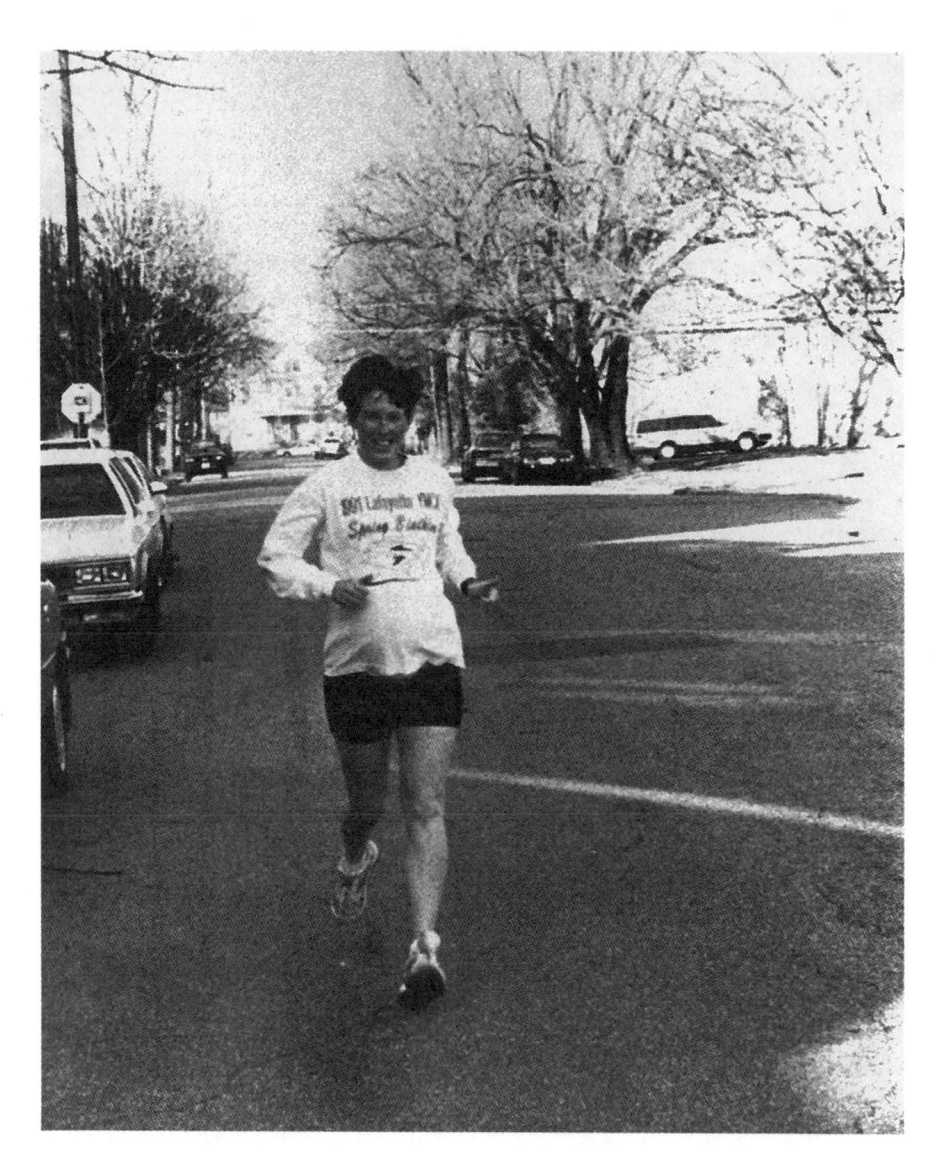

図10.2 妊娠後期におけるランニング

・胎児の健康状態の評価

　妊婦がみてもらっている医師や助産婦にしか胎児の健康状態のサインをチェックすることはできません。しかし，日中に子宮の緊張感や胎児の動き方を妊婦自身が自覚することは有用です。そして，妊婦は運動を行なった時にそれらにどのような影響を与えるかについて注意を払わなければなりません。子宮の緊張感，胎児の動きのどちらの変化も有用な警戒信号となります。胎児は調子が悪くなると，1日中動きを減少させ，エネルギーを節約しようとします。運動のあとでは，20～30分のうちに胎児は何回か動くのが普通ですし，子宮の収縮もすぐおさまるのが普通です。どんどんお腹が大きくなれば，それは胎児が大きくなっている証拠であり，胎児心拍数の反応は，酸素の供給状態の良い指標です。

> 妊娠中のモニタリングは胎児発育，胎児の動き，子宮の収縮，運動を行なった時の胎児心拍反応に焦点を当ててください。

　医師や助産婦は2～4週ごとに子宮のサイズが大きくなっていくことと，胎児を触診することによって胎児の成長が十分であることをこまかくモニターすることが多いのです。もし何か問題点があれば，医師や助産婦は胎児や胎盤の大きさ，羊水量などについて超音波検査で細かく見ることを求めるでしょう。そして彼らは子宮口が開いていないかどうか時々診察し，早産傾向が生じていないかどうかチェックします。胎児の健康状態に重大な疑問が生ずるのであれば，医師や助産婦は胎児心拍反応，呼吸様運動，行動状態のサイクルのテストを要求するかもしれません。

　私は初心者の場合は，今週も先週と同じように胎児が動いているかどうかを尋ねたり，妊婦健診で胎児がちゃんと育っていると医師に言われたかどうか尋ねたりするようにしています。競技選手の場合は，フィットネスインストラクターあるいはフィットネストレーナーも一緒に，医師や助産婦と直接話し合うように勧めています（第1章で述べた問題点について彼らが尋ねなかったか，話さなかったか思い出してください）。すべての関係者が確認しておくべきことは，医師や助産婦が，胎児の成長を含めすべてが順調にいっていると思っていること，そして競技選手が行なっているトレーニングの計画を知っているということです。

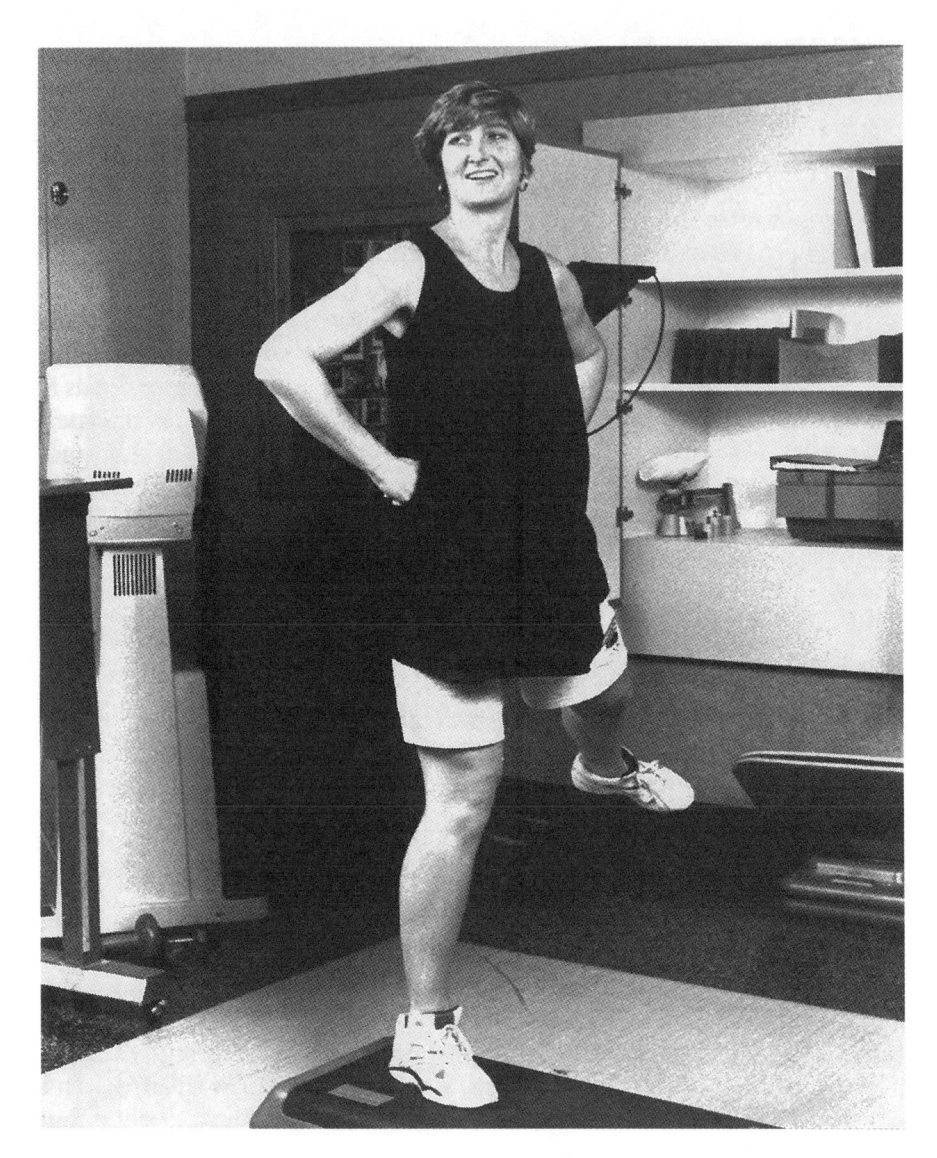

図10.3 妊娠後期におけるステップ・エアロビクス

　レクリエーションとして運動をする人には，妊娠中に行なった事柄で，運動に関連しているかもしれないことを何でも医師や助産婦に話す，というアプロ

ーチを行なうように勧めています。以下は適切な質問の例です。

―「先生は胎児が正常に発育していると考えていますか？」
―「どのくらいまで胎児は大きくなりますか？」
―「どのくらいお腹が張っても大丈夫ですか？」
―「こんなに胎児は動くものですか？」

トレーニング計画の変更

　どのくらいの運動を行なったら良いか――その答えはモニタリングの結果が教えてくれます。運動に対する急性反応が設定限界の中におさまっており，母体や胎児の健康状態に問題がなければ，妊婦はトレーニング計画を増やしたり，現状を維持すれば良いでしょう。図10.3に示すような，1週間に5日以上激しい運動を行ない続けているような体力のある女性の場合が大体これにあてはまります。しかし，あてはまらない場合は運動の計画を変更するか，減らさなければなりません。そのやり方は簡単で，3つのグループの中でみな同じです。ただし，競技選手の中では，時として安全性が問題になります。

> 母体や胎児の健康状態が変化したり，異常な生理学的反応が起きた場合はトレーニング計画を変えた方が良いでしょう。

　よくあるのは，妊娠は正常に経過し，急性反応は問題ないが，妊婦の健康状態の感じがベストではない，というものです。このような状況ではちょっとした変更を行なえば良いのです（例えば，休息-運動のパターン，トレーニングの重点，運動のタイプ，などを変化させてみる）。もしオーバートレーニングの症状が出てきたら，たいていの場合悪さをしているのは運動用具が壊れていること，休息-運動のバランスが正しくないことです。もしそれらに問題がなければ，運動負荷を10～20％減らし，他の運動も取り入れるか，あるいは，運動の重点を変えるべきです（筋力トレーニングから持久力トレーニングに変えたり，距離を減らしたり，その運動特有の動作を減らしたり，など）。
　もし身体のある部分に不快感や痛みが起こり，そしてそれが運動用具やサポートの問題によるものでないのであれば，運動の種類を変えた方が良いでしょ

う（水中ランニング，ウエイトマシントレーニング，階段昇降マシン，スキーマシントレーニングなどが良い）。もし，母体，胎児とも問題はないが，トレーニングにより許容限界を超えるような反応が起きたり，何か異常なこと（例えば不整脈など）が生じた場合は，運動を変える必要があります。たとえば我々の経験では，競技選手で極めてハードなインターバルトレーニング（プライオメトリックスなどは問題の多いトレーニングであることがわかっています）を行なっている者は，運動能力が高いために熱の放散が追い付かず，直腸温はあっという間に102°F（約38.9℃）以上になってしまいます。この問題は，時間を短くしたり，やめることで解決できます。

別のよくある問題は，長時間の低負荷運動の最中や後で起こってくる低血糖です。この問題は運動とエネルギー補給の仕方のタイミングを変えること（運動開始前3時間は食物をとらないこと）と，トレーニング中～直後に少量の炭水化物を頻回に摂取することによって簡単に対処できます。新鮮なフルーツやドライフルーツ，そしてスポーツドリンクはトレーニング中のすばらしい栄養源です。そのあとで，グラノーラのようなものや，野菜をたっぷり含んでいる穀物パンでつくられたサンドイッチ，大きなマフィンあるいは果物などを食べると良いでしょう。

幸いなことに，母体が気分爽快で運動に対する母体の急性反応にも問題がなければ，胎児の状態もたいてい問題ありません。何か問題があれば，医師や助産婦がそれに気付くでしょう。前述したように，しばしば起こる問題は胎児発育が遅いことや早産の危険性についてです。どちらについても，心配のしすぎであることが多いのですが，医師や助産婦の意見に従っておいた方が良いでしょう。医療者の考えが間違っていても害はありません。しかし，もし正しいとすると，それを無視したならば，結果は悲惨なものとなります。

快適性

妊娠後期で運動を行なっている時に腹部と乳房を適当な方法で支持するのとしないのでは大きな違いがあります。腹部を快適にするためには，下腹部を上に持ち上げ，軽く圧迫してやるのがコツです。そうすれば，子宮は骨盤の骨から離れて上へ持ち上げられ，そこで固定されます。このことにより膀胱や骨盤の骨は圧迫から解放され，子宮を支える靱帯に加わる力の突然の変化を最小限

に抑えることができます。ちょうど良いサイズのオーバーガースは役に立つでしょう。手頃な値段で市販されているいくつかのベルトでもかまいません。活動的な女性向けの雑誌の多くに商品の宣伝がのっていて，マタニティーウエアを扱っているたいていの店で買うことができます。(図10.4参照)。その他には，幅の広いエース包帯があり，ヒップや子宮を気持ち良く包むのに良いでしょう。しかし，特に背の高い人ではずり落ちてしまい，締め直しを必要とすることがあります。乳房の固定のコツは胸壁に対して押し付けることであり，持ち上げることではありません。2つの競技用ブラジャーを重ねてつけるのも良いでしょう。もしそれでも不十分なら，ブラジャーを1つ付けた上にエース包帯を巻き付け，その上に2つめのブラジャーをつけると良いと思います。

乳房と腹部を支持し，固定しましょう。

　床の上の運動，ストレッチング，そしてウエイトトレーニングを続けてください。アメリカ産科婦人科学会のガイドラインでは，妊娠中期〜後期では関節のまげのばしを思いきりやらないように，また仰臥位を避けるようにすすめていますが，私自身の経験では，そのようにしなければならないとは思っていません。唯一の例外は，妊娠後期に伏臥位（胃を下にして寝ること）でいることが物理的に不可能な時です（もちろん運動もできませんが…）。
　仰臥位での床の上での運動は，妊婦の気分が悪くなったり，胎児心拍反応が異常にならなければ問題ないと思います。もし，このような症状が出たら，左を下にして寝ると良いでしょう。子宮の重さがかかった状態でじっとしていることが問題を起こしているのだということを覚えておいてください。つまり，重く大きくなった子宮が，心臓に血液を戻すはたらきをしている大きな静脈(下大静脈)を圧迫するからいけないのです。私の経験では，脚と胴が動いている限り，心臓への血液還流が妨害されることはないと思っています。ウエイトトレーニング，床の上の運動，ストレッチングは妊婦の柔軟性と筋力を保ち，姿勢を正しくするのに役立ち，そして筋骨のストレスを低下させ，ずっと気分を良くします。

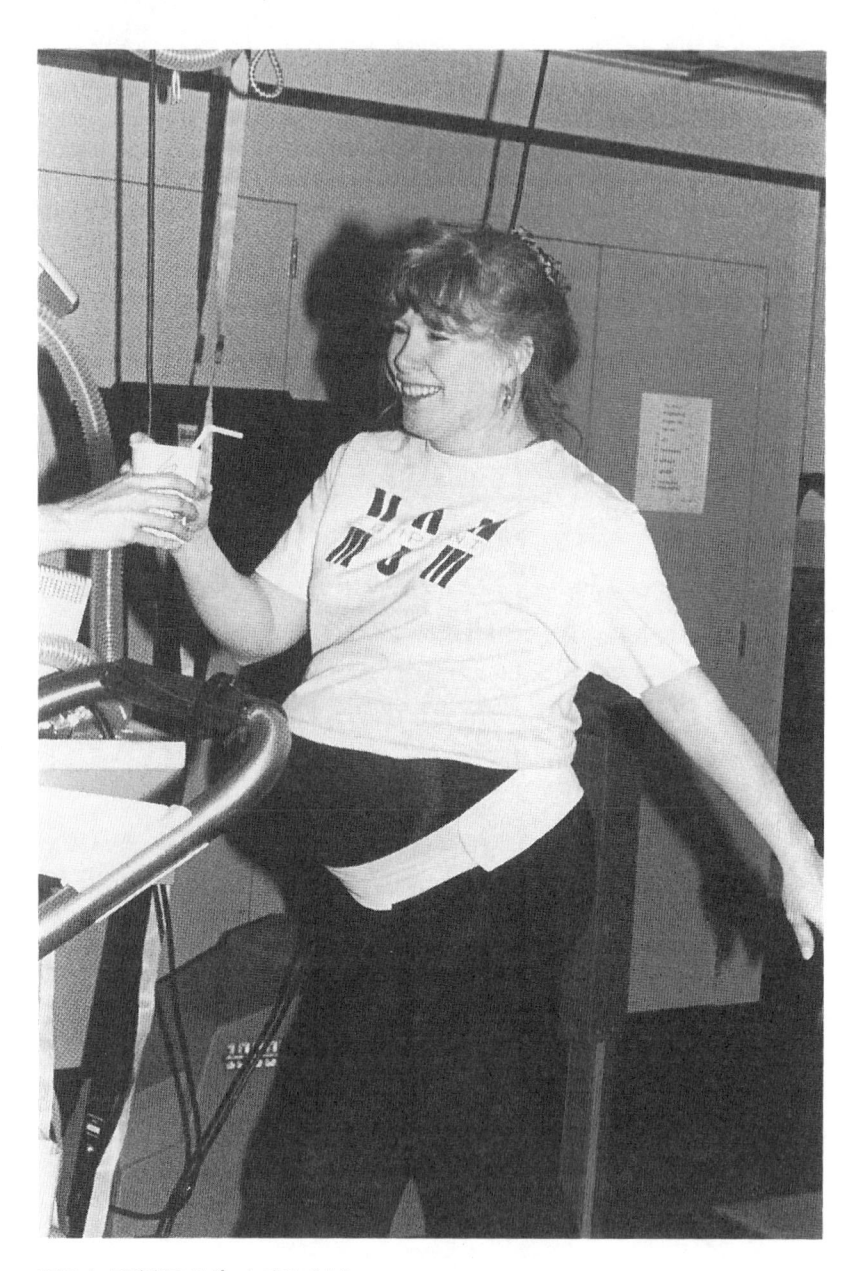

図10.4 下腹部をサポートするベルト

安全面での考察

　他の分野での経験から，あるいは我々の知識がまだ不十分であることもあり，妊娠中に運動を行なうことについて慎重である方が良い状況もあります。このような状況とは，腹部の外傷，我々が吸っている空気の中のガス分圧の急激な変化あるいは競技スポーツなどのリスクと関係しています。熱心なスポーツファンは，妊娠中であっても制限しなければならないことは極めてわずかなものであると考えています。しかし，健康で，何か他のことを楽しんでいる時に，わざわざ危険なことをする必要はありません。まずはじめの2つのリスクについて話してから，次のセクションで競技について話すことにしましょう。

> 高い高度，スキューバダイビング，競争，そして腹部に外傷を与えやすいようなことはやめましょう。

　自動車事故や他の種類の外傷から得られた経験によって，子宮が骨盤外にまで大きくなってきたら（最終月経から14週～16週間後），腹部を刺し貫く外傷も鈍的な外傷も，妊娠子宮に害をもたらす可能性があることがわかっています。従って，腹部に外傷を与えやすい種類の運動をレクリエーションとして行なっている場合は，それを修正したり，やめたりするのが常識的です（たとえば乗馬，体操の中のある種目，水上スキー，高所のロッククライミング，ホッケーなど）。

　高所でのスポーツ（登山やスキー）もスキューバダイビングも吸入空気中のガス分圧を変化させます。高所（9000フィート＝約2740m以上）では，酸素濃度は明らかな病気（高山病）を起こす程度まで低下します。もっと高いところでは，疲労感，息切れ，不眠がちになるなどの症状が出るのが普通です。低いところでも登山やスキーはできるのですから，私としてはそのような場所でスポーツをすることをおすすめします。

　スキューバダイビングの場合は，深く潜れば潜るほど，血液中の窒素ガスや酸素の分圧は高くなります。妊娠していようといまいと，あまり深く潜ってはいけない理由がそれです（窒素昏睡は120フィート＝約37m以上潜るとよく見られます）。特に，妊婦は16フィート（約5m）以上潜る時は，減圧時間を2倍以上にすべきです（さもないとケイソン病が起きる）。もしダイバーが水面

へあまり速く浮上し過ぎると，血液の流れの遅い組織の中では窒素の気泡ができてしまいます。気泡が多すぎると組織から速く出ていけないからです。それは痛みを生じ，永久的な傷害を引き起こします。妊娠中の問題は，胎児から窒素ガスはどう出ていくか，ということです。窒素は胎児組織から出なければいけませんが，さらに胎盤も通過して出なければなりません。現時点では，減圧時間は，高圧となったガスが胎児から出るのに要する時間に胎盤を通過するのに要する時間を加えるべきかどうか，よくわかっていません。従って，減圧を必要とするような深さまで潜らないこと，あるいは最低でも減圧時間を50％のばすことなど，用心するに越したことはありません。

競争

我々はすでに妊娠後期に競争を行なう問題について述べました。これは初心者にとってはあまり関係ありませんが，レクリエーションとしてスポーツをする人では時々問題となります。それは，楽しみとしてのランニングやチームイベント（マラソンやトライアスロンの1区間ごとのリレーなど）の時などです。遊びで競争をやっていて，むきにならず，いつものトレーニング量を超えないのであれば問題ないと思います。しかし，妊婦が真剣に競争に臨むのはやめた方が良いでしょう。今まで何回かモニタリングした結果では通常のパフォーマンスレベルを超えさえしなければ，問題は起こっていませんので，このように対処すれば安全であることがわかります。

競技選手にとっては，この問題は妊娠中期〜後期によく起こる問題です。そして対処方法はまったく同じと考えて良いでしょう。遊びとしてやっているならかまいませんが，それでも問題はあります。一群の後方にいて，自分を抑え，他の選手が自分を追い越していっても気にしないのは，競技選手にとっては困難なことです。彼女ははじめは遊びでやっていても，突然それを忘れ，むきになってルールを破ってしまいます。こういうことがあるので，私は競技選手には，妊娠中〜後期には競争をさせないようにしています。もし，どうしてもやりたいというのであれば，本人に会い，彼女のパフォーマンスの記録を調べ，そして適切な限界を設定し（期間，スピード，強度），それを守ってくれと望むだけです。

まとめ

　次章の出産後運動プログラム（第11章）に移る前に，もう一度重要な点について復習しておきましょう。はじめに，運動をする時の運動用具と環境をチェックしてください。運動を行なった時の思わしくない徴候や予期しなかった反応に対する答えが見つかるでしょう。新しい用具と補助防具の使用をお勧めします。床は平にし，蒸し暑い環境は避けるべきです。水分補給を怠らず，適切なタイミングで食物摂取を行なうことも大切です。水筒は妊婦の最良の友であり，もし彼女が正しく食物摂取を行なうなら，低血糖や体重増加不良は問題にはならないでしょう。体重増加と脂肪増加は妊娠後期まで充分なカロリー摂取のもっとも良い指標であることを忘れないように。疲労は妊婦の最悪の敵の1つです。疲労を防ぐ最良の方法は，1日の中で不必要な義務を減らし，次第に休息を増やしていくようにすることです。うまくいかなくなったら，常識でものを考えること，これが大切です。

第 11 章

出産後

赤ちゃんが誕生した後は生活がより複雑になります。赤ちゃんがいると昼夜を問わず様々な出来事が増え，育児は楽しみとやりがいがあるけれど，時間をとられることがわかってきます。注意しないと自分の時間がなくなってしまいます。赤ちゃん以外にも電話したり遊びに来たりする親戚や友人，仕事関係の人々などがいるからです。やがて出産のお知らせをして仕事復帰等となるわけですが，運動はいつできるのでしょう。そんな余裕があるのでしょうか。まず最初に産後の生理的変化についてお話ししましょう。

出産後の運動と乳汁分泌の生理的変化

これまでの経験では，私たちが調査した女性の95％は問題なく母乳授乳を行なっていますが，乳汁分泌の生理的変化は何らかの形で運動メニューに影響することがわかっています。例えば水分やカロリーバランス，ホルモン機能，乳房のサイズや可動性に対する影響などです。

出産後，新生児が乳首に吸いつく刺激により，様々な機序を介して乳汁の産生・調節が始まります。新生児が乳汁を飲めば飲むほど多くの乳汁が産生され，逆の場合は少なくなります。結果として，乳汁産生量は成長・発達に応じた新生児のカロリー必要量に大きく左右されます。新生児が必要とする水分やカロリーは乳児期に次第に増加するため，母体は分泌量を増やしてこれに対応しなくてはなりませんが，まもなく運動による供給増加が追いつかなくなります(誕生時の10〜15オンス，300〜400キロカロリーが，1歳時までに2倍以上となります)。授乳中の女性が運動を行なうと，母体の熱量摂取量が適正レベルまで自然に増加することが確認されています(Deweyら 1994年，Littleら 1994年)が，水分摂取量はそうはいきません。そこで授乳中に運動をしようとする人は，体液喪失を避け，授乳も運動もうまくいかないということのないように，1日を通して適量の水分を定期的に摂取する必要があります。「適量」には個人差があるため，尿の色を目安にすることをお勧めします。尿の透明度は高いほど水分摂取が良好です。

吸啜による刺激はまた，乳汁分泌を促進し，卵巣の周期的なホルモン機能を抑制（授乳期間中に再妊娠する可能性を低減）するよう母体のホルモンを変化させますが，この卵巣機能の抑制は同時に，閉経後にみられる様々な副作用に似た障害の原因となる一連の生理機能変化も起こします(Cunninghamら 1997)。

子宮は急速に元のサイズ近くまで縮小し，一過性の無月経や膣粘膜の菲薄化が起きます。膣分泌物が少なくなり，肌も乾燥がちになります。相当量の骨塩が急速に失われ（DrinkwaterとChestnut 1991, Littleら 1993），その平均減少率は最初の3カ月で約5％に達します。また，この一過性卵巣機能低下により多くの女性が情緒不安定（時々感情がコントロールできなくなる），ほてりや寝汗を経験します。残念ながら，産後早くから定期的に運動を続けても，それは卵巣機能の早期回復にも，骨塩喪失率低下にも効果がないことがわかっています。ただし，卵巣機能回復までの情緒不安定，ほてりおよび寝汗の発現率と重症度の軽減には効果が認められています。

妊娠中にみられた乳房サイズと可動性の亢進は授乳中もさらに進みます。従って，授乳女性は運動中，乳房を安定させ，支える必要があります。綿またはシルクの混合率が高い素材を使用したサポート製品で，乳首を摩擦しないよう縫い目のないものを選びましょう。

産後の1年間にはこの他にも運動のメニューや能力に影響する生理的変化がいくつか現われます。発現率は様々で，ホルモンやライフスタイルに関係していることがわかっていますが，生理的機能が非妊娠状態へと徐々に戻ってゆくパターンは一定です。循環器，代謝，内分泌および体温調節の変化は元に戻りますが，回復の程度には個人差があり，一部の女性では体温調節・循環器機能に相当の変化が残ります。その人たちの熱発散能力と一回拍出量の増加はいずれも運動能力を高めるため，競争力は増強されることになります。実際こうした要素は，一部の国際的女子競技選手にみられる出産後の記録更新を説明するものと考えられます。

子宮，膀胱，膣および直腸を支える周囲組織と靭帯は退縮・縮小し，骨盤，背部，臀部および膝の関節を支える周囲の靭帯も同様に変化します。腹部結合組織と筋の張力が増強され，続いて徐々に体重が減少してゆきます。最終的に体重と腹圧が妊娠前の状態に戻るには，最も活動的な女性で半年から1年かかります。

出産後運動能力の自発的パターン

80年代初めに運動する女性の研究を始めた私は，ほとんどの人が産後2週間以内に何らかの形で定期的な運動を再開していることを発見し，非常に驚きま

した。どこでその時間を捻出しているのか私にはわからず，あまり賢明なことではないと懸念しました。産後2週間はあらゆる身体的ストレス（車の運転，赤ちゃんより重いものを運搬すること，階段昇降等）を避け，一通りの日常生活を再開するのは6週間以上後にすべきだと教えられていたからです。ちなみに，アメリカ産科婦人科学会は現在もそうすることを奨励しています（1994）。想像するに，妊娠および出産で引き伸ばされた器官（腹部，子宮，関節，支持靭帯，膣等）を，この退行段階でストレスにさらすと，全て元に戻らなくなってしまうと考えたのでしょう。また，乳房を動かしすぎると乳首をすりむけ，授乳を妨げるという説も耳にしました。そこで私たちはこの点についても研究することにしました。

> 活動的な女性の多くは出産後2週間以内に運動を再開します。

まず，研究対象の女性に2～3の質問をしてみたのですが，その答には驚かされました。例えば「退院前，運動について医師に何と言われましたか」との質問に対する答は，いつも次の3つのうちのどれかでした。それぞれ非常に異なった回答です。

―「何も言いませんでした」（質問も，相談もしない）
―「うーん，いい女医さんなんだけど，古いタイプなのよね」（医師の指示を無視）
―「数日待って，痛みを感じたり，あまり出血しない内容ならOKです」（研究対象となった女性が同意できる，明らかに一般的な見解）

誰が正しいのでしょう。
次に「出産後こんな早い時期から運動をして，どこかを傷める恐れはないですか」と尋ねると，彼女たちは明らかに「ちょっと無茶だ」と考えているようでした。そこで私がそれでもそんなに早く運動を始める理由は何ですかと尋ねると，「だって気持ちがいいし，赤ちゃんと離れた自分の時間が持てますから」と答える人が大多数でした。
そこで私は運動を続ける女性の経過を観察しました。一定の間隔でほとんど

の女性を調査しましたが，私のわかる範囲では何ら問題はありませんでした．実際，彼女たちは産後の回復が早く，再診時に医師からも何ら問題ないと言われたようです．このことは帝王切開を行なった少数の女性においても同様でした．さらに，95％以上が母乳授乳でしたが，乳房には全く問題がなく，体調も良好でした．産後1年で余分な脂肪が落ち，体重は妊娠前に戻りました．そして運動能力は妊娠前を上回りました．それからも，私たちは出産後の運動についてより詳細な調査を続け，痛みや多量の出血がなければ問題はないとの結論に達しました．

　ある時点から私は，何が良くて何が悪いか，またその理由は何かを判定できるような試験の設定を始めたのですが，ちょっとした変更が必要であることにすぐ気づきました．妊娠期間中ずっと運動してきた女性に，出産後に運動を中止させることは不可能で，妊娠中の運動について最初から研究し直すことが必要と考えられました．そうなれば女性が何をし，何をしなかったかの調査から始めることになります．そこで，運動をした人としなかった人を追跡調査できるような調査方法を設定し，何が良くて何が悪いか，何が問題かを明らかにしました．こうした情報を産後1年間の運動計画ガイドラインとしてまとめ，本章の後半で解説します．産後の1年間は産後6週間とそれ以降の2期に分けてあります．これは問題の発生や設定目標の変更が6週目に多いからです．

産後6週間

　女性にとってきわめて重要な時です．まず第一に，自分以外の人間（赤ちゃん）に対してこんな感情を抱くことがあるとは思ってみなかったため，自分の気持ちに適応する必要があります．第二に，この時期は出産からの回復期にあたります．第三に，何もかもが初めてで適正な行動をとりたいのに，皆が違ったアドバイスをしてきます．夜の半分は目が覚めており，残りの時間は夢うつつです．欲しいものは何かと聞かれれば，赤ちゃんや他人から離れていられる自分の時間と答えるでしょう．その時間さえあれば，リラックスして物事を考える余裕ができるのです．この時間こそが運動にあてる時間であり，産後6週間の運動計画の中心となるべき時間です．目標は明らかです．ぼんやりとひとりで過ごしてリラックスする，それ以上でもそれ以下でもない時間を確保するため，頻繁に運動することです．この目標が達成されない場合，または問題が

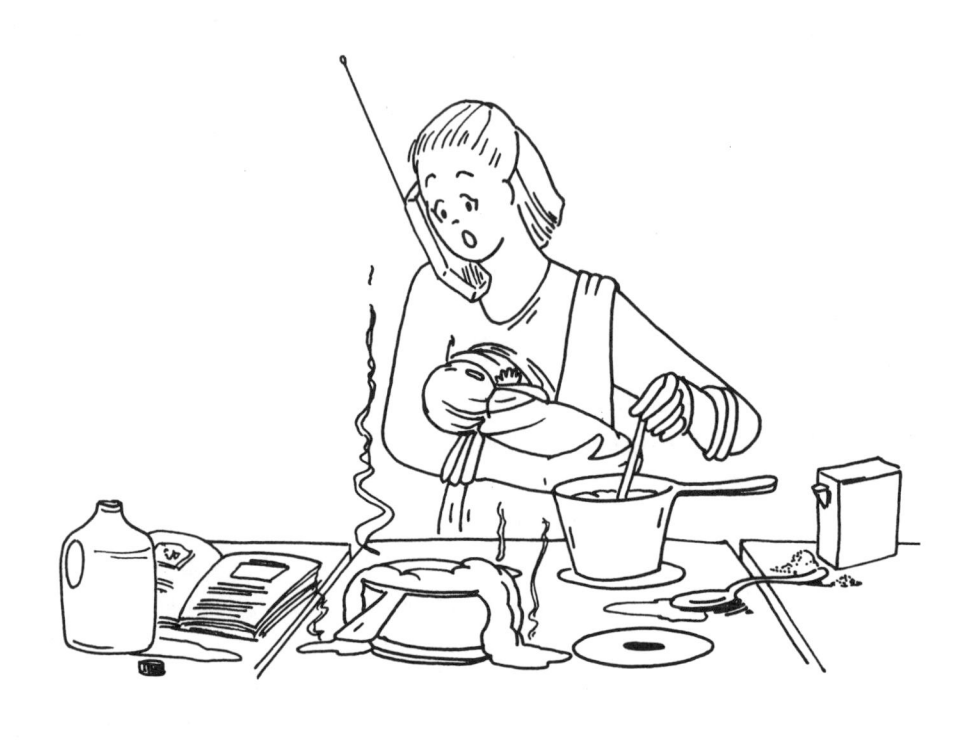

新米ママはストレスでいっぱい

発生した場合に初めて計画の変更が必要となります。

・**教育**

　適切な運動指導は簡単で的を得たものでなければなりません．実際，出産後はとても忙しいので，運動については妊娠後期の検査時に話すようにしています．私が強調したいのは次の5点です．

1．赤ちゃんや家庭から離れている時間は，女性を重圧感から開放する．

　重圧感は出産後うつ病（第一子出産後の女性4人に1人，またはそれ以上の割合で発現するとされています）への第一歩であるため，こうした時間を持つことは大切です．また，運動は赤ちゃんや家庭から開放される確実な方法の1つであることを多くの女性が実感しています．

2．この時間に赤ちゃんや自分自身に意識を向けることが大切。

周りの世界を無視すれば，自分と赤ちゃんのニーズを満たす十分な時間ができます。周りの世界のことはしばらくの間パパや他の家族にまかせましょう。運動はこのてんてこ舞いの時期に，リラックスして考える時間を与えてくれます。

3．疲労を避ける。

疲労を避ける最も簡単な方法は，赤ちゃんが眠っている間にママも眠り，起きている間はママも起きていることです。これもまた，妊娠中の注意事項としてお話しした休息-活動サイクルのひとつで，それをそのまま続ければ良いのです。日中に1回，リラックスのため起きたまま静かに過ごす時間を取ることも有効です。午後の早い時間がベストです。

4．水分を大量にとり，一定の間隔でよく食べる。

この時点における生活の中心は授乳であり，授乳は運動と同様，余分なカロリーと水分を消費するため，脱水に陥りやすく，また，炭水化物の摂取量も増やす必要があります。授乳するたびに水分8オンス（約230g）とフルーツ一切れかサラダ，またはサンドイッチ半切れを食べる習慣をつけてください。運動の後も同様です。

5．運動では乳房をしっかりサポートする。

授乳女性が運動する際はブラを二重に装着し，乳房を締め付けて胸壁に安定させます。それでも安定しない場合は，その上からエース包帯を適度の張りを持たせて胸と肩で交叉するよう巻き付けます。適度の張りとは，十分なサポート効果があり，運動中に不快にならない適度の張りを指します。不快感はしわができたり，張りが強すぎるせいです。エース包帯は二重のブラの間に巻くのが理想的ですが，乳房の大きい人は二重のブラの上から巻いた方が良い場合もあります。産後数週間は運動すると緩んだ腹壁がはね，動きます。そこでこの期間中は腹部をサポートするため，タイツか腹帯，またはその両方を着用すると良いでしょう。

リズムの確立に集中し，疲労と脱水をさけましょう。

・相互作用

　運動の時間は，赤ちゃんが気がかりにならない時間帯，状況で取ることが大切です．自分に一番都合の良い時間（普通は午後の中頃か夕方の早い時間が精神的にベター）で良いのです．最初の何回かは赤ちゃんを置いてゆくことにためらいがあるかもしれませんが，そのメリットに気づくと気にならなくなります．時にはタイミングが問題となります（ご主人が出張中，引っ越したばかり等）が，そうした場合は経験豊富なベビー・シッターやジョギング用ベビーカーが良い解決策となります．

・運動の種類

　原則は，早く始めてゆっくり増加させることです．活動的な女性のほとんどは出産後すぐに運動を再開しますが，妊娠前の運動能力に戻るには最低2〜3カ月はかかります．また，妊娠前と同じ感じで運動できるまでには，普通その倍の時間がかかります．このため，本格的な運動選手にとってこの時期は，多くの助けを必要とする難しい時期となります．大切なのは根気強さです．根気強いトレーニングを2〜3カ月続ければ，以前以上の成績が期待できます．

> 出産後は早い時期から荷重負荷運動を頻繁に行ない，時間と共に徐々に運動量（時間と強度の積）を増やしてください．

　最初の6週間は運動の内容はあまり問題ではありません．回数は週3回以上を勧めますが，週5回が理想的です．回数は増やしてもかまわず，特に育児から離れる時間がもっと必要な場合はそうしてください．でも最初からやりすぎることは良くありません．大切なのは，1人で運動し，少し汗をかいて気持ちが良くなるという点なのです．ジョギングは理想的です．ヘルスクラブで早朝運動をしても結構です．逆に日中や夕方は周囲から中断されることが少なくありません．

　水泳やサイクリングも良い運動です．ただし，傷口が治るまでは感染症のリスクが高いので，産後数週間は水泳を控えるよう勧める医師もいます．同様に，会陰切開（産道を広げるための切開）を要した女性の場合，サイクリングは普通2〜3カ月不可能です．

・教育・指導と安全性

　使用器具と運動環境の注意事項については，妊娠中と同じです。安全面で付け加える事項は，赤ちゃんに注意すること，つまりジョガー，フロントパック，キャリッジ等の適正な位置に赤ちゃんを乗せることです。ほとんどのジョガーは新生児をしっかり固定し，頭頚部が安定するよう吊り網状に設計されています。フロントパックはこうした安定装置のないものが多いので，赤ちゃんの頭，頚，体幹部が安定するよう注意してください。

・モニタリング

　問題が起きないよう，いくつかの項目を自分でモニターする必要があります。また，疑問や不安があればヘルス・フィットネスやヘルス・ケアのインストラクターに気軽に相談することです。この最初の6週間で大切なのは以下の点です。

―運動は週3回以上行なうこと。
―運動は気持ち良く，健康感を高揚させるものでなくてはならない。
―運動により痛みや大量出血があってはならない。
―2〜3日ごとに健康状態を自己チェックする。
―水分摂取量を多くする。
―適切な休息は不可欠である。
―新生児の体重増加が正常であること。

　水分はどのくらい取れば良いのかということですが，目安としては授乳のたびにトイレに行きたくなる程度です。その時，尿は淡色〜透明であるべきことをお忘れなく。
　疲労は，運動をする出産後の女性にとって共通の問題です。ママがいつも疲れているようなら何かを変える必要があります。一番良いのは家族会議を開き，手伝えることは何かを決めることです。通常は家族の手伝いや，一時的な掃除サービスの利用，または時々外食することだけで十分ですが，運動プログラムの見直しを要する時もあります。ここで大切なのは「運動によりリラックスし，健康状態が向上しているか」という点です。この点が満たされていないか，運

動後にこりや痛み，疲労がある場合は運動プログラムの改善が必要です。ほとんどの場合は，運動強度が強すぎたり，運動後のストレッチを忘れたりといった単純な問題です。時には，好ましくない時間帯にやりすぎるためであることもあります。運動のために早起きしようと目覚まし時計をセットしなければならないのなら，その時間帯は適切ではありません。昼食を抜いたり昼寝をやめたりすることも同様です。週3回の長いジョギングは過剰で，半分の距離を週5回走った方がベターです。

　希に，運動の種類の変更が必要な時もあります。よくあるのは，運動を続けることによる関節痛の悪化，運動後に持続する痛みです。これを直すには運動を変えて痛めた関節への荷重を一時的に減らします（ジョギングのかわりに水中のランニングやエアロビクス，マシンを用いたボート漕ぎ運動等）。

> 大切なのは水分補給，新生児の体重増加，そして痛みと疲労を避けること。

　新生児のいる人は皆，新生児用体重計を購入すべきであると思います。新生児の食事量が十分かどうか気にする人が多いのですが，新生児は不機嫌でなければ十分な量を食べています。もし本当に十分かどうか知りたければ，授乳の前後に毎回体重を計ることです。そうすれば，新生児が飲んだミルクの量と，体重増加が適切（週1／4～1／2ポンド＝約113.4g～226.8g）かどうかを確実に知ることができます。新生児がいつも不機嫌な場合，その原因がミルクの量ではないことを確かめるのにも有効な方法です。ラ・レーチェ・リーグとアメリカ小児科学会が推奨するもう1つの方法は，24時間ごとに使用したおむつの枚数を数える方法です（軟便のついた使い捨ておむつ5～6枚または布おむつ6～8枚の場合は摂取量が適切）。これらの条件が満たされていれば，体重増加のモニタリングは通常のチェックだけで十分です。

・行なっても良いこと，行なってはいけないこと
―適量の運動を行ない，やりすぎないようにしましょう。健康増進に十分で，本章の初めに述べた問題が起きない程度にします。
―運動は気持ち良く行なうこと。この点は生殖周期全体を通して重要ですが，特に妊娠後期と出産後6週間が重要です。身体的不快感と痛みは正常な状態

ではなく，注意が必要です。「骨折りなければ利得なし」の諺はこの時期には当てはまりません。
―細かいことに注意しましょう。このような変化の時期には小さな事が非常に大切です。水分を十分補給し，良く食べ，適切な休息をとりましょう。
―運動の成績をグラフにしないこと。この6週間だけは運動のメニューの達成度は重要ではありません。体調に応じて全体の運動量を調整しましょう。
―疲労と痛みを無視しないこと。

運動の禁忌

出産後6週間における運動の絶対的禁忌は私の知る限り次の3つです。

1．大量出血

30分ごとにナプキン交換をしなければならないほど多量の鮮血出血が数時間継続する場合は大量出血と考えて下さい。大量出血が起きた場合は，子宮内に凝固血が蓄積されていないか，または縫合部分が破れていないかを速やかに確認する必要があります。何も問題がなくても運動を再開するまで，最低48時間は様子を見る必要があります。

2．疼痛

どこかに痛みを感じたら運動は中止します。痛みはどこかに問題があることを意味しており，運動を継続する前に調べる必要があります。痛みは通常，新しい靴の必要性，サポートが十分でないこと，運動負荷過剰を示します。問題を解決し，レベルを下げて運動を再開しましょう。

3．乳房感染症または膿瘍

乳房感染症や膿瘍を発症した場合は医師の診断を受け，運動は中止します。乳房は膿が排出されるか，感染症が治るまで動かないよう固定します。激しい動きは感染症を拡大させます。このことは子宮や切開部等の重篤な感染症の場合も同様です。

> 運動の三大禁忌は――大量出血，疼痛，感染症

新生児を持つ女性が自分の健康を運にまかせてはいけません。相対的な禁忌

は医師により意見が違いますが，次の３つについては誰も異論がないと思われます。

1．帝王切開または経膣出産外傷
　帝王切開または経膣出産外傷（広範な再建術が必要な，直腸部位に至る深い会陰裂傷）後６週間で運動を始めて良いかという疑問があります。我々の経験では，２週間で再開する人もいれば，４週間ほど自重する人もいます。決定因子は痛みです。もし痛みがある場合は中止してください。気分が良ければ多分大丈夫です。

2．乳房不快感
　答えは簡単です。腫脹がある場合は腫脹が消えるまで運動は中止します。腫脹がない場合はおそらくサポートを増強することで乳房不快感は解消するでしょう。ただし，いずれにしても重篤なものでないかどうか，乳房の検査が必要です。

3．大量の尿失禁または運動中の骨盤圧迫感
　この段階で多少の尿失禁や圧迫感は正常範囲です。膀胱を空にして，パッドをつけて運動しましょう。ただし量が多かったり，２〜３週間以上も持続する場合は運動を続ける前に医師の診察を受ける必要があります。骨盤の圧迫感も同様です。

6週間以降
　運動する人の大部分は，産後６週間までに全てをうまくコントロールできるようになります。赤ちゃんは夜よく眠るので，仕事に復帰し，新しいスケジュールが調整できます。授乳はもはや習慣となり，赤ちゃんは大きくなって楽しみも増えます。まだ時間には追われますが，生活は管理できるものとなり，運動を赤ちゃんと一緒に行なうと管理がより容易になります。(図11.1および11.2参照)。ランニングがトレーニングプログラムに含まれている場合，色々な種類があるジョギング用乳母車を１台購入することで問題は解決し，他では得難い時間を手に入れることができます。普通産後３〜４カ月で自由時間が増えてくると，６カ月後に出かけたい所のリストを作り始めます。
　運動の目標を再び設定する時です。この時点で活動的な女性はほとんどの場

合，次の3つの目標を掲げます。

―妊娠前の体重に戻す。
―腹圧を短時間で改善する
―ボディイメージを改善する

　持久力と運動能力の強化をめざす女性は多く，なかには最盛期の記録を目標にする人もいます。ハードワークと自己管理によりいずれの目標も時間内に達成が可能です。問題は，結果を出そうとはするけれど，多くの女性にはその時間がないということです。

・運動の処方
　成功への鍵は，ハードワークの時間を見つけるための自己管理を可能にする計画を立てることです。これは第8章で論じた方針を適用すれば達成でき，後は簡単です。第一歩として，運動を行なう人とインストラクターが忘れてならないことは，運動計画が新しいライフスタイルに適合していなくてはならないということです。その上で適切なプランを設定します。

・教育
　教育上最も重要なことはバランスの取れた現実的アプローチ（3つの要素のレベルアップを時間をかけて行なう）と，時間がない時に急激に過剰な運動を行なうことの危険性（オーバートレーニング症候群）の認識です。基本的なことは，使える時間に見合ったレベルと目標を設定することです。

・運動の種類
　インストラクターとともに各人の目標に合わせて運動の種類を決定しますが，この時も，わかりやすい結果が得られるバランスのとれたアプローチを重視します。最高の結果を得るためには，強さ・柔軟性と持久力のほか，通常は技術的要素が計画に入っていなければなりません。この段階では運動をある特定の種類に限定する必要はありませんが，自由時間が少ないので，楽しくリラックスしながら効果の上がる運動を中心にしましょう。メニューの強度とスケジュ

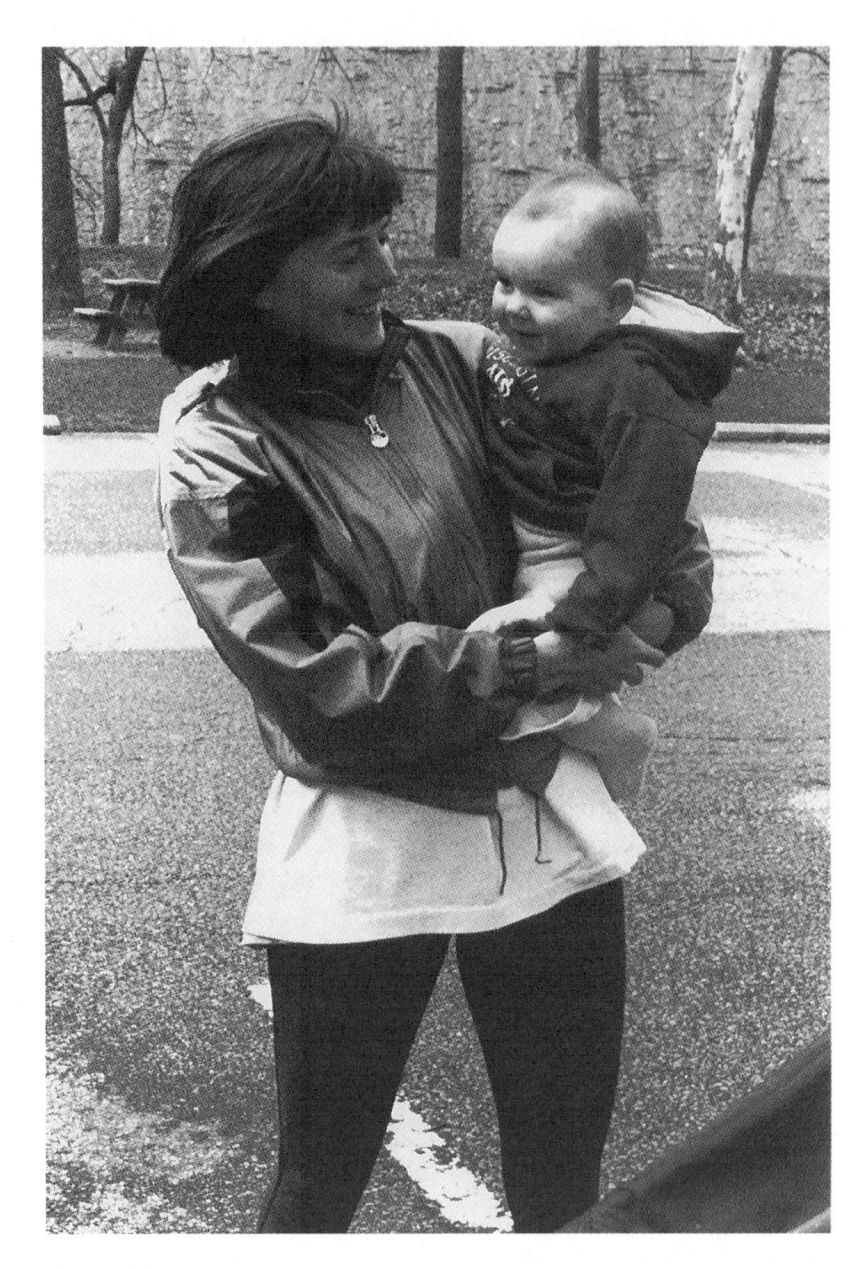

図11.1 赤ちゃんといっしょに

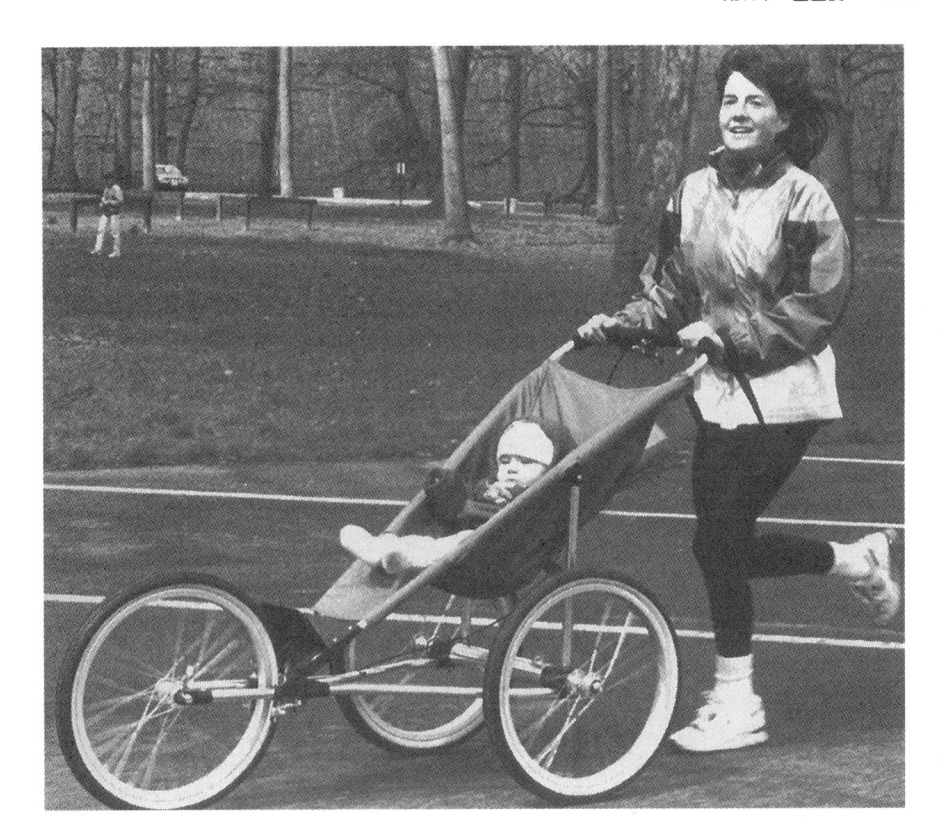

図11.2　2人で運動

ール表から決定した間隔で通常の方法を用いて達成度を判定します。細かいことはここでも重要なので，よく観察しなくてはなりません。ただし運動に対する急激な反応の重要性は妊娠期間中よりずっと低くなっているので，この段階ではもはや大きな問題にはなりません。

・モニタリング

　この段階では目標達成度が重要になりますが，精神的・身体的な健康感は引き続き重要な要素ですので，休息-運動サイクルを持続しなくてはなりません。加えて注意すべき点は乳汁産生量だけで，その一番良い指標は赤ちゃんの成長・発育です。成長グラフは有益ですが，母乳育児では体重増加がややゆっくりであることを忘れてはいけません。母乳だけで育てている限りは，必ず母乳

育児用の体重グラフを使用しましょう。育児ブックに体重グラフがない場合は，検診ごとに質問すれば良いでしょう。成長曲線が正常である限り乳汁産生は適切です。いずれにしても赤ちゃんが空腹なとき，ママが時間を取って満腹になるまでおっぱいをあげていれば，乳汁産生と赤ちゃんの成長は自ずと正常になるものです。

> パフォーマンスと健康状態，そして赤ちゃんの成長・発育に主眼を置きましょう。

　ママについて言えば，最大の問題は水分摂取と休息-運動サイクルです。これらの2項目でバランスを取るよう気をつけなくてはなりません。赤ちゃんとゆっくり過ごす時間が十分取れない場合は，運動の時間を減らす必要があります。水分摂取状態はいつも通り観察します。このことは，特に授乳しながら厳しい運動メニューをこなしている場合に非常に大切です。体重と脂肪減少速度を評価して栄養状態をモニターしますが，変化は急激であってはなりません。体重と脂肪が6カ月以内に妊娠前の状態に戻るようでは栄養摂取が適正ではありません。週ごとに自己診断シートを利用して不快感，痛み，目標達成度，意欲，疲労度をチェックし，トレーニング過剰または不足の初期兆候をとらえ，それにあわせてトレーニング・スケジュールを調整しましょう。

　ライフスタイルに関して決定しなくてはならないもうひとつの重要事項は，いつまで母乳育児を続けるかです。私の経験では正しい答えはありません。産休が終われば一日中授乳することは難しくなります。意欲ある女性が選ぶ一般的な解決方法（図11.3参照）は，日中は空き時間に搾乳し，仕事の前後に授乳するという方法です。ごらんの通り病院の中でさえ，キャリア志向の女性の悩みは，時間ができた時に自由に使える搾乳機を見つけ，いかにわずかなプライバシーを得るかなのです。電話がリンリン，ポケベルがピーピー鳴っている時，リラックスしておっぱいを搾るのは難しいことですが，多くの女性にとってはこれが唯一の解決策なのです。専用のポンプを購入する人もいます。ラ・レーチェ・リーグの支部（日本国内にもあり）を通じて信頼性の高い赤いダブル・ポンプ（搾乳時間が短縮されます）を購入できるという話もあります。乳汁産生を徐々に調節できるようになり，日中は搾乳することなく，家にいる時に効

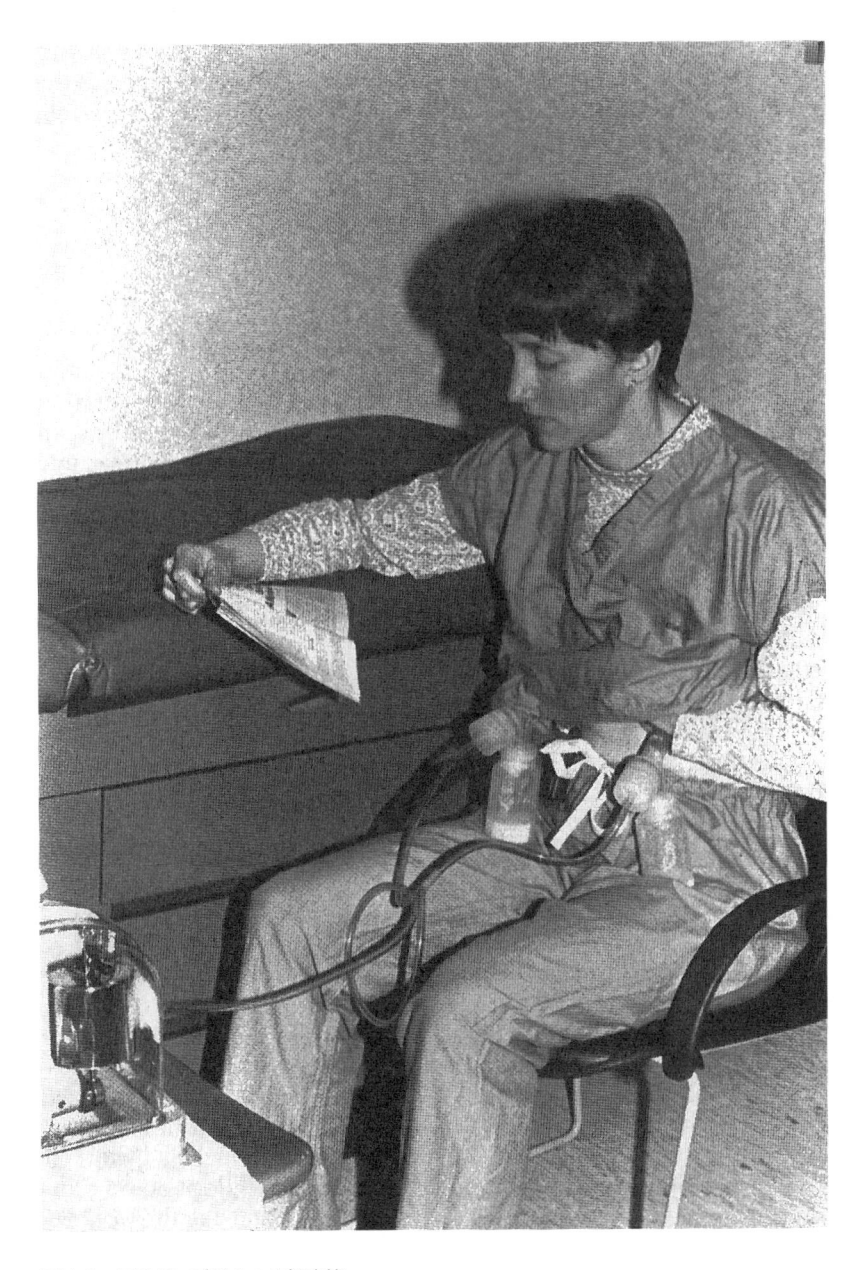

図11.3　母乳ポンプが1つの解決策

果的に授乳できるようになる人もいます。そうなればより仕事に専念でき，本人にとっても赤ちゃんにとっても好ましいことです。

　定期的に運動する人の赤ちゃんの成長率は，赤ちゃんがカロリーの50％以上を母乳から得ている限り，運動の指標として測定しなくてはなりません。生後1年までの残りの期間においては，3つのグループのどの女性の赤ちゃんでも，成長率の測定は2～3カ月に一度が適当です。重要な測定項目は体重，身長および頭部外周です。

　運動記録を定期的に検討し，設定したスケジュールが効果をあげていることを確認しましょう。運動負荷および心拍数と，認知労作率，長距離走中の速度，強度およびスポーツの技能の関係に変化がないかどうかを検討しましょう。これらはすべて経時的に向上していなくてはなりません。また，本格的な運動選手の場合は最大酸素摂取量を3カ月ごとに測定し，能力と成績の向上を確認することも必要です。

・行なっても良いこと，行なってはいけないこと

　生殖過程のこの段階において，行なって良いことと行なってはいけないことは非妊娠女性と同じで，例外は次の1点のみです。

・母乳育児と運動を同時に行なう限り，赤ちゃんの成長率をモニターする。

6週間以降の運動の禁忌

　この時点では特別な禁忌はありません。私たちは何らかの禁忌がないかを詳細に調べてきましたが，現在のところひとつも見つかっていません。ただし，標準的な4つの禁忌（傷害，疾病，局所痛，大量性器出血）はこの段階でも禁忌であることを忘れてはなりません。出産後にこれら4事象の発現率が増加するかどうかは興味深い点でした。理論的には増加するはずだと論じることもできるでしょうが，実際には，我々が調査した対象者においては，増加は全く認められませんでした。

まとめ

産後6週間の運動の目標は，自分の時間を持ち，生活の自己管理能力を養うことです。その目標を安全に達成するため，次の6つの点に注意しましょう。

1. 初めはゆっくりと行ない，徐々に増強してゆくこと。
2. 過労と脱水状態を避けること。
3. 腹部と乳房をサポート，圧迫すること。
4. 痛みを感じたら中止し，原因を検討すること。
5. 気持ち良く感じられれば，それはおそらく本当に素晴らしいことです。
6. 膣から通常の月経を上回る大量の出血があれば要注意。

産後1年間の残りの期間における運動計画の目標は，全身の様々な能力を強化することです。この目標を達成する最も良い方法は，新しいライフスタイルに適合し，筋力と柔軟性のみならず，持久力とスポーツ技能を強化する要素を含むプログラムを開発することです。運動の種類と量については，時間以外の制限は全くありません。モニターする場合は主として成績の向上と特定の目標達成度に注目します。トレーニング過剰にならないよう一般的な注意事項に気をつけ，一貫して母体の健康と赤ちゃんの適正な成長を優先します。

あとがき

　受胎，妊娠，授乳，回復期の運動に関する私たちの知識と研究で得られた結果は以上の通りです。あなたのお役に立てることを願っています。あなたの経験が私たちの研究結果と違う場合は，どうぞお知らせください。郵便の宛て先は次の通りです。

Dr.J.F.Clapp
c/o MetroHealth Medical Center
2500　MetroHealth Drive
Cleveland, OH44106
e-mail アドレスは jfclapp@metrohealth.org.

　現在，妊娠中の運動についての研究は，5年前と比較して相当に進んでおり，私たちの知識が今後数年でさらに増加することは間違いありません。状態が変化した場合は本書を改訂してゆきます。過去を振り返り，この10年で私の提案や奨励事項がどれほど変化してきたかを思えば，これからも同様に変化していくだろうと考えます。

　現時点では全てのデータが，妊娠のさまざまな段階で運動することが有益であることを示唆しているため，いわゆるハイリスク妊娠で発生する問題を運動により予防できないだろうか，という点についての研究を計画しています。私の研究所では2つの分野を中心に研究を行なっています。第一は定期的な運動により，生殖生活の2極年齢である16歳以下と35歳以上の女性において，早産と胎児の成長不良を予防できるかどうか。第二は妊娠性糖尿病の予防と治療にダイエットと運動が有効かどうかです。運動は妊娠以外のライフステージでも種々の健康問題の予防に役立つのですから，妊娠・授乳期間に有益でないはずがありません。健全な妊娠と好ましい結果を確保する方法は，禁煙と妊娠前から始める運動の2点である，ということになるのかもしれません。

　答えは時間と今後の研究によってのみ得られると思います。

索引

【あ行】

ACOG　17
Borgの自覚的運動強度の判定表（RPEスケール）　36, 190
アメリカ産科婦人科学会　159
安全　148
安全限界　132, 151
安全性　162
インスリンの抵抗性　50
インスリンへの敏感性　51
ウエイトリフティング　165
ウォーク・ジョグ　187
運動種目　153
運動処方　148
運動の閾値レベル　100
運動の禁忌　172
運動の最小必要量　100
運動頻度　154
運動プログラム作成　158
運動誘発性喘息　42
エアロビクス　165
エストロゲン　54, 178
エピネフリン　32
エリスロポイエチン　137
黄体期　150
黄体機能不全　180
オーバートレーニング　180
オーバートレーニング効果　156
オーバートレーニング症候群　156, 247
行なってはいけないこと　168
行なって良いこと　168

【か行】

階段昇降マシン　165
ガイドライン　17, 158
仮死徴候　16
荷重負荷運動　28, 34, 64, 68, 75, 79, 84, 101, 103, 105, 111, 125, 154
下垂体　179
カロリー制限　92
観察　148
管理　149, 163
基礎体温　45
希発月経　182

休息－運動サイクル　191
教育・指導　149，162
競技選手　200
競技能力　117
強度　154
教養・知識　160
挙児　150
クロスカントリースキー　165
経膣出産外傷　246
怪我　172
月経周期　150
血流量　16
研究　25
肯定的態度　119
骨塩量　55
骨密度　55
鼓膜体温計　207

【さ行】

最大換気量　43
最大心拍出量　33
最大心拍数　35
産褥期体重減少　90，101
三面的アプローチ　187
時間　154
視床下部　179
自然分娩　113
持続性　160
自転車　165
脂肪蓄積　101
社会的側面　20
自由なアプローチ　164
出血　172
出産後うつ病　242
少年期　165
乗馬　165
初期の研究　14
ジョギング　187
除脂肪体重　54
人工栄養児　94
新生児　137
新生児の発育　141
身体組成　124
深部体温　47

水泳　165
水中ランニング　165
頭痛　172
ストレッチ　187
性機能　109
生物学的側面　22
絶対的最大酸素化能力　43
セルフイメージ　119
相互関係　161
相互作用　148

【た行】
ダイエット　92
胎児呼吸様運動　132
胎児心拍数　129
胎児の腸管機能　132
体重減少　92
胎盤の機能　144
胎盤の発育　144
ダウンヒルスキー　165, 168
多胎妊娠　192
知識　148
知識　151
乳房感染症　245
超音波検査　192
DES　22
帝王切開　248
抵抗バンド　187
伝統的なアプローチ　164
動物実験　16
登山　165
トライアスロン　165

【な行】
乳酸　88
乳児発育　94
乳汁分泌　238
尿失禁　109, 246
妊娠後期　153
妊娠時期と運動　152
妊娠初期　153
妊娠中の体重増加　100
妊孕性　148, 150
ノンエピネフリン　32

【は行】
排卵　150，181
皮下脂肪厚　101
ビタミンA　210
病気　172
頻脈　182
フィットネス　187
不快感　106
プライオメトリックス　209
プロゲステロン　54，178
分娩経過　111
分娩時間　113
分娩中の胎児の状態　135
母児の健康評価　150
母獣と胎仔　14
母体の体温　15
母乳栄養児　94
母乳産生　88
母乳の質　88
母乳哺育　88

【ま行】
慢性疲労　157
無月経　182
無酸素閾値　90
免疫機能　120
目標の心拍数　38
モニター　163

【や行】
羊水量　136

【ら行】
ラケットボール　165
卵巣　179
理論上の論点　23
レクリエーションとして運動をする人　192－197，200
老年期　165
ローイングマシン　165
論争の起源　20

参考文献

Abramson, D., S.M. Robert, and P.D. Wilson. 1934. Relaxation of the pelvic joints in pregnancy. *Surgery Gynecology and Obstetrics* 58: 595-613.

American College of Obstetricians and Gynecologists. 1985. Exercise during pregnancy and the postpartum period. *Technical Bulletin 58*. Washington, DC: ACOG Press.

———. 1994. Exercise during pregnancy and the postpartum period. *Technical Bulletin 189*. Washington, DC: ACOG Press.

American College of Sports Medicine. 1994. *Guidelines for exercise testing and prescription*. Philadelphia: Lea & Febiger.

Artal, R. 1996. Exercise: An alternative therapy for gestational diabetes. *The Physician and Sports Medicine* 24(3): 54-65.

Artal, R., and R.J. Buckenmeyer. 1995. Exercise during pregnancy and postpartum. *Contemporary Obstetrics and Gynecology* 40(5): 62-90.

Artal, R., V. Fortunato, A. Welton, N. Constantino, N. Khodiguian, L. Villalobos, and R. Wiswell. 1995. A comparison of cardiopulmonary adaptations to exercise in pregnancy at sea level and altitude. *American Journal of Obstetrics and Gynecology* 172: 1170-1178.

Artal, R., S. Rutherford, T. Romen, R.K. Kammula, F.J. Dorey, and R.A. Wiswell. 1986. Fetal heart rate responses to maternal exercise. *American Journal of Obstetrics and Gynecology* 155: 729-733.

Artal, R., and R.A. Wiswell. 1986. *Exercise in pregnancy*. Baltimore: Williams & Wilkins.

Ayers, J.W.T., Y. Komesu, T. Romani, and R. Ansbacher. 1985. Anthropomorphic, hormonal and psychologic correlates of semen quality in endurance-trained male athletes. *Fertility and Sterility* 43: 917-921.

Beckmann, C.R.B., and C.A. Beckmann. 1990. Effect of a structured antepartum exercise program on pregnancy and labor outcome in primiparas. *Journal of Reproductive Medicine* 35: 704-709.

Berg, G., M. Hammer, J. Moller-Neison, U. Linden, and J. Thorblad. 1988. Low back pain during pregnancy. *Obstetrics and Gynecology* 71: 71-74.

Berkowitz, G.S., J.L. Kelsey, T.R. Holford, and R.L. Berkowitz. 1983. Physical activity and the risk of spontaneous premature delivery. *Journal of Reproductive Medicine* 28: 581-588.

Borg, G.A.V. 1998. *Borg's perceived exertion and pain scales*. Champaign, IL: Human Kinetics.

Bullen, B.A., G.S. Skrinar, I.Z. Beitins, G. Von Mering, B.A. Turnbull, and J.W. MacArthur. 1985. Induction of menstrual disorders by strenuous exercise in untrained women. *New England Journal of Medicine* 312: 1349-1353.

Burt, C. 1949. Peripheral skin temperature in normal pregnancy. *Lancet* 2: 787-790.

Butte, N.F., C. Garza, E. O'Brien-Smith, and B.L. Nichols. 1984. Human milk intake and growth in exclusively breast-fed infants. *Pediatrics* 104: 187-195.

Calganeri, M., H.A. Bird, and V. Wright. 1982. Changes in joint laxity occurring during pregnancy. *Annals of Rheumatic Disease* 41: 126-128.

Capeless, E.L., and J.F. Clapp. 1989. Cardiovascular changes in early phase of pregnancy. *American Journal of Obstetrics and Gynecology* 161: 1449-1453.

Carpenter, M.W., S.P. Sady, B. Hoegsberg, M.A. Sady, B. Haydon, E.M. Cullinane, D.R. Coustan, and P.D. Thompson. 1988. Fetal heart rate response to maternal exertion. *Journal of the American Medical Association* 259: 3000-3009.

Carpenter, M.W., S.P. Sady, M.A. Sady, B. Haydon, D.R. Coustan, and P.D. Thompson. 1990. Effect of maternal weight gain during pregnancy on exercise performance. *Journal of Applied Physiology* 68: 1173-1176.

Clapp, J.F. 1980. Acute exercise stress in the pregnant ewe. *American Journal of Obstetrics and Gynecology* 136: 489-494.

———. 1985a. Fetal heart rate response to running in midpregnancy and late pregnancy. *American Journal of Obstetrics and Gynecology* 153: 251-252.

———. 1985b. Maternal heart rate in pregnancy. *American Journal of Obstetrics and Gynecology* 152: 659-660.

———. 1987. The effects of exercise on uterine blood flow. In *Uterine blood flow*, ed. C.R. Rosenfeld, 300-310. Ithaca: Perinatology Press.

———. 1989a. The effects of maternal exercise on early pregnancy outcome. *American Journal of Obstetrics and Gynecology* 161: 1453-1457.

———. 1989b. Oxygen consumption during treadmill exercise before, during, and after pregnancy. *American Journal of Obstetrics and Gynecology* 161: 1458-1464.

———. 1991. The changing thermal response to endurance exercise during pregnancy. *American Journal of Obstetrics and Gynecology* 165: 1684-1689.

———. 1994a. A clinical approach to exercise during pregnancy. *Clinics in Sports Medicine* 13: 443-457.

———. 1994b. Physiological adaptation to intrauterine growth retardation. In *Early fetal growth and development*, ed. R.N.T. Ward, S.K. Smith, and D. Donnai, 371-382. London: RCOG Press.

———. 1996a. Exercise during pregnancy. In *Perspectives in exercise science and sports medicine*. Vol. 9, *Exercise and the female—A lifespan approach*, ed. O. Bar-Or, D. Lamb, and P. Clarkson, 413-451. Carmel, IN: Cooper.

———. 1996b. The morphometric and neurodevelopmental outcome at five years of age of the offspring of women who continued to exercise throughout pregnancy. *Journal of Pediatrics* 129: 856-863.

———. 1996c. Pregnancy outcome: Physical activities inside versus outside the workplace. *American Journal of Perinatology* 20: 70-76.

———. 1997. Diet, exercise, and feto-placental growth. *Arcives Gynecologie and Obstetrics* 261: 101-107.

Clapp, J.F., and E.L. Capeless. 1990. Neonatal morphometrics following endurance exercise during pregnancy. *American Journal of Obstetrics and Gynecology* 163: 1805-1811.

———. 1991a. The changing glycemic response to exercise during pregnancy. *American Journal of Obstetrics and Gynecology* 165: 1678-1683.

———. 1991b. The VO_2max of recreational athletes before and after pregnancy. *Medicine and Science in Sports and Exercise* 23: 1128-1133.

Clapp, J.F., E.L. Capeless, K.H. Rizk, and S. Appleby-Wineberg. 1995. The vascular remodelling of pregnancy persists 1 year postpartum. *Journal of the Society for Gynecologic Investigation* 2: 292.

Clapp, J.F., and S. Dickstein. 1984. Endurance exercise and pregnancy outcome. *Medicine and Science in Sports and Exercise* 16: 556-562.

Clapp, J.F., and K.D. Little. 1995. The effect of endurance exercise on pregnancy weight gain and subcutaneous fat deposition. *Medicine and Science in Sports and Exercise* 27: 170-177.

Clapp, J.F., K.D. Little, S.K. Appleby-Wineberg, and J.A. Widness. 1995. The effect of regular maternal exercise on erythropoietin in cord blood and amniotic fluid. *American Journal of Obstetrics and Gynecology* 172: 1445-1450.

Clapp, J.F., K.D. Little, and E.L. Capeless. 1993. Fetal heart rate response to various intensities of recreational exercise during mid and late pregnancy. *American Journal of Obstetrics and Gynecology* 168: 198-206.

Clapp, J.F., and K.H. Rizk. 1992. Effect of recreational exercise on mid-trimester placental growth. *American Journal of Obstetrics and Gynecology* 167: 1518-1521.

Clapp, J.F., B.L. Seaward, R.H. Sleamaker, and J. Hiser. 1988. Maternal physiologic adaptations to early human pregnancy. *American Journal of Obstetrics and Gynecology* 159: 1456-1460.

Clapp, J.F., S.J. Simonian, R.A. Harcar-Sevcik, B. Lopez, and S. Appleby-Wineberg. 1995. Morphometric and neurodevelopmental outcome after exercise during pregnancy. *Medicine and Science in Sports and Exercise* 27: S74.

Clapp, J.F., J. Tomaselli, S. Appleby-Wineberg, S.E. Ridzon, B. Lopez, C. Cowap, and K.D. Little. 1996. Training volume during pregnancy—Effect on fetal heart rate response, maternal weight gain, and fat deposition. *Medicine and Science in Sports and Exercise* 28: S60.

Clapp, J.F., J. Tomaselli, S. Rizdon, M. Kortan, B. Lopez, and K.D. Little. 1997. Pregnancy training volume—Effect on placental growth and size at birth. *Medicine and Science in Sports and Exercise* 29: S4.

Clapp, J.F., M. Wesley, and R.H. Sleamaker. 1987. Thermoregulatory and metabolic responses to jogging prior to and during pregnancy. *Medicine and Science in Sports and Exercise* 19: 124-130.

Coggan, A.R., W.M. Kohrt, R.J. Sina, D.M. Bier, and J.O. Holloszy. 1990. Endurance training decreases glucose turnover and oxidation during moderate intensity exercise in men. *Journal of Applied Physiology* 68: 990-996.

Cohen, G.C., J.C. Prior, Y. Vigna, and S.M. Pride. 1989. Intense exercise during the first two trimesters of unapparent pregnancy. *The Physician and Sportsmedicine* 17: 87-94.

Collings, C.A., L.B. Curet, and J.P. Mullen. 1983. Maternal and fetal responses to a maternal aerobic exercise program. *American Journal of Obstetrics and Gynecology* 146: 702-707.

Cunningham, F.G., P.C. MacDonald, N.F. Gant, L.C. Gilstrap, G.D.V. Hankins, and S.L. Clark. Eds. 1997. *Williams Obstetrics* (20th ed.) Stamford, CT: Appelton and Lange, 533-546.

Dale, E., K.M. Mullinax, and D.H. Bryan. 1982. Exercise during pregnancy: Effects on the fetus. *Canadian Journal of Applied Sports Science* 7: 98-102.

Dempsey, J.A., and R. Fregosi. 1985. Adaptability of the pulmonary system to changing metabolic requirements. *American Journal of Cardiology* 55: 59D-67D.

DeSwiet, M. 1991. The respiratory system. In *Clinical physiology in obstetrics*, ed. F. Hytten and G. Chamberlain, 83-100. London: Blackwell Scientific.

Dewey, K.G., M.J. Heinig, L.A. Nommsen, J.M. Peerson, and B. Lonnerdal. 1991. Adequacy of energy intake among breast-fed infants in the DARLING study: Relationships to growth velocity, morbidity, and activity levels. *Journal of Pediatrics* 119: 538-547.

———. 1992. Growth of breast-fed and formula fed infants from 0 to 18 months: The DARLING study. *Pediatrics* 89: 1035-1041.

———. 1993. Breast-fed infants are leaner than formula-fed infants at 1 y of age: The DARLING study. *American Journal of Clinical Nutrition* 57: 140-145.

Dewey, K.G., and C.A. Lovelady. 1993. Exercise and breast-feeding: A different experience. *Pediatrics* 91: 514-515.

Dewey, K.G., C.A. Lovelady, L.A. Nommsen-Rivers, M.A. McCrory, and B. Lonnerdal. 1994. A randomized study of the effects of aerobic exercise by lactating women on breast-milk volume and composition. *New England Journal of Medicine* 330: 449-453.

Dewey, K.G., and M.A. McCrory. 1994. Effects of dieting and physical activity on pregnancy and lactation. *American Journal of Clinical Nutrition* 59: 446S-453S.

Dewey, K.G., J.M. Peerson, K.H. Brown, N.F. Krebs, K.F. Michaelsen, L.A. Peerson, L. Salmenpera, R.G. Whitehead, and D.L. Yeung. 1995. Growth of breast-fed infants deviates from current reference data: A pooled analysis of US, Canadian, and European data sets. *Pediatrics* 96: 495-503.

Dewey, K.J., R.J. Cohen, L.L. Rivera, J. Canahuati, and K.H. Brown. 1996. Do exclusively fed breast-fed infants require extra protein? *Pediatric Research* 39: 303-307.

Drinkwater, B.L., and C.H. Chestnut III. 1991. Bone density changes during pregnancy and lactation in active women. *Bone Mineral* 14: 153-160.

Drinkwater, B.L., K. Milson, C.H. Chestnut III, W.J. Bremner, S. Shainholtz, and M.B. Southworth. 1984. Bone mineral content of amenorrheic and eumenorrheic runners. *New England Journal of Medicine* 311: 277-281.Duvekot, J.J., E.C. Cheriex, F.A. Pieters, P.P. Menheere, and L.H. Peeters. 1993. Early pregnancy changes in hemodynamics and volume homeostasis are consecutive adjustments triggered by a primary fall in vascular tone. *American Journal of Obstetrics and Gynecology* 169: 1382-1392.

Eichner, E.R. 1992. Exercise and testicular function. *Sports Science Exchange* 5(38).

Ellis, M.I., B.B. Seedhom, and V. Wright. 1985. Forces in women 36 weeks pregnant and four weeks after delivery. *Engineering Medicine* 14: 95-99.

Erdelyi, G.J. 1962. Gynecological survey of female athletes. *Journal of Sports Medicine and Physical Fitness* 2: 174-179.

Falk, L.J. 1983. Intermediate sojourners in high altitude: Selection and clinical observations. *Adjustment to High Altitude*. NIH Publication, No. 83-2496, 13-18. Washington, DC: U.S. Department of Health and Human Services.

Frisch, R.E., and J.W. MacArthur. 1974. Menstrual cycles: Fatness as a determinant of minimum weight for height necessary for their maintenance or onset. *Science* 185: 949-951.

Gollnick, P.D. 1985. Metabolism of substrates: Energy substrate metabolism during exercise and as modified by training. *Federation Proceedings* 44: 353-357.

Gollnick, P.D., B.F. Timson, R.L. Moore, and M. Riedy. 1981. Muscular enlargement and number of fibers in skeletal muscles of rat. *Journal of Applied Physiology* 50: 936-943.

Grimby, G. 1965. Renal clearances during prolonged supine exercise at different exercise loads. *Journal of Applied Physiology* 20: 1294-1298.

Hagberg, J.M., J.E. Yerg II, and D.R. Seals. 1988. Pulmonary function in younger and older athletes and untrained men. *Journal of Applied Physiology* 65: 101-105.

Hall, D.C., and D.A. Kaufmann. 1987. Effects of aerobic strength and conditioning on pregnancy outcomes. *American Journal of Obstetrics and Gynecology* 157: 1199-1203.

Hart, M.V., M.J. Morton, J.D. Hosenpud, and J. Metcalfe. 1986. Aortic function during normal human pregnancy. *American Journal of Obstetrics and Gynecology* 154: 887-891.

Hatch, C.M., X.O. Shu, D.E. McLean, B. Levin, M. Begg, L. Reuss, and M. Susser. 1993. Maternal exercise during pregnancy, physical fitness, and fetal growth. *American Journal of Epidemiology* 137: 1105-1114.

Hatoum, N., J.F. Clapp, M.R. Neuman, N. Dajani, S.B. Amini. 1997. Effects of maternal exercise on fetal activity in late gestation. *The Journal of Maternal-Fetal Medicine* 6: 134-139.

Heaney, R.P., and T.G. Skillman. 1971. Calcium metabolism in normal human pregnancy. *Journal of Clinical Endocrinology and Metabolism* 33: 661-676.

Henriksson, J. 1977. Training induced adaptation of skeletal muscle and metabolism during submaximal exercise. *Journal of Physiology* 270: 661-675.

Higdon, H. 1981. Running through pregnancy. *The Runner* 4(3): 46-51.

Huel, G., S. Gueguen, R.C. Bouyer, E. Papiernik, N. Mamelle, B. Laumon, F. Munoz, and D. Collin. 1989. Effective prevention of preterm birth: The French experience measured at Haguenau. *Birth Defects: Original Article Series* 25: 1-234.

Hunscher, H.A., and W.T. Tompkins. 1970. The influence of maternal nutrition on the immediate and long-term outcome of pregnancy. *Clinics in Obstetrics and Gynecology* 13: 130-144.

Hytten, F.E. 1991. The alimentary system. In *Clinical physiology in obstetrics*, ed. F.E. Hytten and G. Chamberlain, 137-149. London: Blackwell Scientific.

Jackson, M.A., P. Gott, S.J. Lye, J.W. Knox Ritchie, and J.F. Clapp. 1995. The effect of maternal aerobic exercise on human placental development: Placental volumetric composition and surface areas. *Placenta* 16: 179-191.

Jarrett, J.C., and W.N. Spellacy. 1984. Jogging during pregnancy: An improved outcome? *Obstetrics and Gynecology* 61: 705-709.

Karzel, R.P., and M.C. Friedman. 1991. Orthopedic injuries in pregnancy. In *Exercise in Pregnancy*, ed. R.A. Artal, R.A. Wiswell, and B.L. Drinkwater, 123-132. Baltimore: Williams & Wilkins.

Katz, M., and M.M. Sokal. 1980. Skin perfusion in pregnancy. *American Journal of Obstetrics and Gynecology* 137: 30-33.

King, J.C., N.F. Butte, M.N. Bronstein, L.E. Kopp, and S.A. Lindquist. 1994. Energy metabolism during pregnancy: Influence of maternal energy status. *American Journal of Clinical Nutrition* 59 (Supplement): 439-445.

Klebanoff, M.A., P.H. Shiono, and J.C. Carey. 1990. The effect of physical activity during pregnancy on preterm delivery and birth weight. *American Journal of Obstetrics and Gynecology* 163: 1450-1456.

Kulpa, P.J., B.M. White, and R. Visscher. 1987. Aerobic exercise in pregnancy. *American Journal of Obstetrics and Gynecology* 156: 1395-1403.

Lamb, R., M. Anderson, and J. Walters. 1979. The effects of forced exercise on two-year-old Holstein heifers. *Journal of Dairy Science* 62: 1791-1797.

Little, K.D., J.F. Clapp, and P.D. Gott. 1993. Bone density changes during pregnancy and lactation in exercising women. *Medicine and Science in Sports and Exercise* 25(Supplement 1): 154.

Little, K.D., J.F. Clapp, and S.E. Ridzon. 1994. Effect of exercise on post partum weight and subcutaneous fat loss. *Medicine and Science in Sports and Exercise* 26(Supplement): 15.

———. 1995. Effect of exercise on body composition changes from pre-pregnancy to three months post partum. *Medicine and Science in Sports and Exercise* 27(Supplement): 170.

Lokey, E.A., Z.V. Tran, C.L. Wells, B.C. Myers, and A.C. Tran. 1991. Effect of physical exercise on pregnancy outcomes: A meta-analytic review. *Medicine and Science in Sports and Exercise* 23: 1234-1239.

Lotgering, F.K., R.D. Gilbert, and L.D. Longo. 1983a. Exercise responses in pregnant sheep: Blood gases, temperatures and fetal cardiovascular system. *Journal of Applied Physiology* 55: 842-850.

———. 1983b. Exercise responses in pregnant sheep: Oxygen consumption, uterine blood flow and blood volume. *Journal of Applied Physiology* 55: 834-841.

———. 1985. Maternal and fetal responses to exercise during pregnancy. *Physiological Reviews* 65: 1-36.

Lotgering, F.K., M.B. Van Dorn, P.C. Struijk, J. Pool, and H.C.S. Wallenburg. 1991. Maximal aerobic exercise in pregnant women: Heart rate, O_2 consumption, CO_2 production and ventilation. *Journal of Applied Physiology* 70: 1016-1023.

Loucks, A.B. 1996. The reproductive system. In *Perspectives in exercise science and sports medicine*. Vol. 9, *Exercise and the female—A lifespan approach*, ed. O. Bar-Or, D. Lamb, and P. Clarkson, 41-72. Carmel, IN: Cooper.

Loucks, A.B., G.A. Laughlin, J.F. Mortola, L. Girton, and S.S.C. Yen. 1992. Hypothalamic-pituitary-thyroidal function in eumenorrheic and amenorrheic athletes. *Journal of Clinical Endocrinology and Metabolism* 75: 514-518.

Loucks, A.B., J.F. Mortola, L. Girton, and S.S.C. Yen. 1989. Alterations in the hypothalamic-pituitary-ovarian and the hypothalamic-pituitary-adrenal axes in athletic women. *Journal of Clinical Endocrinology and Metabolism* 68: 402-411.

Lovelady, C.A., B. Lonnerdal, and K.G. Dewey. 1990. Lactation performance of exercising women. *American Journal of Clinical Nutrition* 52: 103-109.

Luke, B., M. Mamelle, L. Keith, F. Munoz, J. Minogue, E. Papiernik, and T.R.B. Johnson. 1995. The association between occupational factors and preterm birth: A United States study. *American Journal of Obstetrics and Gynecology* 173: 849-862.

Mackinnon, L.T. 1992. *Exercise and immunology*. Champaign, IL: Human Kinetics.

Mamelle, M., B. Laumon, and P. Lazar. 1984. Prematurity and occupational activity during pregnancy. *American Journal of Epidemiology* 119: 309-322.

Marshall, L.A. 1994. Clinical evaluation of amenorrhea in active and athletic women. *Clinics in Sports Medicine* 13(2): 371-387.

McGinnis, J.M. 1992. The public health burden of a sedentary lifestyle. *Medicine and Science in Sports and Exercise* 24: S196-S200.

Melpomene Institute and USMS Sports Medicine Research Committee. 1989. Exercise and pregnancy. *Swim Magazine* May-June: 12-15.

Naeye, R.L., and E.C. Peters. 1982. Work during pregnancy: Effects on the fetus. *Pediatrics* 69: 724-727.

Nisell, H., P. Hjemdahl, and B. Linde. 1985. Cardiovascular responses to circulating catecholamines in normal pregnancy and in pregnancy-induced hypertension. *Clinical Physiology* 5: 479-493.

Oshida, Y., K. Yamanouchi, S. Hayamizu, and Y. Sato. 1989. Long-term mild jogging increases insulin action despite no influence on body mass index or VO_2max. *Journal of Applied Physiology* 66: 2206-2210.

Östgaard, H.C., G. Zetherström, E. Roos-Hansson, and B. Svanberg. 1994. Reduction of back and posterior pelvic pain in pregnancy. *Spine* 19: 894-900.

Pernoll, M.L., J. Metcalfe, T.L. Schlenker, J.E. Welch, and J.A. Matsumoto. 1975. Oxygen consumption at rest and during exercise in pregnancy. *Respiratory Physiology* 25: 285-294.

Pivarnik, J.M., N.A. Ayers, M.B. Mauer, D.B. Cotton, B. Kirshon, and G.A. Dildy. 1993. Effects of maternal aerobic fitness on cardiorespiratory responses to exercise. *Medicine and Science in Sports and Exercise* 25: 993-998.

Pivarnik, J.M., W. Lee, T. Spillman, S.L. Clark, D.B. Cotton, and J.F. Miller. 1992. Maternal respiration and blood gasses during aerobic exercise performed at moderate altitude. *Medicine and Science in Sports and Exercise* 24: 868-872.

Pivarnik, J.M., M.B. Mauer, N.A. Ayres, B. Kirshon, G.A. Dildy, and D.B. Cotton. 1994. Effect of chronic exercise on blood volume expansion and hematologic indices during pregnancy. *Obstetrics and Gynecology* 83: 265-269.

Quinn, T.J., and G.B. Carey. 1997. Is breast milk composition in lactating women altered by exercise intensity or diet? *Medicine and Science in Sports and Exercise* 29: S4.

Rabkin, C.S., H.R. Anderson, J.M. Bland, O.G. Brooke, G. Chamberlain, and J.L. Peacock. 1990. Maternal activity and birth weight: A prospective population-based study. *American Journal of Epidemiology* 131: 522-531.

Reuschlien, P.L., W.G. Reddan, J.F. Burpee, J.B.L. Gee, and J. Rankin. 1968. The effect of physical training on the pulmonary diffusing capacity during submaximal work. *Journal of Applied Physiology* 24: 152-158.

Roberts, M.F., C.B. Wenger, J.A.J. Stolwijk, and E.R. Nadel. 1977. Skin blood flow and sweating changes following exercise training and heat acclimation. *Journal of Applied Physiology* 43: 133-137.

Roberts, S.B., T.J. Cole, and W.A. Coward. 1985. Lactational performance in relation to energy intake in the baboon. *American Journal of Clinical Nutrition* 41: 1270-1276.

Robson, S.C., S. Hunter, R.J. Boys, and W. Dunlop. 1989. Serial study of factors influencing changes in cardiac output during human pregnancy. *American Journal of Physiology* 256: H1060-H1065.

Rowell, L.B. 1974. Human cardiovascular adjustments to exercise and thermal stress. *Physiological Reviews* 54: 75-159.

Ryan, E.A., M.J. O'Sullivan, and J.S. Skyler. 1985. Insulin action during pregnancy: Studies with the euglycemic clamp technique. *Diabetes* 34: 380-389.

Saltin, B., G. Blomqvist, J.H. Mitchell, R.L. Johnson, Jr., K. Wildenthal, and C.B. Chapman. 1968. Response to exercise after bed rest and after training: A longitudinal study of adaptive changes in oxygen transport and body composition. *Circulation* 38 (Supplement 7): 1-78.

Saltin, B., and L. Hermansen. 1966. Esophageal, rectal and muscle temperature during exercise. *Journal of Applied Physiology* 21: 1757-1762.

Saltin, B., and L.B. Rowell. 1980. Functional adaptations to physical activity and inactivity. *Federation Proceedings* 39: 1506-1513.

Sanborn, C.E., B.H. Albrecht, and W.W. Wagner. 1987. Athletic amenorrhea: Lack of association with body fat. *Medicine and Science in Sports and Exercise* 19: 207-212.

Schauberger, C.W., B.L. Rooney, L. Goldsmith, D. Shenton, P.D. Silva, and A. Schaper. 1996. Peripheral joint laxity increases in pregnancy but does not correlate with serum relaxin levels. *American Journal of Obstetrics and Gynecology* 174: 667-671.

Schultz, L.O., A.I. Harper, J.H. Wilmore, and E. Ravussin. 1992. Energy expenditure of elite female runners measured by respiratory chamber and doubly labeled water. *Journal of Applied Physiology* 72: 23-28.

Sherer, D.M., and J.G. Schenker. 1989. Accidental injury during pregnancy. *Obstetrical and Gynecological Survey* 44: 330-338.
Sibley, L., R.O. Ruhling, J. Cameron-Foster, C. Christensen, and T. Bolen. 1981. Swimming and physical fitness during pregnancy. *Journal of Nurse Midwifery* 26: 3-12.
Snellen, J.W. 1969. Body temperature during exercise. *Medicine and Science in Sports and Exercise* 1: 39-44.
South-Paul, J.E., K.R. Rajagopal, and T.F. Tenholder. 1988. The effect of participation in a regular exercise program upon aerobic capacity during pregnancy. *Obstetrics and Gynecology* 71: 175-178.
Sowers, M., M. Crutchfield, M. Jannausch, S. Updike, and G. Corton. 1991. A prospective evaluation of bone mineral change in pregnancy. *Obstetrics and Gynecology* 77: 841-845.
Stephanick, M.L. 1993. Exercise and weight control. *Exercise and Sports Science Reviews* 21: 363-396.
Stephenson, L.A., and M.A. Kolka. 1985. Menstrual cycle phase and time of day alter reference signal controlling arm blood flow and sweating. *American Journal of Physiology* 249: R186-R191.
Strode, M.A., K.G. Dewey, and B. Lonnerdal. 1986. Effects of short-term caloric restriction on lactational performance of well-nourished women. *Acta Paediatrica Scandinavia* 75: 222-229.
Tankersley, C.G., W.C. Nicholas, D.R. Deaver, D. Mitka, and W.L. Kenney. 1992. Estrogen replacement in middle-aged women: Thermoregulatory responses to exercise in the heat. *Journal of Applied Physiology* 73: 1238-1245.
Tipton, C.M., A.C. Vailas, and R.D. Matthes. 1986. Experimental studies on the influences of physical activity on ligaments, tendons, and joints: A brief review. *Acta Medica Scandinavia* (Supplement 711): 157-168.
van Raaij, J.M.A., C.M. Schonk, S.H. Vermaat-Miedema, M.E.M. Peek, and J.G.A.J. Hautvast. 1990. Energy cost of walking at a fixed pace before, during and after pregnancy. *American Journal of Clinical Nutrition* 51: 158-161.
Villarosa, L. 1985. Running and pregnancy: Having it all. *The Runner* 8(7): 25-31.
Wallace, A.M., D.B. Boyer, A. Dan, and K. Holm. 1986. Aerobic exercise, maternal self-esteem, and physical discomforts during pregnancy. *Journal of Nurse Midwifery* 31: 255-262.
Wallace, J.P., G. Inbar, and K. Ernsthausen. 1992. Infant acceptance of postexercise breast milk. *Pediatrics* 89: 1245-1247.
――――. 1994. Lactate concentrations in breast milk following maximal exercise and a typical workout. *Journal of Women's Health* 3: 91-96.
Warren, M.P. 1980. The effect of exercise on pubertal progression and reproductive function in girls. *Journal of Clinical Endocrinology and Metabolism* 51: 1150-1157.
Wolfe, L.A., and M.F. Mottola. 1993. Aerobic exercise in pregnancy: An update. *Canadian Journal of Applied Physiology* 18: 119-147.
Wolfe, L.A., R.M.C. Walker, A. Bonen, and M.J. McGrath. 1994. Respiratory adaptations to acute and chronic exercise in pregnancy. *Journal of Applied Physiology* 76: 1928-1936.
Wong, S.C., and D.C. McKenzie. 1987. Cardiorespiratory fitness during pregnancy and its effects on outcome. *International Journal of Sports Medicine* 8: 79-83.
Zaharieva, E. 1972. Olympic participation by women. *Journal of the American Medical Association* 221: 92-95.

●監訳者
目崎登（筑波大学体育科学系教授）

●訳者（訳出順）	担当
越野立夫（日本医科大学付属多摩永山病院産婦人科教授）	はじめに・第1章
伊藤博之（聖路加国際病院産婦人科医長）	第2章
落合和徳（東京慈恵会医科大学産科婦人科学教室助教授）	第3・4章
浅井光興（愛知医科大学産科婦人科学教室助教授）	第5・6章
朝倉啓文（日本医科大学産科婦人科学教室助教授）	第7章
中井章人（日本医科大学付属多摩永山病院産婦人科）	第8章
落合和彦（東京慈恵会医科大学付属青戸病院院長）	第9章
佐々木純一（賛育会病院産婦人科部長）	第10章
北川道弘（国立大蔵病院産婦人科部長）	第11章

妊娠中の運動ハンドブック
Ⓒ Noboru Mesaki 2000

初版発行―――2000年7月10日

著　者―――ジェームズ・クラップ
監訳者―――目崎登
発行者―――鈴木荘夫
発行所―――株式会社大修館書店
　　　　〒101-8466 東京都千代田区神田錦町3-24
　　　　電話03-3295-6231（販売部）03-3294-2358（編集部）
　　　　振替00190-7-40504
　　　　[出版情報] http://www.taishukan.co.jp

装幀者―――中村友和（ROVARIS）
印刷所―――広研印刷
製本所―――難波製本

ISBN 4-469-26440-7　　Printed in Japan

Ⓡ 本書の全部または一部を無断で複写複製（コピー）することは、著作権法下での例外を除き禁じられています。

ボディワイズ・ウーマン

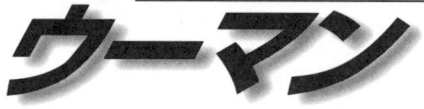

J・ルター&L・ジャフィー [著]
辻秀一 [監訳]

女性のための
知的フィットネス・ライフのすすめ

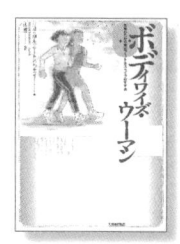

ダイエットから年齢とのつきあい方まで──
より健康的で活動的な人生のために。

各種エクササイズやスポーツの効用を女性特有の生理現象との関連をふまえてわかりやすく解説。なぜ、どのように、どのような環境下でそれを行えば望ましい効果が得られるのか？　複合的な視点から女性特有の健康づくり、身体づくりを実践していくための具体的知識とノウハウを解き明かす。

●A5判・288頁
本体2,500円

◆主な内容◆

第1章	鏡に映る自分をどう見るか？	第4章	妊娠中も活動的に暮らす
第2章	どうすれば活動的になれるのか？	第5章	子どもの健康／体力
第3章	月経にまつわる事実と迷信	第6章	年齢とのつきあい方

大修館書店

書店にない場合やお急ぎの方は、直接ご注文ください。Tel.03-5999-5434

柔軟性トレーニング その原理と実践

クリストファーM・ノリス【著】　山本利春【監訳】　吉永孝徳・日暮 清【訳】

[競技力の向上と障害予防、リハビリに不可欠な
"柔軟性"に関する知識を満載]

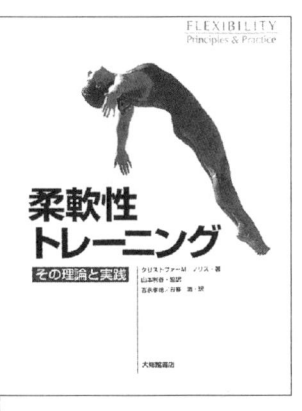

　　　　　　　　　柔軟性トレーニングを実践するには、筋力トレーニングと同様に、トレーニングの
　　　　　　　　科学的な理論に基づき、ヒトの身体のしくみを理解した上で、目的に合った方法を
　　　　　　　　選んで「柔軟性」を改善する的確なトレーニングを処方することが必要である。
　そのためには、とくに柔軟性と関わりの深い筋や関節の構造と機能を知り、柔軟性を左右する因子は何か？　身体が柔軟になると何がどう変わるのか？　どこをどのようにいつごろ行ったらよいのか？　などの身体の機能解剖的な知識を踏まえた上で実施することが重要である。
　本書は、第一部では柔軟性トレーニングの理論的な裏付け、第二部ではストレッチングを中心とした柔軟性トレーニングの実際が盛り込まれており、まさしく柔軟性を取り巻く様々な要素や、より有効に柔軟性を改善するための方法と科学的裏付けを理解するための画期的な参考書となっている。
本書「監訳者まえがき」より抜粋　　　　　　　　　　　　　　　　　　B5判・128頁　**本体2,000円**

大修館書店

〒101-8466　東京都千代田区神田錦町3-24　電　話 03-3294-2221（代）
【出版情報】http://www.taishukan.co.jp

スポーツ選手の摂食障害

Disordered Eating Among Athletes

NATA（全米アスレティックトレーナーズ協会）【編】 **辻 秀一**（北里研究所病院スポーツ＆骨粗鬆症予防クリニック）【監訳】

NATAによる初の実践的テキスト待望の邦訳！
拒食症、過食症といった摂食障害から選手をどう守ればよいか？
摂食障害の基本的な知識から、診断・ケアの仕方までを詳述する。

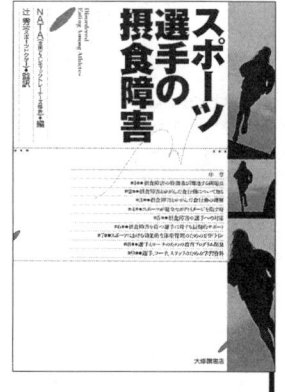

主な内容

- 第1章 ● 摂食障害の特徴及び関連する問題点
- 第2章 ● 摂食障害とゆがんだ食行動について知る
- 第3章 ● 摂食障害とゆがんだ食行動の理解
- 第4章 ● スポーツが健全なボディイメージを崩す時
- 第5章 ● 摂食障害の選手への対応
- 第6章 ● 摂食障害を持つ選手に対する長期的サポート
- 第7章 ● スポーツにおける効果的な体重管理のためのガイドライン
- 第8章 ● 選手とコーチのための教育プログラム開発
- 第9章 ● 選手、コーチ、スタッフのための学習資料

A5判・160頁　**本体1,500円**

科学が生んだ「母性愛神話」というフィクションは母親たちをどう追い詰めたのか?

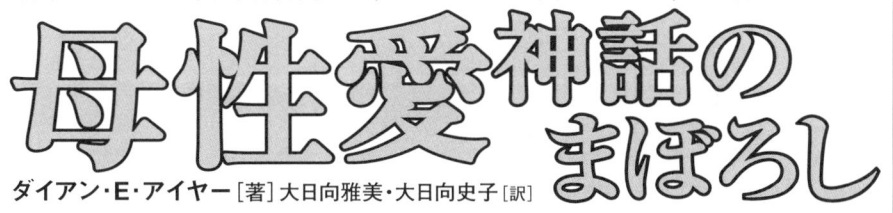

母性愛神話のまぼろし

ダイアン・E・アイヤー[著] 大日向雅美・大日向史子[訳]

「三歳になるまで育児は母親の手で」を
はじめとする母性愛神話はどのように形成され、
どのように母親たちを追い詰めていったのか?
「母と子の絆」をめぐる幻想を解体し、
新時代の開かれた親子関係のあり方を考える。

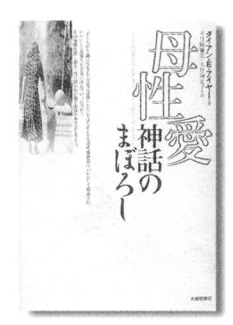

目次より

ボンディング研究──その脆弱な研究基盤／母親剥奪理論とアタッチメント理論／学問におけるモデルと推論／母性と幼児期の解釈／母子が病理対象と規定されるまで／病院の改革運動

四六判・320頁
本体2,200円

大修館書店

書店にない場合やお急ぎの方は、直接ご注文ください。Tel.03-5999-5434